Handbuch der Echokardiografie

Ursula Wilkenshoff
Irmtraut Kruck

Unter Mitarbeit von Felix Mühr-Wilkenshoff

5., vollständig überarbeitete und erweiterte Auflage

202 Abbildungen
103 Tabellen

Georg Thieme Verlag
Stuttgart · New York

Bibliografische Information der Deutschen Nationalbibliothek

Die Deutsche Nationalbibliothek verzeichnet diese Publikation in der Deutschen Nationalbibliografie; detaillierte bibliografische Daten sind im Internet über
http://dnb.d-nb.de abrufbar.

3. Auflage 2002, Blackwell Verlag GmbH, Berlin · Wien
4. Auflage 2008, Georg Thieme Verlag KG, Stuttgart
1. russische Auflage 2007

Anschriften
Dr. med. Ursula Wilkenshoff
Abt. für Kardiologie und Pulmologie
Universitätsklinikum Charité
Campus Benjamin Franklin
Hindenburgdamm 30
12200 Berlin

Dr. med. Irmtraut Kruck
Kardiologische Gemeinschaftspraxis
Asperger Straße 48
71634 Ludwigsburg

Dr. med. Felix Mühr-Wilkenshoff
PRA International, EDS
Straße des 17. Juni 106-108
10623 Berlin

Rüdigerstraße 14
70469 Stuttgart
Deutschland
Telefon: +49/(0)711/8931-0
Unsere Homepage: www.thieme.de

Printed in Germany

Zeichnungen:
Felix Mühr-Wilkenshoff, Berlin
Roland Geyer, Weilerswist
Umschlaggestaltung: Thieme Verlagsgruppe
Redaktion: Dr. med. Susanne Meinrenken, Bremen
Satz: Hagedorn Kommunikation GmbH, Viernheim
gesetzt aus 3B2
Druck: Offizin Andersen Nexö Leipzig GmbH, Zwenkau

ISBN 978-3-13-138015-9 1 2 3 4 5 6
Auch erhältlich als E-Book:
eISBN (PDF) 978-3-13-159665-9

Thieme

Danksagung

Es ist uns wie immer ein besonderes Bedürfnis allen zu danken, die bei der Erstellung des Buches und der jetzigen Neuauflage beteiligt waren. Auch dieses Mal haben Kollegen, Freunde und viele andere wertvolle Beiträge zu diesen Handbuch beigesteuert, wofür wir uns sehr bedanken möchten.

Auch dem Thieme Verlag gilt unser Dank für die große Sachkompetenz bei der Überarbeitung des Handbuchs und der Realisierung der Neuauflage. In bewährter Form haben wieder Herr Dr. Brands und Frau Dr. Tegude mit hohem Engagement die Projektplanung und Projektkoordination durchgeführt. Frau Holzer danken wir besonders für die Leitung der Herstellung.

Ganz herzlich bedanken möchten wir uns auch bei unseren Familien, insbesondere bei unseren Kindern Sebastian, Bettina und Raphael für ihre immerwährende Geduld und ihr großes Verständnis.

Ursula Wilkenshoff
Irmtraut Kruck
Felix Mühr-Wilkenshoff

Vorwort zur 5. Auflage

Das „Handbuch der Echokardiographie“ ist 1995 in erster Auflage beim Blackwell-Verlag erschienen und erfährt nach Übernahme durch den Thieme Verlag nunmehr eine 5. Auflage. Das große Interesse an diesem Handbuch hat die Neuauflage beschleunigt.

Der rasche Fortschritt in der Ultraschall-Technologie erfordert eine kontinuierliche Aktualisierung, die wir auch in diesem Handbuch durch Einfügen neuer Forschungsergebnisse und neuer Leitlinien umgesetzt haben. Gleichzeitig wurde Überholtes und nicht mehr Gebräuchliches herausgenommen. Viele Anregungen für das Handbuch stammen von Kollegen und auch von Teilnehmern an den gemeinsamen Echokardiografie-Kursen in Berlin und Ludwigsburg.

In der 5. Auflage wurden viele Kapitel überarbeitet und zum besseren Verständnis zahlreiche neue Abbildung erstellt. Insbesondere wurde das Kapitel der diastolischen Funktionsbeurteilung ausführlicher dargestellt und die Funktionsanalyse des rechten Herzens erweitert, da beide Funktionsprüfungen mittlerweile zur echokardiografischen Routinediagnostik und Befundung gehören.

Ergänzende neuere echokardiografische Techniken wurden in die entsprechenden Kapitel eingearbeitet, und der Anhang mit Normalwerten und Formeln wurde neu sortiert.

Wir freuen uns, dass das Handbuch weiterhin im „Kitteltaschenformat“ erscheint und damit unseren Lesern auch während der Untersuchung zur Verfügung steht und ein handliches Arbeiten ermöglicht.

Wir wünschen allen Benutzern des Handbuchs viel Freude und Erfolg bei der Echokardiografie.

November 2011

Ursula Wilkenshoff
Irmtraut Kruck
Felix Mühr-Wilkenshoff

Vorwort zur 1. Auflage

Dieses Handbuch der Echokardiographie ist als kurz gefasstes Nachschlagewerk für Ärztinnen/Ärzte und medizinisch technische Assistentinnen/Assistenten gedacht, die bereits Grundkenntnisse der Echo- und Dopplerechokardiographie besitzen. Stichwortartig werden die wesentlichen Fakten wie Definition, Symptome, Auskultation und wesentliche EKG-Veränderungen des jeweiligen Krankheitsbildes aufgelistet. Danach folgen die wichtigsten Befunde im 2-D-Echo, M-Mode und Doppler. Zum besseren Verständnis sind diese durch zahlreiche anschauliche Graphiken dargestellt. Am Ende jedes Kapitels folgen Hinweise auf ergänzende diagnostische Verfahren und eine kurze Zusammenfassung zu beachtender diagnostischer und klinischer Gesichtspunkte. Das Buch hat speziell ein handliches Format mit einem Spiraleinband erhalten, um auch vor, während und nach einer echokardiographischen Untersuchung nachlesen bzw. das vorhandene Wissen überprüfen zu können. Am Ende des Buches sind die wichtigsten Normalwerte und Formeln der Echo- und Dopplerechokardiographie zusammengefasst.
Unser wesentliches Anliegen bestand darin, die wichtigsten pathologischen Befunde zusammenzustellen, die in der täglichen Routine vorkommen. Bewusst wurde auf seltene Krankheitsbilder oder -befunde nicht eingegangen. Dieses Echokardiographie-Handbuch soll und will daher kein Echokardiographie-Lehrbuch ersetzen.

August 1995

Ursula Wilkenshoff
Irmtraut Kruck
Felix Mühr-Wilkenshoff

Inhaltsverzeichnis

C Hämodynamische Parameter des Herzens

D Normalwerte, Referenzwerte und Formeln

A Echokardiografische Untersuchungstechniken

1 2-D-Echokardiografie, M-Mode-, Doppler-Echokardiografie

2 Techniken zur Myokardbewegungsanalyse

3 3-D-Echokardiografie

4 Kontrastechokardiografie

5 Stressechokardiografie

6 Transösophageale Echokardiografie

7 Intravaskulärer Ultraschall (IVUS) und intravaskulärer Doppler

1 2-D-Echokardiografie, M-Mode-, Doppler-Echokardiografie

- Untersuchung des Patienten überwiegend in Linksseitenlage mit leicht angehobenem Oberkörper, Untersucher dem Patienten zugewandt, von der linken oder rechten Seite untersuchend
- Untersuchungsreihenfolge:
  - 2-D-Echokardiografie
  - M-Mode in der parasternalen langen und kurzen Achse
  - Doppler-Echokardiografie:
    - Farb-Doppler-Echokardiografie
    - Pulsed-wave (PW) Doppler-Echokardiografie
    - Continuous-wave (CW) Doppler-Echokardiografie
  - Gewebe-Doppler-Echokardiografie
  - ggf. 3-D-Echokardiografie
  - ggf. Kontrastechokardiografie
  - ggf. Stressechokardiografie
  - ggf. Transösophageale Echokardiografie

2-D-Echokardiografie (Normal- und Referenzwerte s. Kap. 24.1, S. 254 ff)

Anlotebenen (s. Abb. 1.**1**, Abb. 1.**2**, Abb. 1.**3**, Abb. 1.**4**, Abb. 1.**5**, Abb. 1.**6**, Abb. 1.**7**, Abb. 1.**8**, Abb. 1.**9**, Abb. 1.**10**, Abb. 1.**11**, Abb. 1.**12**, Abb. 1.**13**, Abb. 1.**14**, Abb. 1.**15**, Abb. 1.**16**, Abb. 1.**17**):

- Anlotung von parasternal: lange und kurze Achse, ggf. rechter 2-Kammerblick (s. Abb. 1.**2**, Abb. 1.**3**, Abb. 1.**4**, Abb. 1.**5**, Abb. 1.**6**, Abb. 1.**7**)
- Anlotung von apikal: 4- und 5-Kammerblick, 4-Kammerblick mit Koronarsinus und Pulmonalvenen, 2-Kammerblick und lange Achse (s. Abb. 1.**8**, Abb. 1.**9**, Abb. 1.**10**, Abb. 1.**11**, Abb. 1.**12**, Abb. 1.**13**)
- Anlotung von subkostal: 4-Kammerblick und kurze Achse (s. Abb. 1.**14**, Abb. 1.**15**)
- Anlotung von suprasternal: Aorta mit Abgängen, Pulmonalarterie (s. Abb. 1.**16**, Abb. 1.**17**)

Beurteilung von:

- Herzhöhlen (Form, Größenrelationen)
- Herzwänden (s. Abb. 1.**32**, S. 15)
  - Myokard:

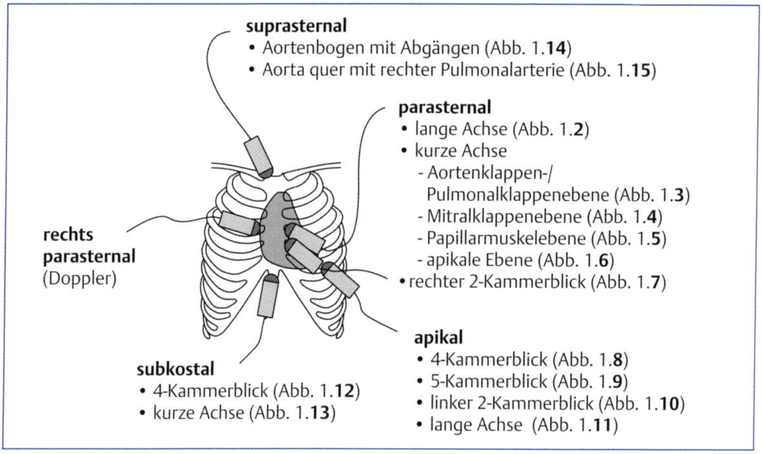

Abb. 1.**1** Anlotebenen.

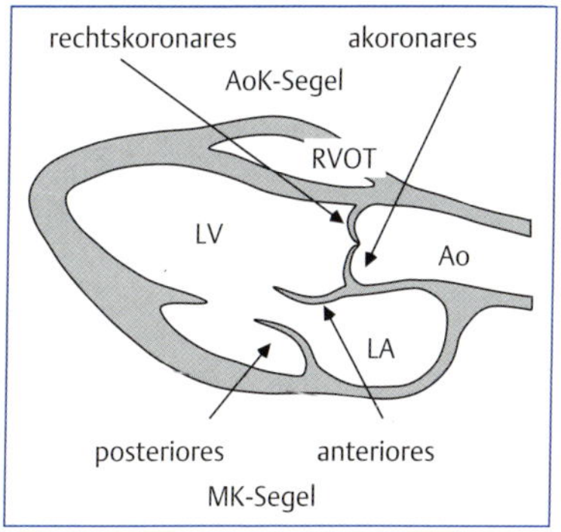

Abb. 1.**2** Parasternale lange Achse.

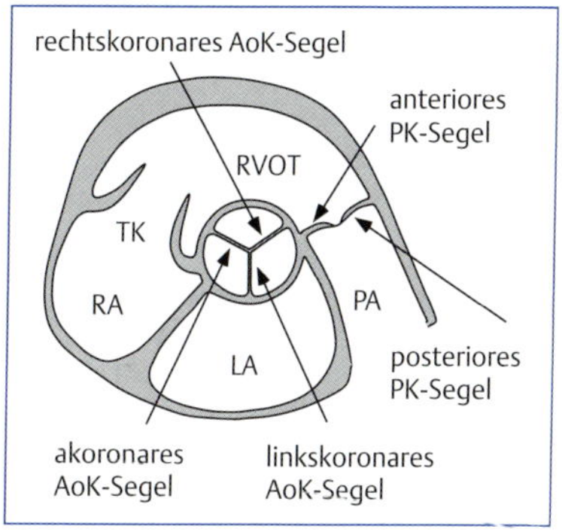

Abb. 1.**3** Parasternale kurze Achse, Aorten-/Pulmonalklappenebene.

  - Wanddicke
  - Hypertrophieform (symmetrisch, asymmetrisch, umschrieben)
  - Ausdünnung (global, regional)
  - Echotextur (Echogenität, Homogenität)
- Perikard (Dicke, Echotextur)

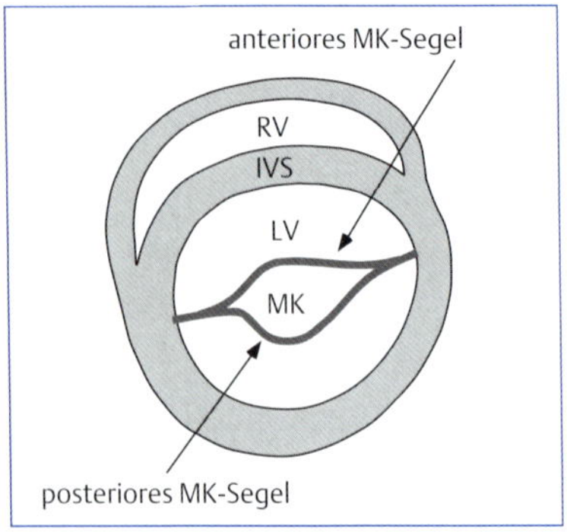

Abb. 1.**4** Parasternale kurze Achse, Mitralklappenebene.

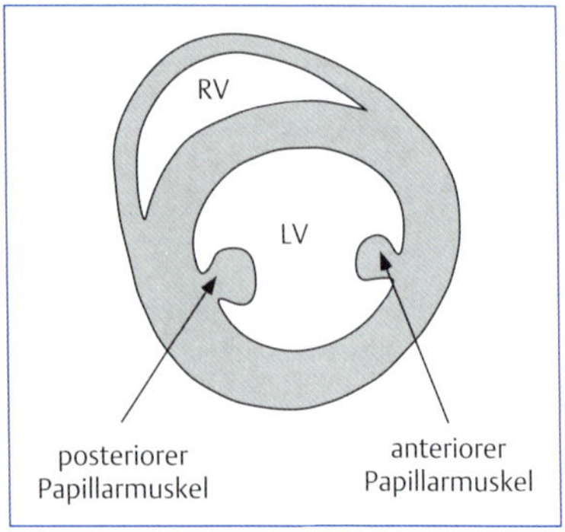

Abb. 1.**5** Parasternale kurze Achse, Papillarmuskelebene.

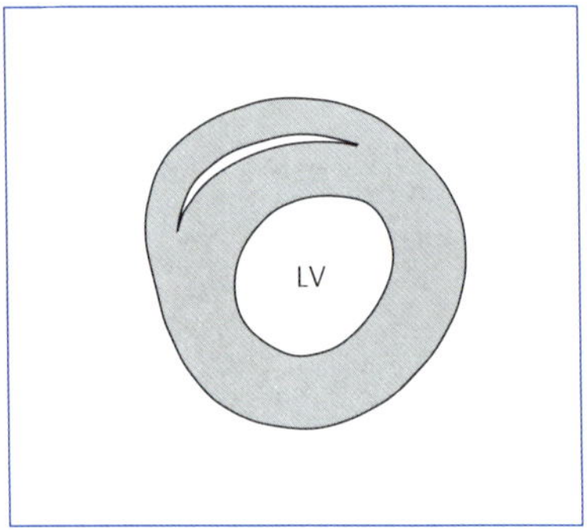

Abb. 1.**6** Parasternale kurze Achse, Apexebene.

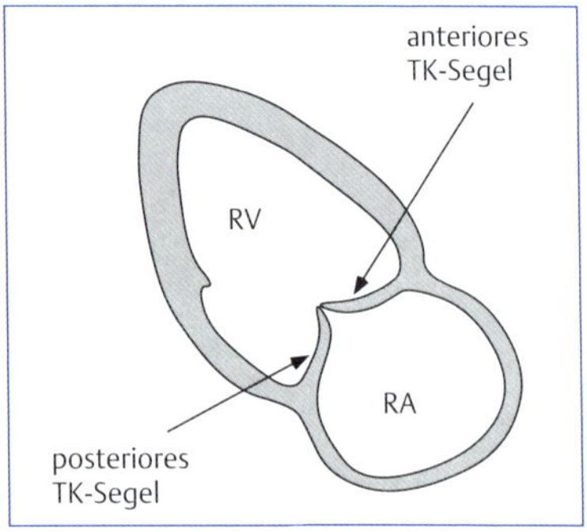

Abb. 1.**7** Rechter 2-Kammerblick.

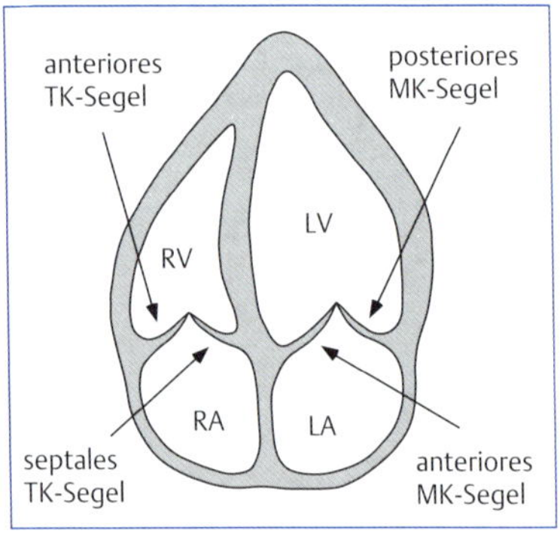

Abb. 1.**8** Apikaler 4-Kammerblick.

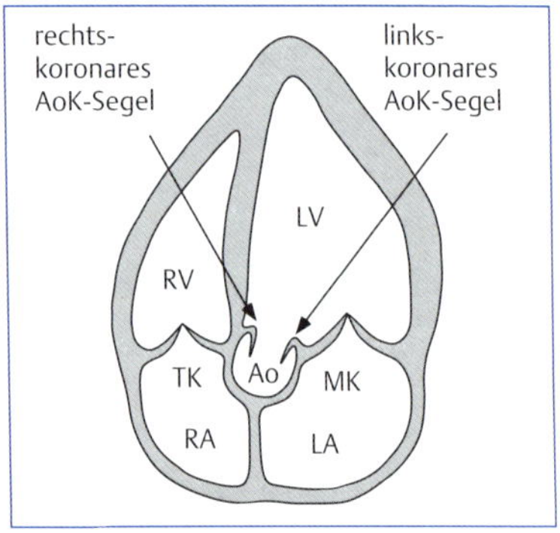

Abb. 1.**9** Apikaler 5-Kammerblick.

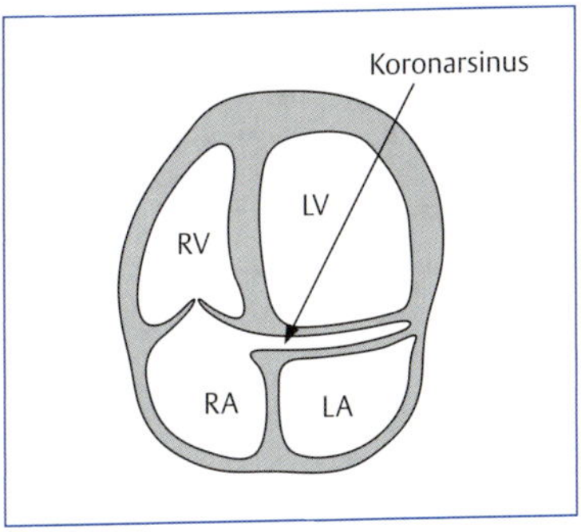

Abb. 1.**10** Apikaler 4-Kammerblick mit Koronarsinus.

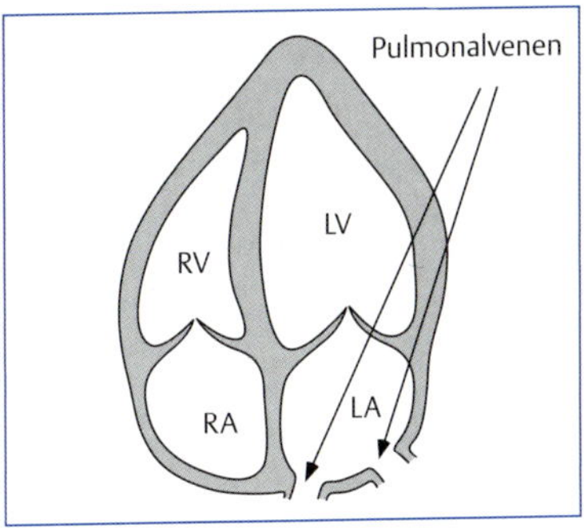

Abb. 1.**11** Apikaler 4-Kammerblick mit Pulmonalvenen.

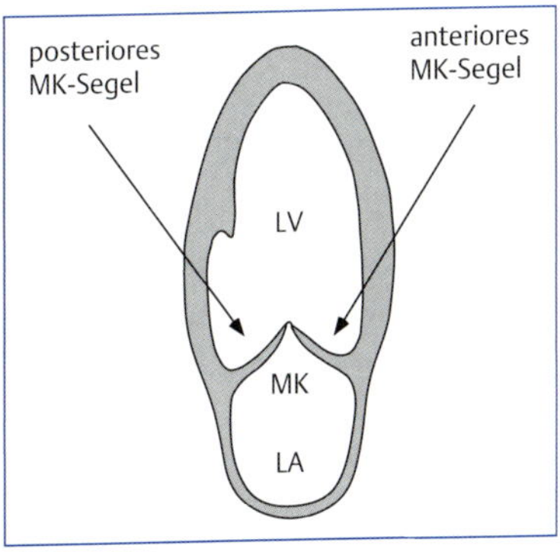

Abb. 1.**12** Apikaler linker 2-Kammerblick.

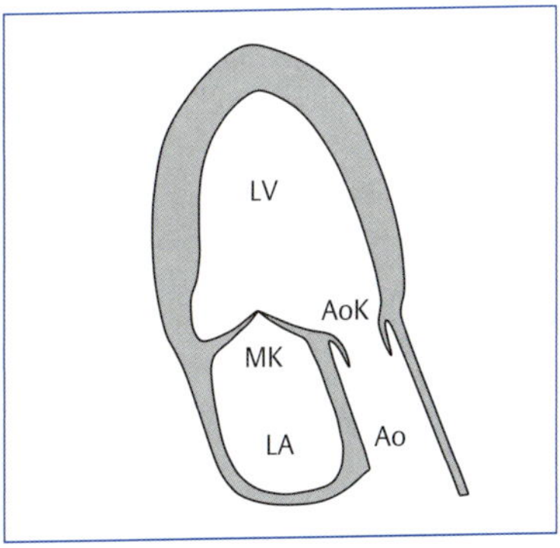

Abb. 1.**13** Apikale lange Achse.

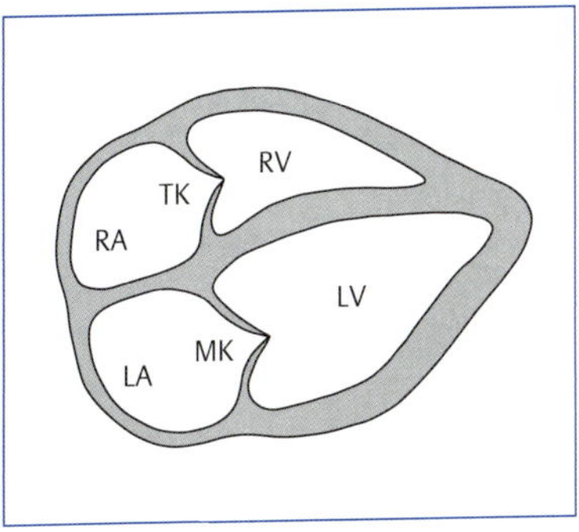

Abb. 1.**14** Subkostaler 4-Kammerblick.

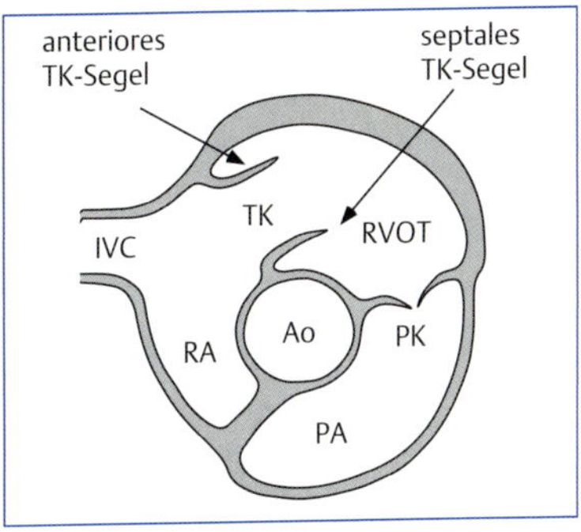

Abb. 1.**15** Subkostale kurze Achse.

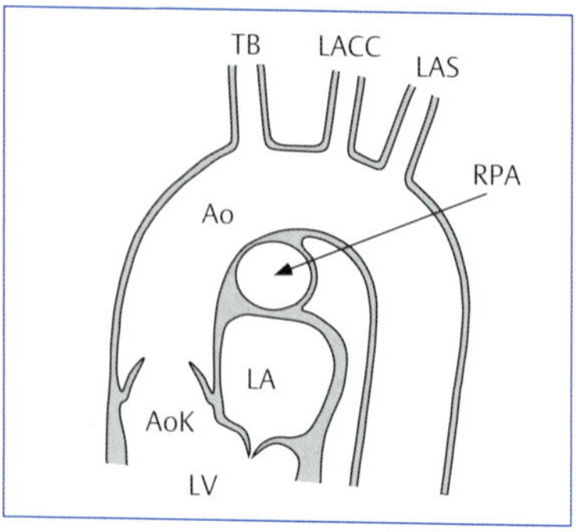

Abb. 1.**16** Suprasternal, Aorta mit Abgängen.

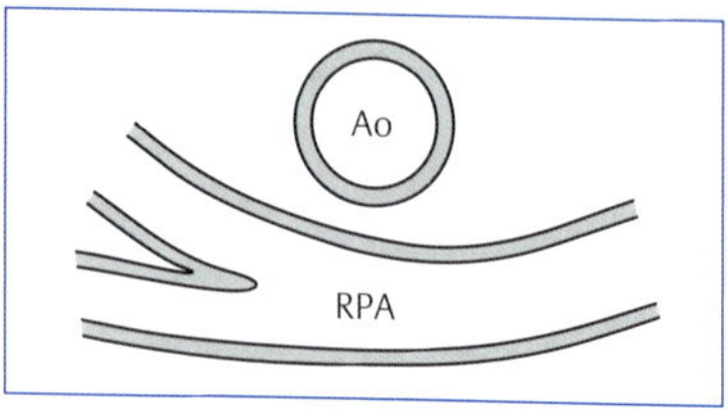

Abb. 1.**17** Suprasternal, Querschnitt.

Messungen im 2-D-Bild (Normal- und Referenzwerte s. Kap. 24.1, S. 254):

- LV-Dimensionen enddiastolisch und endsystolisch in der parasternalen langen und kurzen Achse und im apikalen 4-Kammerblick (s. Abb. 1.**18**, s. Tab. 24.**1**, S. 254)
- LV-Volumenbestimmung enddiastolisch und endsystolisch nach Simpson im apikalen 4- und 2-Kammerblick (s. Abb. 1.**19**, s. Tab. 24.**2**, S. 255)
- EF-Berechnung aus der LV-Volumenberechnung (s. Tab. 24.**5**, S. 256)
- LV-Massenbestimmung in der parasternalen kurzen Achse und im apikalen 4-Kammerblick (s. Abb. 1.**20**, s. Tab. 24.**6**, S. 256 und Tab. 24.**7**, S. 257)
- LA-Größe, -Fläche und -Volumen endsystolisch im apikalen 4- und 2-Kammerblick und parasternaler langer Achse (s. Abb. 1.**21**, s. Tab. 24.**8**, S. 257)
- Aorta: Vermessung von Klappenring, Wurzel, Aorta ascendens und descendens in der parasternalen langen und kurzen Achse und suprasternal (s. Abb. 1.**22**, s. Tab. 24.**9**, S. 258)
- RV-Dimensionen enddiastolisch im apikalen 4-Kammerblick (s. Abb. 1.**23**, Tab. 24.**10**, S. 258)
- RV-Fläche: Bestimmung enddiastolisch und endsystolisch im apikalen 4-Kammerblick und Berechnung der Flächenänderung (s. Abb. 1.**26**, s. Tab. 24.**11**, S. 259)
- RA-Größe und -Fläche endsystolisch im apikalen 4-Kammerblick (s. Abb. 1.**23**, s. Tab. 24.**12**, S. 259)
- RVOT: Vermessung in der parasternalen kurzen Achse (s. Abb. 1.**23**, s. Tab. 24.**10**, S. 258)
- RV-Wanddicke: Vermessung enddiastolisch in parasternaler langer Achse und im subkostalen 4-Kammerblick (s. Abb. 1.**24**)

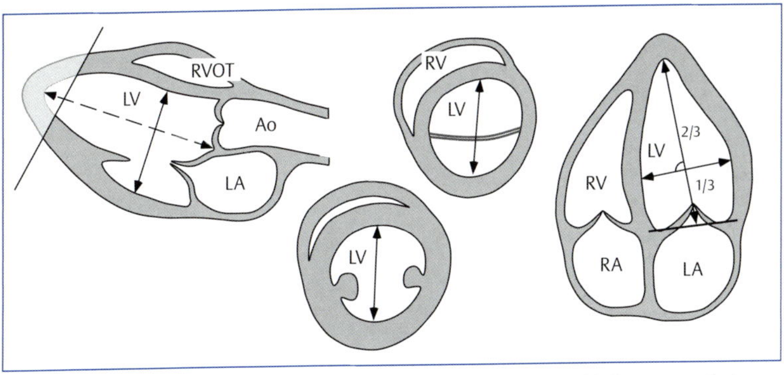

Abb. 1.**18** Bestimmung der Dimensionen von linkem Vorhof und linkem Ventrikel.

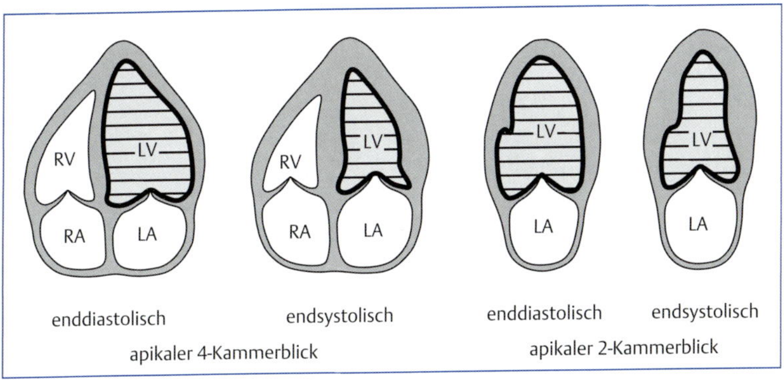

Abb. 1.**19** Manuelles Umfahren der LVED- und LVES-Konturen zur Volumen- und EF-Bestimmung nach der mono-/biplanen Scheibchensummationsmethode nach Simpson.

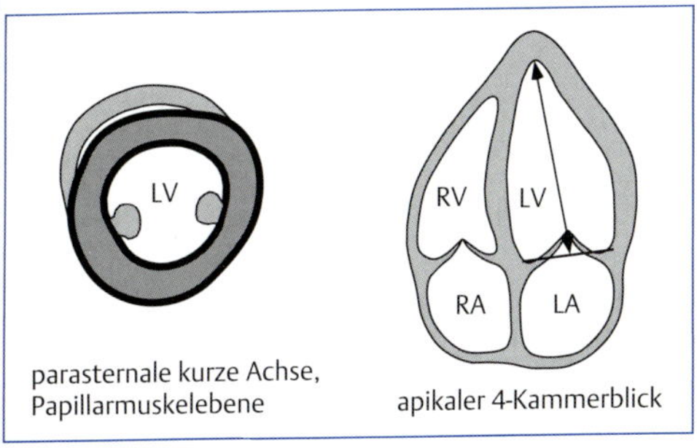

Abb. 1.**20** Bestimmung der LV-Masse.

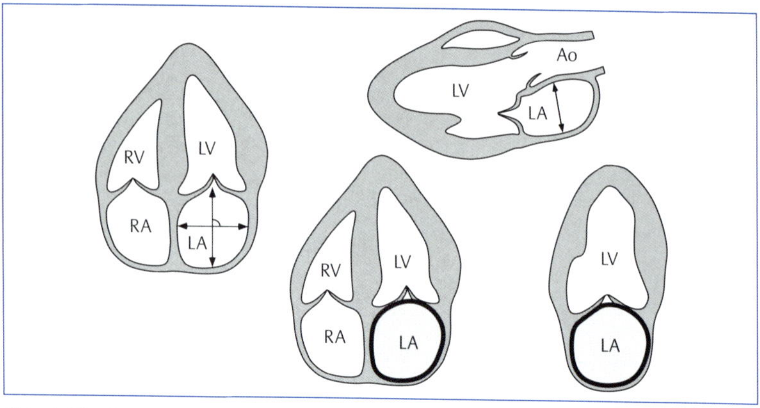

Abb. 1.**21** Bestimmung von Größe, Fläche und Volumen des linken Vorhofs.

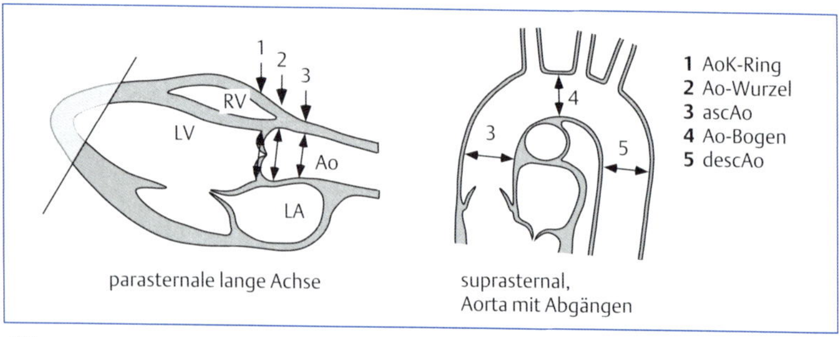

Abb. 1.**22** Bestimmung der Dimensionen von Aortenklappenring, Aortenwurzel und Aorta.

- RA-Fläche: Bestimmung endsystolisch im apikalen 4-Kammerblick (s. Abb. 1.**26**)
- PA: Vermessung in der parasternalen kurzen Achse (s. Abb. 1.**23**, s. Tab. 24.**10**, S. 258)
- V. cava inferior: Vermessung in subkostaler Anlotung (s. Abb. 1.**25**)

Beurteilung der Kontraktilität:
- globale Kontraktilität (normal oder gering, mäßig, deutlich eingeschränkt oder hyperkontraktil mit vermehrter Einwärtsbewegung und verstärkter Wandverdickung)

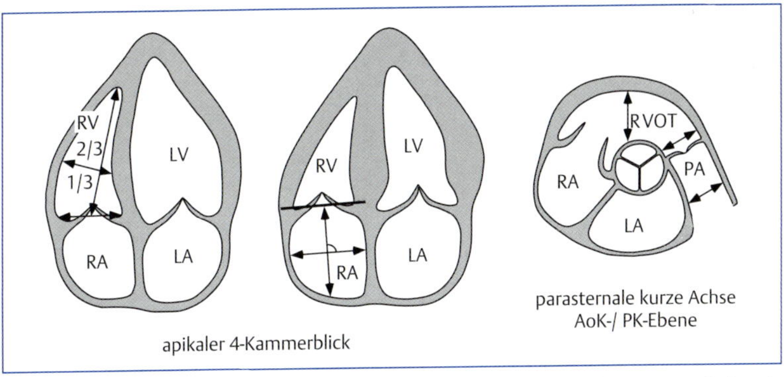

Abb. 1.**23** Bestimmung der Dimensionen von rechtem Vorhof, rechtem Ventrikel und Pulmonalarterie.

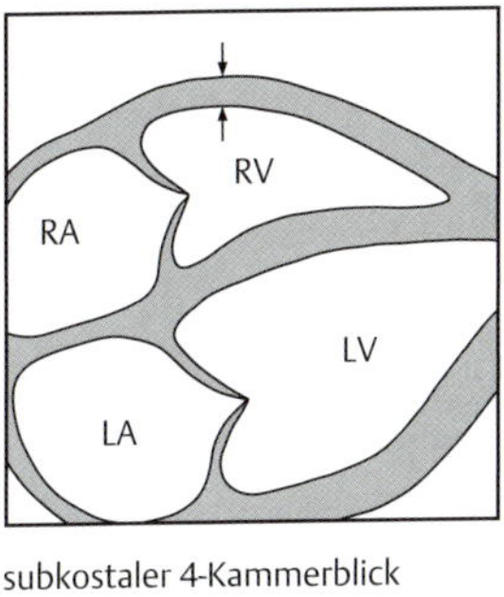

Normalwert (ED): ≤ 0,5 cm

(Matsukoko H, et al. Echocardiographic measurement of right ventricular wall thickness. Circulation 1977; 56: 278–84)

Abb. 1.**24** Bestimmung der RV-Wanddicke.

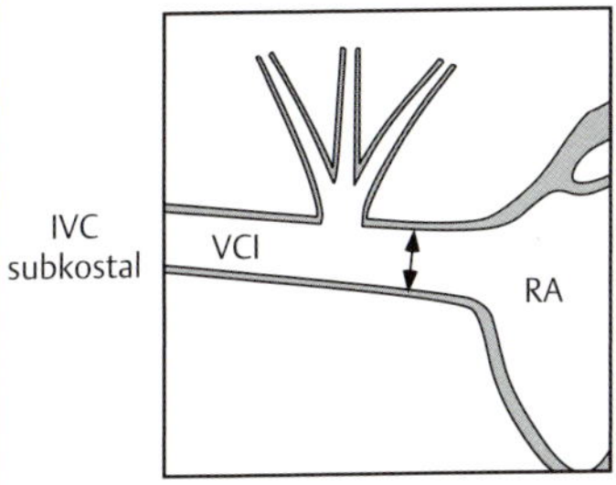

Normalwert (1–2 cm proximal des RA): < 1,7 cm

(Lang R, et al. Recommendations for chamber quantification. J Am Soc Echo. 2005; 18: 1440–63)

Abb. 1.**25** Subkostale Vermessung der V. cava inferior.

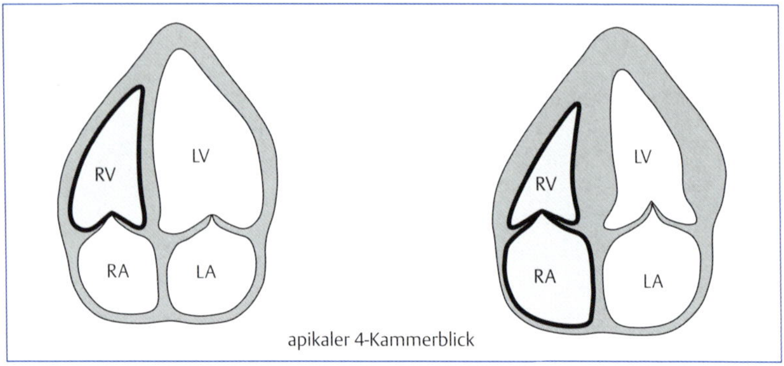

Abb. 1.**26** Enddiastolische und endsystolische Bestimmung der RV-Fläche und endsystolische Bestimmung der RA-Fläche.

- regionale Kontraktilität des LV (s. Abb. 1.**27**):
  - Hypokinesie: eingeschränkte systolische Einwärtsbewegung und Dickenzunahme der betroffenen Wand
  - Akinesie: fehlende systolische Einwärtsbewegung und Dickenzunahme der betroffenen Wand
  - Dyskinesie: systolische Auswärtsbewegung der betroffenen Wand
  - Hyperkinesie: kompensatorisch vermehrte Einwärtsbewegung und verstärkte Wandverdickung
  - paradoxe Wandbewegung
  - Aneurysma: umschriebene systolische/diastolische Aussackung des LV
  - inhomogene (biphasische/verspätete) Wandbewegung

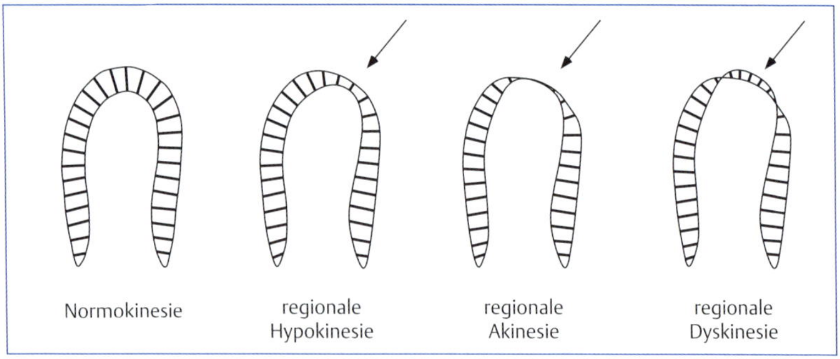

Abb. 1.**27** Regionale Kontraktionsstörungen.

- Zuordnung von LV-Wandbewegungsstörungen zu entsprechenden LV-Wandabschnitten nach dem 16-Segmentmodell mit Einteilung in jeweils 6 Segmente basal und mittig und 4 Segmente apikal (apikal geringere Muskelmasse) (s. Abb. 1.**28** und Kap. 5, S. 38 ff)
- Alternativ Anwendung des 17-Segmentmodells mit modifizierter Segmentnomenklatur und zusätzlicher „apikaler Kappe" zur besseren Übereinstimmung mit anderen bildgebenden Verfahren (s. Abb. 1.**29** und Kap. 5, S. 38 ff)
- Zuordnung von RV-Wandbewegungsstörungen zu entsprechenden RV-Wandabschnitten (s. Abb. 1.**30**)

Erfassung von intra- und extrakardialen Strukturen:

- Thromben
- Tumore
- Perikardveränderungen (s. Kap. 9, S. 65 ff):
  - Dichte und Beschaffenheit des Perikards
  - Erguss (Lokalisation, Beschaffenheit, Ausdehnung, hämodynamische Auswirkungen)
  - Zysten
- SM-Kabel, ICD-Kabel, Katheter, Okklusion-Devices auf Vorhof- oder Ventrikelebene

Beurteilung von Herzklappenmorphologie und Bewegung:

- Nativklappe oder Prothese
- Segelmorphologie (zart, verdickt, verplumpt, aufgetrieben, verkalkt), Auflagerungen (flau, echodicht, zottig)
- Beweglichkeit (gut öffnend, eingeschränkt beweglich, kaum beweglich, bewegungsstarr, an den Segelenden verklebt, flatternd)

M-Mode (Normal- und Referenzwerte s. Kap. 24, S. 254 ff)

- Anlotung von parasternal, lange und kurze Achse
- Messung der Dimensionen von (s. Abb. 1.**31**, s. Tab. 24.**15**, S. 261 und Tab. 24.**16**, S. 262)
  - Ao-Wurzel: enddiastolisch (Größe und Volumen)
  - LA: endsystolisch
  - LV: enddiastolisch und endsystolisch
  - RV: enddiastolisch und endsystolisch
  - RV-Wanddicke: enddiastolisch
  - LVASW und LVPW: enddiastolische und endsystolische Wanddicke
- Berechnung der FS und EF (nach Teichholz/Cube) (s. Tab. 24.**18**, S. 262)
- Beurteilung der AoK und MK
- Bestimmung des MSS-Abstandes
- Beurteilung der Wandschichtung (s. Abb. 1.**32**)
- Beurteilung der Kontraktilität von LVASW und LVPW
- Berechnung der LV-Masse (s. Tab. 24.**19** und Tab. 24.**20**, S. 263)

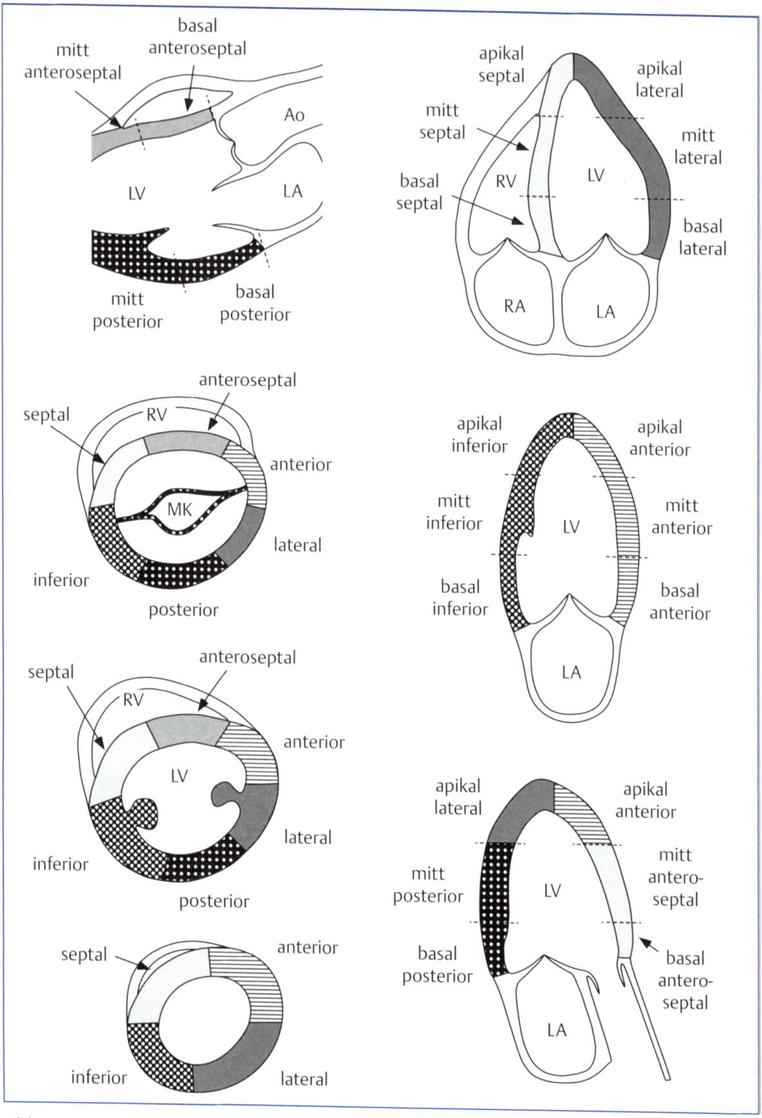

Abb. 1.**28** Wandeinteilung des linken Ventrikels in verschiedenen Anlotebenen (16-Segmentmodell, modifiziert nach Schiller NB et al. Recommondation for quantification of the left ventricle by 2-D echocardiography. J Am Soc Echo 1989:2; 358–67).

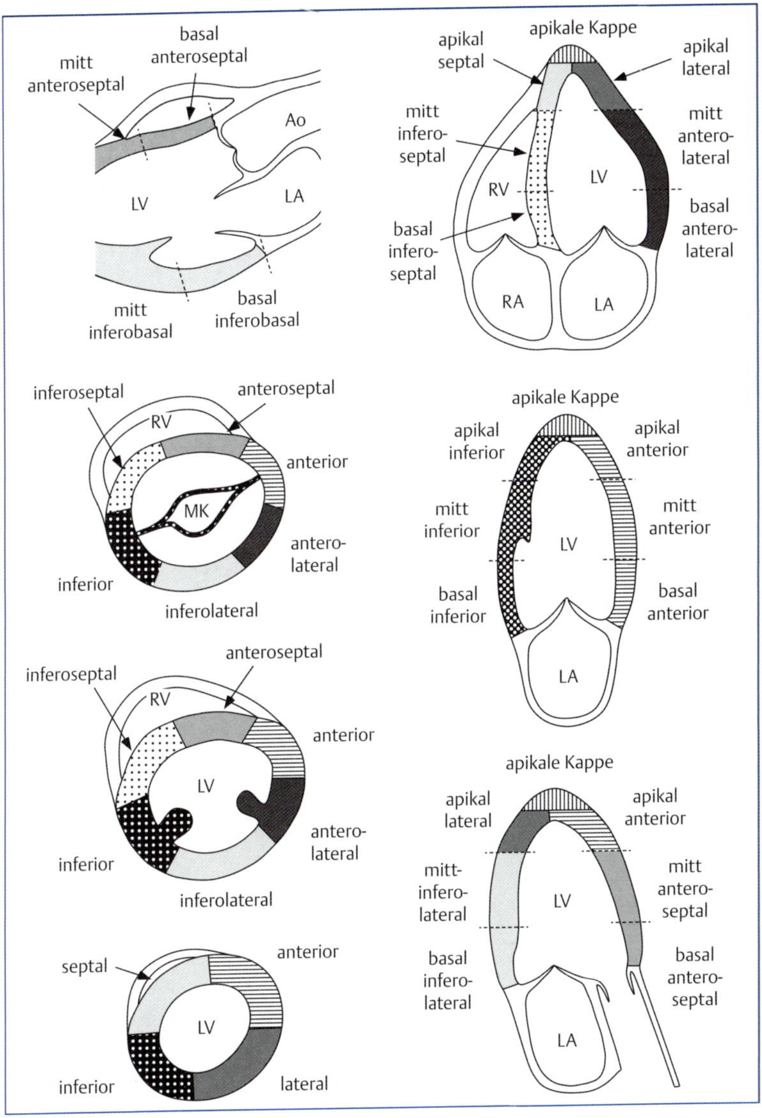

Abb. 1.**29** Modifizierte Wandeinteilung des linken Ventrikels (17-Segmentmodell) für bessere Übereinstimmung für alle bildgebenden Verfahren (Echo, CT, MRT, nuklearmedizinische Verfahren) (nach Cerqueira MD et al. Standardized myocardial segmentation and tomographic imaging of the heart. Circulation 2002; 105:539–42).

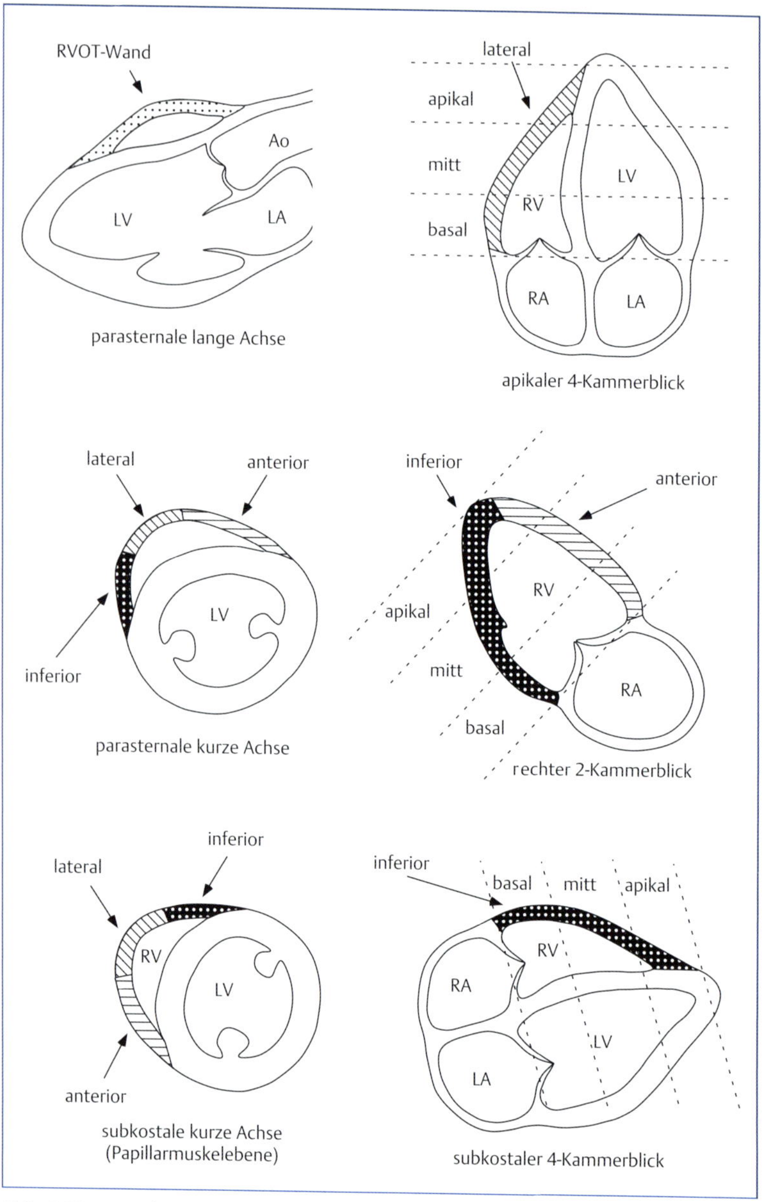

Abb. 1.**30** Wandeinteilung des rechten Ventrikels in verschiedenen Anlotebenen (modifiziert nach Bangalore S et al. Role of right ventricular wall motion abnormalities in risk stratification and prognosis of patients referred for stress echocardiography. JACC 2007; 50:1981–89).

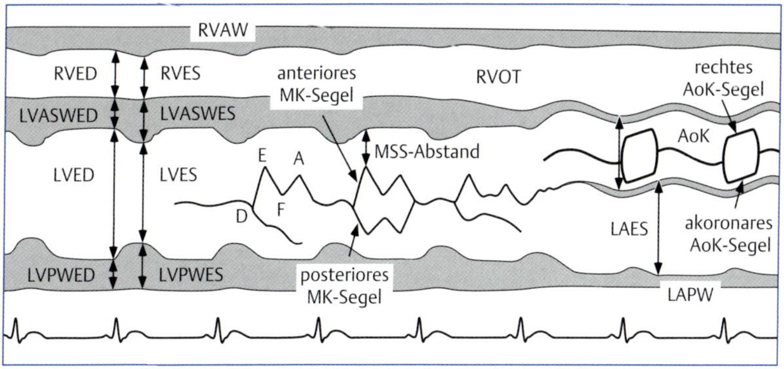

Abb. 1.**31** Messpunkte im M-Mode.

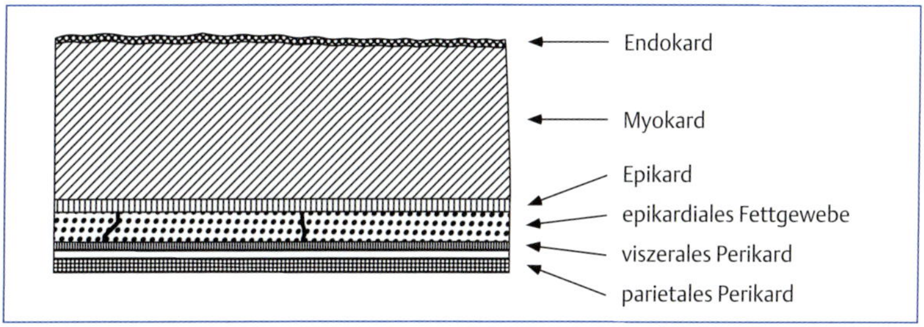

Abb. 1.**32** Wandaufbau des Herzens.

Doppler-Echokardiografie
(Formeln, Normal- und Referenzwerte s. Kap. 25, S. 264 ff)

Farb-Doppler:

- Übersicht über Flussverhältnisse: rotkodiert – Flussrichtung zum Schallkopf; blaukodiert – Flussrichtung weg vom Schallkopf
- Darstellung von turbulenten Blutflüssen durch Zumischung von grün: Stenosejets, Insuffizienzen, Shuntflüsse (Aliasing beachten)
- Farb-M-Mode zur besseren zeitlichen Auflösung

PW-Doppler:

- Messung der Blutflussgeschwindigkeit (m/s) über allen Herzklappen (bei Messung der V_{max} über der AoK Anwendung des CW-Dopplers aufgrund hoher Flussgeschwindigkeit günstiger) (s. Abb. 1.**33**, Abb. 1.**34**, Abb. 1.**35**, Abb. 1.**36**, Abb. 1.**37**, Abb. 1.**38**, Tab. 25.**1** und Tab. 25.**2**, S. 264)
  - V_{max} im LVOT (V_{LVOT})
  - V_{max} im RVOT (V_{RVOT})
  - vor Stenosen (V_1)
- Bestimmung der Flussgeschwindigkeit von E- und A-Welle und Berechnung des E/A-Verhältnisses über der MK und TK (s. Abb. 1.**39**, Tab. 25.**3** und Tab. 25.**4**, S. 265, Tab. 25.**6**, S. 266)
- Messung der frühdiastolischen Dezelerationszeit (DT) des MK- und TK-Flusssignals (s. Abb. 1.**39**, Tab. 25.**3** und Tab. 25.**4**, S. 265)
- Messung der Akzelerationszeit (AT) und der Dezelerationszeit (DT) des Aorten- und Pulmonalflusssignals (s. Abb. 1.**39**)
- Bestimmung der Druckhalbwertzeit (PHT) über der MK und TK bei Stenosen (s. Abb. 10.**21**, S. 86)
- Messung der isovolumetrischen Relaxationszeit (IVRT) (s. Abb. 1.**39**, Tab. 25.**3**, S. 265)
- Messung der isovolumetrischen Kontraktionszeit (IVCT) (s. Abb. 1.**39**)
- Messung der linksventrikulären und rechtsventrikulären Auswurfzeit (LVET/RVET) (s. Abb. 1.**39**)
- Aliasing beachten (Farbumkehr bzw. Flussrichtungswechsel bei Geschwindigkeiten, die die eingestellte Messskala überschreiten)
- Erfassung des Pulmonalvenenflusses (PVs, PVd, PVa, Dauer von PVa) (s. Abb. 1.**40**, Tab. 25.**3**, S. 265)
- Erfassung des Lebervenenflusses (s. Abb. 1.**41**)
- Messung von Vorwärts- und Rückwärtsfluss systolisch/diastolisch zur Berechnung der Regurgitationsfraktion bei AI in der Aorta
- Berechnung des HZV

CW-Doppler:

- Messung von höheren Blutflussgeschwindigkeiten bei Klappenstenosen oder -insuffizienzen, Obstruktionen, Shuntflüssen, Klappenprothesen oder sonstigen Veränderungen des Blutflusses

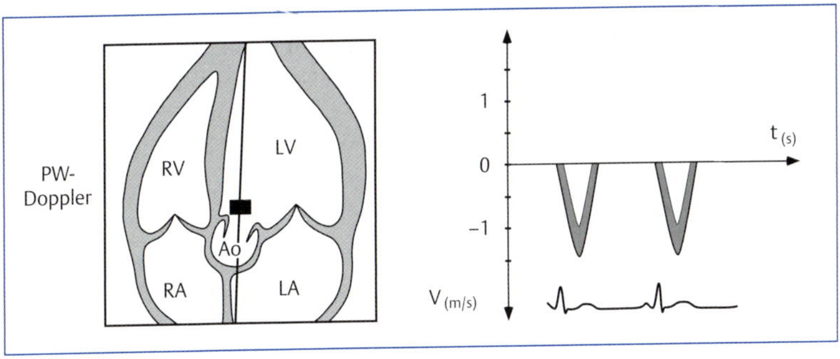

Abb. 1.**33** Flusssignal im LVOT im PW-Doppler.

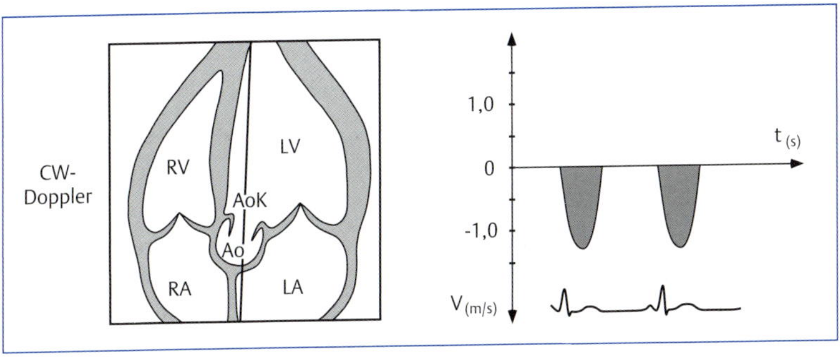

Abb. 1.**34** Aortenflusssignal im CW-Doppler.

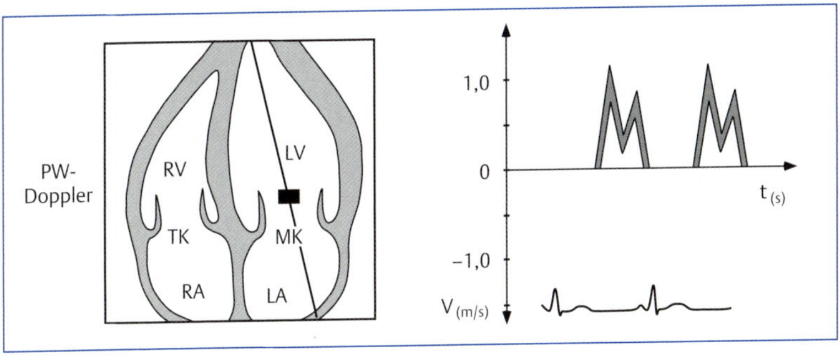

Abb. 1.**35** Mitralflusssignal im PW-Doppler.

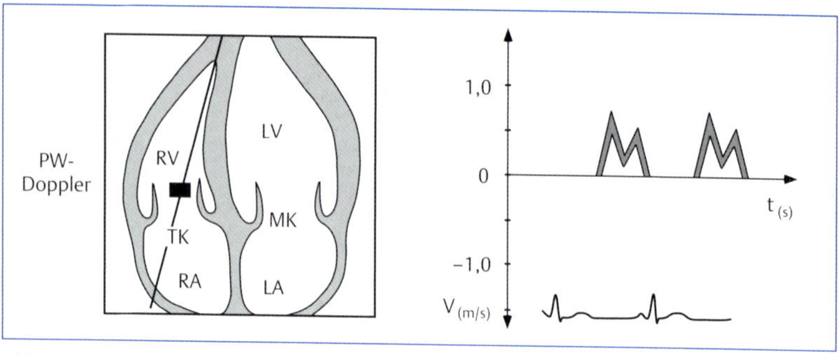

Abb. 1.**36** Trikuspidalflusssignal im PW-Doppler.

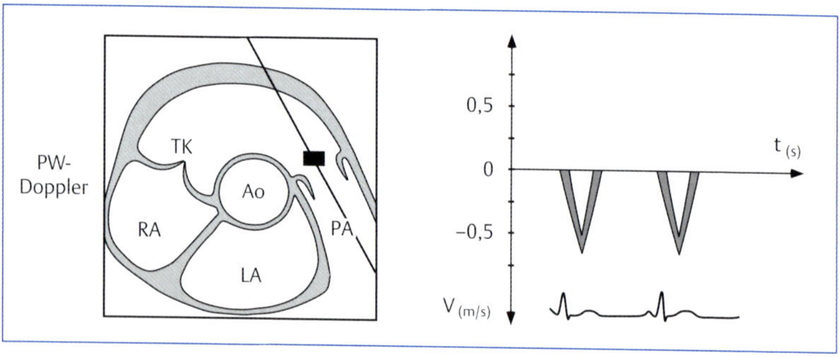

Abb. 1.**37** Flusssignal im RVOT im PW-Doppler.

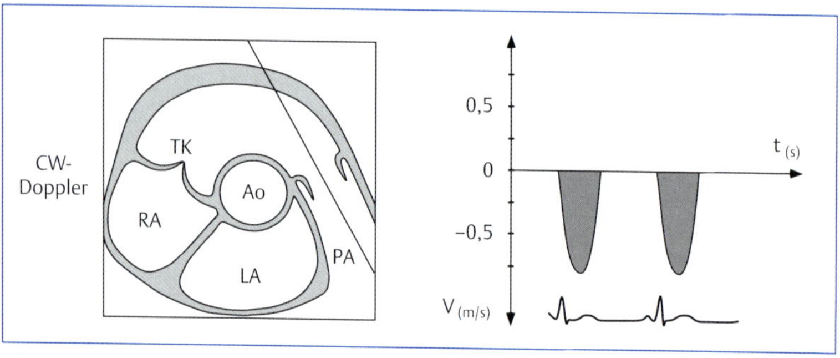

Abb. 1.**38** Pulmonalflusssignal im CW-Doppler.

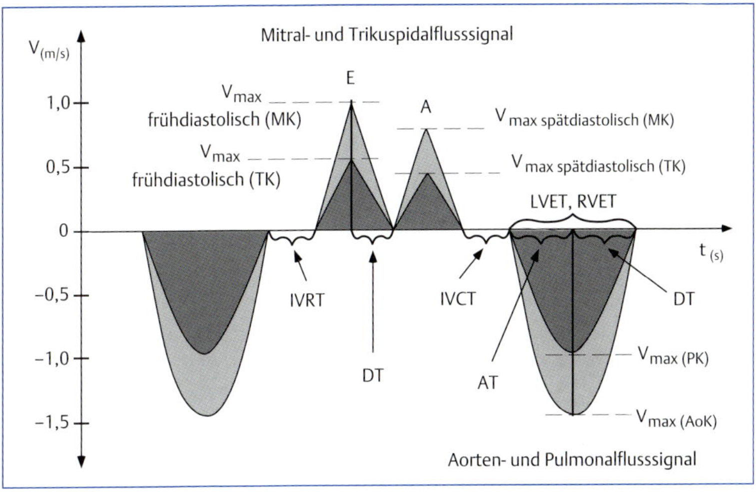

Abb. 1.**39** Schematische Darstellung der Doppler-Signale sowie der Geschwindigkeits- und Zeitmessungen.

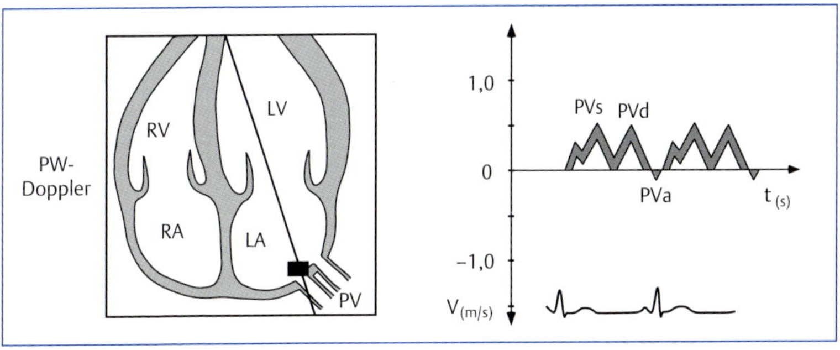

Abb. 1.**40** Pulmonalvenenflusssignal im PW-Doppler.

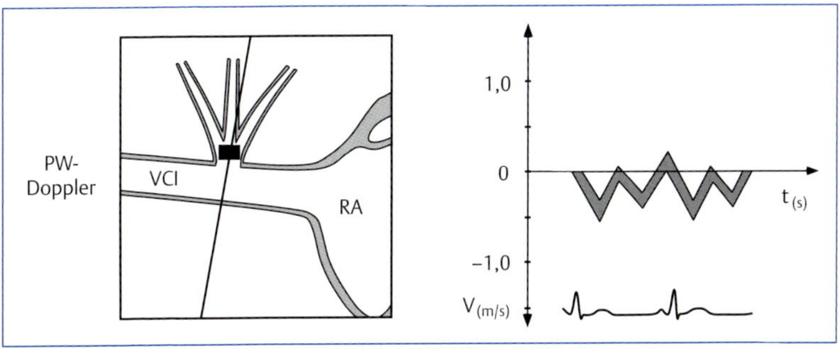

Abb. 1.**41** Lebervenenflusssignal im PW-Doppler.

2 Techniken zur Myokardbewegungsanalyse

2.1 Gewebe-Doppler-Echokardiografie

Doppler Velocity Imaging – Geschwindigkeitsanalyse

- Synonyme: Gewebe-Doppler, Doppler Tissue Imaging (DTI), Tissue Doppler Echocardiography (TDE), Tissue Velocity Imaging (TVI), Doppler Myocardial Imaging (DMI)
- Untersuchungstechnik zur Darstellung von Gewebebewegungen durch Anwendung von entsprechend modifizierten Ultraschallgeräten
- Erfassung der Gewebebewegung mittels geänderter Doppler-Signalaufarbeitung
- Doppler-Signalverarbeitung durch Anwendung spezieller Geschwindigkeits- und Amplituden-Filter
- überwiegend Anwendung zur Darstellung der Myokardbewegung, Erfassung der longitudinalen Faserverkürzung im apikalen 4- und 2-Kammerblick und der zirkumferenziellen und radialen Faserverkürzung in der parasternalen kurzen Achse (s. Abb. 2.**1**)
- Messung der Geschwindigkeit der Myokardbewegung durch Platzieren eines Messpunkts in einer bestimmten Myokardregion
- Geschwindigkeitsgradient von basal nach apikal bei Normalen vorhanden
- Erfassung von Myokardbewegungssignalen mit niedriger Geschwindigkeit (cm/s) und hoher Amplitude, Ausfilterung von Blutflusssignalen mit hoher Geschwindigkeit (m/s) und niedriger Amplitude
- Anwendung der PW-Doppler- und der Farb-Doppler-Technik möglich

Untersuchungsvorgang

- Farb-Doppler:
  - farbkodierte Darstellung bewegter kardialer Strukturen, insbesondere des Myokards in Abhängigkeit von der Bewegungsrichtung analog zum Blutfluss-Doppler, auf den Schallkopf zu (rot) oder vom Schallkopf weg (blau)
  - Darstellung der mittleren Geschwindigkeit der Gewebebewegung
  - computergesteuerte Analyse der gespeicherten farbkodierten 2-D-Bilder auch nach Abschluss der Untersuchung („off-line")
  - Normalwerte für systolische und diastolische Myokardgeschwindigkeiten (s. Tab. 25.**23** und Tab. 25.**24**, S. 276)

- PW-Doppler:
  - Platzieren des Messpunkts in entsprechende Gewebe-/Myokardregion und Ableitung des Dopplersignals analog zum Blutfluss-Doppler
  - direkte Erfassung der maximalen regionalen Geschwindigkeit der Gewebebewegung auf dem Bildschirm („on-screen“)

Charakteristika des Farb-Dopplers

- gleichzeitige Erfassung der mittleren Geschwindigkeit aller Gewebsstrukturen, insbesondere Erfassung der Myokardbewegung in allen Myokardwänden möglich
- On-line- und Off-line-Analyse mit gleichzeitiger Erfassung aller Geschwindigkeiten möglich

Charakteristika des PW-Dopplers

- Messung der maximalen Geschwindigkeit in einzelnen Gewebsregionen möglich, insbesondere in segmentalen Abschnitten jeder Myokardwand
- Erfassung der systolischen Myokardbewegungsgeschwindigkeit (S) sowie der frühdiastolischen (E´) und der spätdiastolischen (A´) Myokardbewegungsgeschwindigkeit (s. Abb. 2.**1**)
- lokale Erfassung der Geschwindigkeit (präzisere Messung im Vergleich zum Farb-Doppler)
- On-line-Darstellung der Geschwindigkeit auf dem Bildschirm
- gut geeignet zur Verlaufskontrolle bei LV-Wandbewegungsstörungen

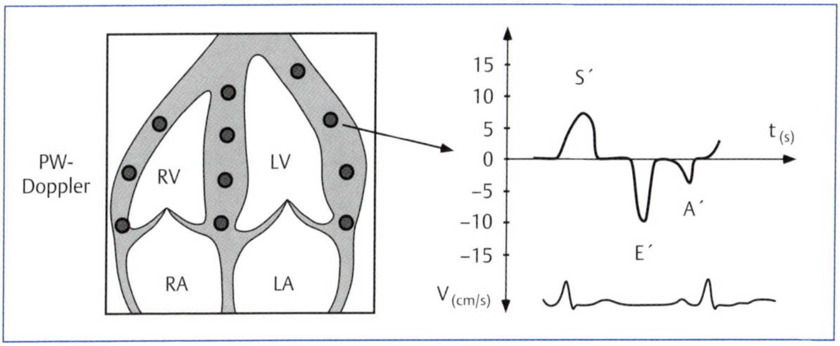

Abb. 2.**1** Erfassung der systolischen Myokardbewegungsgeschwindigkeiten im Gewebe-Doppler.

Diagnostische Möglichkeiten

- in erster Linie einsetzbar zur Erfassung der Myokardfunktion
- Aussage über regionale Myokardfunktion möglich
- Bestimmung der Richtung der Myokardbewegung
- Erfassung der systolischen Einwärtsbewegung (zirkumferenzielle und radiale Faserverkürzung) in parasternaler langer und kurzer Achse und Erfassung der systolischen Wandlängenverkürzung (longitudinale Faserverkürzung) in apikalem 4- und 2-Kammerblick und apikaler langer Achse
- zeitliche Zuordnung der Myokardbewegung zum EKG
- hohe zeitliche Auflösung ermöglicht auch Erkennen von spätsystolischer/postsystolischer Verkürzung oder Verdickung
- quantitative Erfassung der systolischen und diastolischen Myokardbewegung im linken und rechten Ventrikel möglich
- Bestimmung des Füllungs-Index E/E´ zur diastolischen Funktionsprüfung (s. Kap. 20.2, S. 222 ff)
- Darstellung auch anderer beweglicher kardialer Gewebsstrukturen (z.B. Klappen, Prothesen, endokarditische Auflagerungen, Thromben, Tumore) möglich mit Aussage über Richtung, Geschwindigkeit und zeitlichem Ablauf der Bewegung
- Anwendung bei kardialer Resynchronisationstherapie zum Screening und zur Verlaufskontrolle
- Farb-Doppler-Technik geeignet zum Einsatz in der Stressechokardiografie zur quantitativen Erfassung von ischämiebedingten Veränderungen

Beachte

- optimale Geräte-Einstellung (z.B. hohe Bildrate) erforderlich
- Farb-Doppler wegen gleichzeitiger Erfassung aller LV-Wandbewegungsgeschwindigkeiten in einer Anlotung geeignet zum Einsatz in der Stressechokardiografie und bei CRT-Screening und -Nachsorge
- PW-Doppler wegen Erfassung der regionalen maximalen Geschwindigkeit gut geeignet zur Verlaufskontrolle bei LV-Wandbewegungsstörungen bei KHK oder myokardialen Erkrankungen und bei CRT-Screening und -Nachsorge
- Winkelabhängigkeit/Artefaktanfälligkeit der Doppler-Flussgeschwindigkeiten sowohl im Farb- als auch im PW-Doppler
- Beeinflussung der Messwerte durch Mitbewegung benachbarter Myokardareale („Tathering“)
- Füllungs-Index E/E′ wichtiger diastolischer Funktionsparameter

Doppler Strain Imaging (Strain/Strain rate) – Verformungsanalyse

- Verfahren zur Beurteilung der regionalen myokardialen Deformierung, die sich mithilfe eines speziellen Computerprogramms aus den Geschwindigkeitsdaten des Gewebe-Dopplers berechnen lässt
- Strain (s-1): relative Veränderung der Länge in Bezug zur Ausgangslänge
- Strain rate: zeitliche Veränderung der Deformierung (Rate der Verkürzung oder Verlängerung)
- Messung von Strain und Strain rate durch Kalkulation des instantanen Geschwindigkeitsgradienten entlang eines sich deformierenden Gewebes: Messen der regionalen Geschwindigkeit in 2 Punkten entlang einer Bild-Schall-Linie, Subtraktion voneinander und Division durch die Strecke zwischen den beiden Punkten
- erhaltene Information unabhängig von Schallkopf-Position
- farbkodierte On-line-Darstellung der myokardialen Verformung mit Möglichkeit der quantitativen Auswertung
- durch hohe zeitliche Auflösung auch Erfassen von spätsystolischer/postsystolischer Verkürzung oder Verdickung
- mittels Strain/Strain rate Imaging Aussage über die Deformierung des Myokards an der Position des Messfensters weitgehend unabhängig von Rotations- und Translationsbewegungen des Herzens möglich (im Gegensatz zur Gewebe-Doppler-Technik, die Geschwindigkeiten und Geschwindigkeitsänderungen darstellt)
- geringe gegenseitige Beeinflussung benachbarter Myokardareale wie beim Gewebe-Doppler (kein „Tathering")

Untersuchungsdurchführung

- Zuschalten des Strain/Strain rate Imaging zum bewegten Gewebe-Doppler-Bild im apikalen 2- und 4-Kammerblick und in der apikalen langen Achse
- farbkodierte Abbildung von Verkürzung und Verdickung (gelb-rot) sowie von der entsprechenden Verlängerung (blau) einzelner Myokardregionen, keine Deformierung (grün)
- Darstellung der Myokardverformung relativ unabhängig vom Schallkopf
- überwiegend angewandt in den apikalen Anlotebenen zur Erfassung der longitudinalen Deformierung

Diagnostische Möglichkeiten

- Nachweis myokardialer Wandbewegungsstörungen durch Erfassung von regional gestörter myokardialer Verformung
- Erfassung
  - der longitudinalen Verkürzung von apikal
  - der zirkumferenziellen Verkürzung der lateralen und septalen Wand von parasternal
  - der radialen Verdickung der anterioren und posterioren Wand von parasternal
- Möglichkeit der quantitativen Messung der myokardialen Funktion, relativ unabhängig von der Herzrotation und -translokation und unabhängig von der Bewegungsrichtung
- Anwendung in der Stressechokardiografie zum Nachweis einer Ischämiereaktion und bei CRT-Screening und Nachsorge

2.2 Speckle Tracking Imaging – 2-D-Strain

2-D-Strain Imaging (Strain/Strain rate) – Verformungsanalyse

- Echokardiografische Methode zur Erkennung und quantitativen Erfassung von Gewebebewegungen basierend auf 2-dimensionaler Grauwert-Bildgebung
- spezielle Technik zur Myokardmustererkennung durch Identifizierung von charakteristischen Mustern im Gewebe (speckles) und Bild-zu-Bild-Nachverfolgung der speziellen Muster bei Bewegung (Speckle Tracking)
- Berechnung der regionalen Geschwindigkeit, Bewegung und Verformung aus Musterversatz und bekannter Bildrate
- Erfassung jeder Gewebe-Bewegungsrichtung möglich unabhängig vom Schallkopf (2- und 3-dimensional)
- überwiegend Anwendung zur Darstellung der Myokarddeformation
- bildliche, in der Regel farbkodierte Darstellung der verschiedenen Bewegungskomponenten mit Möglichkeit der grafischen Darstellung von Messkurven
- Off-line-Analyse der in Messkurven enthaltenden Bewegungsinformation mithilfe von myokardialen Geschwindigkeits- und Deformationsparametern
- Erfassung der komplexen Myokardkontraktion (Torsionsbewegung = Auswringen des LV durch longitudinal, oblique und zirkumferenziell verlaufende Muskelfasern)
- differenzierte Darstellung der globalen und segmentalen myokardialen Kontraktionskomponente: longitudinal, zirkumferenziell, radial (s. Abb. 2.**2**)
- Berechnung der resultierenden Myokardbewegungen: Rotation, Twist, Torsion, Dyssynchronie
- Vorteile gegenüber Gewebe-Doppler-Technik (weniger winkelabhängig)

Untersuchungsdurchführung

- digitale Aufzeichnung von Standard-Echokardiografie-Anlotungen im DICOM-Format:
  - parasternale lange und kurze Achse (basale, mittlere, apikale Ebene)
  - apikaler 4- und 2-Kammerblick und apikale lange Achse
  - ggf. subkostale Anlotungen
- optimale 2-D-Bildqualität erforderlich
  - gute Endokardabgrenzung und gute Myokarddarstellung
  - komplette Erfassung der gesamten Struktur (Wandanschnitt vermeiden)
- exakte EKG-Aufzeichung mit verlässlicher Triggerung des Herzzyklus
- Optimierung der Bildrate und des Bildsektors

Auswertung (Referenzwerte für globalen und segmentalen longitudinalen Strain/Strain rate s. Tab. 24.13, S. 259 und Tab. 24.14, S. 260)

- Analyse der digital in DICOM-Format gespeicherten Standard-Anlotungen mithilfe spezieller Computer-Software (unterschiedliche Hersteller-Programme)
- analog zum Gewebe-Doppler Auswertung der Deformations-Parameter möglich:
  Strain und Strain rate in den Bewegungsrichtungen longitudinal, zirkumferenziell und radial und Berechnung der resultierenden Komponenten Rotation, Twist und Torsion
- differenzierte Erfassung der einzelnen Deformationskomponente (s. Abb. 2.**2**)
  - longitudinale Deformation: apikobasale Bewegung in apikalen Anlotebenen
  - zirkumferenzielle Deformation: Drehbewegung in parasternaler kurzer Achse
  - radiale Deformation: zur Kavummitte gerichtete Bewegung (Myokardverdickung/-verdünnung)
- manuelles Tracking des Myokards in entsprechenden Anlotungen und automatische farbliche Darstellung des gewünschten Bewegungsparameters und Berechung der jeweiligen segmentalen und/oder globalen Strain-Werte
- Messung des 2-Strain üblich und am besten validiert, Strain rate weniger gebräuchlich
- am häufigsten benutzter Parameter: globaler longitudinaler 2-D-Strain, gemittelt aus Werten des apikalen 4- und 2-Kammerblicks und der apikalen langen Achse, dargestellt im „bull's eye“-Format
- Bestimmung der Rotation in parasternaler kurzer Achse auf verschiedenen Ebenen (normale apikale Rotation gegen den Uhrzeigersinn und basale Rotation im Uhrzeigersinn vom Apex aus gesehen) und Ermittlung des Twisting und entsprechend des Untwisting sowie Berechnung der Torsion (s. Abb. 2.**3**)

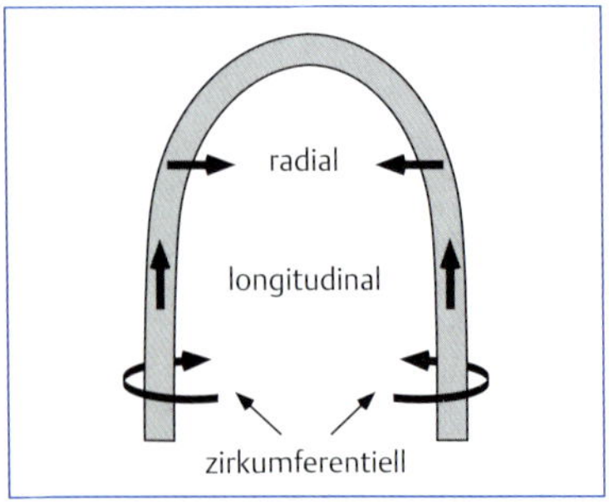

Abb. 2.**2** Faserverkürzung im LV.

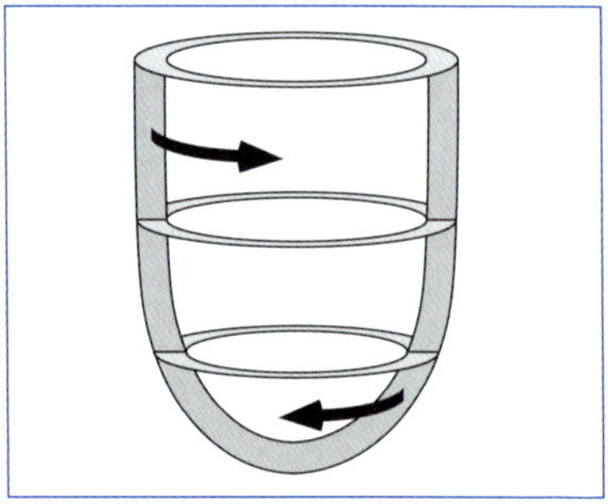

Abb. 2.**3** Torsionsbewegung des LV.

Diagnostische Möglichkeiten

- Erfassung der globalen und regionalen Myokarddeformation durch Angabe von prozentualen negativen 2-D-Strain-/Strain rate-Werten (s. Tab. 24.**13**, S. 259 und Tab. 24.**14**, S. 259–260)
- anwendbar zur Erfassung der aktiven Myokardfunktion bei myokardialen Erkrankungen wie DCM, H(O)CM, restriktiven Kardiomyopathien, Myokarditis, KHK (EF und WMSI nur globale indirekte Funktionsparameter)
- Differenzierung verschiedener Hypertrophieformen durch Bestimmung des radialen Strain/Strain rate
- Einsatz in der Resynchronisationstherapie (CRT)
- frühe Schädigung der globalen Myokardbewegung erkennbar (bei noch erhaltener EF) durch differenzierte Erfassung der einzelnen Kontraktionsparameter (reduzierter globaler longitudinaler, zirkumferenzieller oder radialer 2-D-Strain/-Strain rate)
- bei KHK Nachweis von regionalen Wandbewegungsstörungen durch regionale Deformationsstörung (regional reduzierter longitudinaler, zirkumferenzieller oder radialer 2-D-Strain/Strain rate)
- Nachweis von Ischämie, Narbe (Bestimmung von post-systolic thickening)
- Erfassung der diastolischen Funktion
- Bestimmung von Twist, Rotation und Torsion aus 2-D-Strain-Daten als quantitative Parameter der myokardialen Kontraktilität
- bei Klappenvitien zur Erfassung einer frühen myokardialen Schädigung
- bei Hypertonie, Diabetes mellitus, unter Chemotherapie diskrete myokardiale Veränderungen erfassbar
- einsetzbar auch bei Rechtsherzerkrankungen, Sklerodermie, ASD vor nach Verschluss, bei ARVD und zur Verlaufskontrolle bei Lungenembolie
- 3-D-Speckle Tracking anwendbar zur Bestimmung von LV-Volumina und EF sowie zur Erfassung der Dyssynchronie

Vorteile und Nachteile der Methode

- Im Vergleich zum Gewebe-Doppler weniger Winkelabhängigkeit
- nur bei guter 2-D-Bildqualität möglich wenn alle Segmente darstellbar sind
- Bewegung der „speckles“ aus dem Bild
- große Ventrikel nicht vollständig erfassbar
- störanfällig

2-D-Vector Velocity Imaging – Geschwindigkeitsvektoranalyse

- weitere echokardiografische Methode des Speckle Tracking zur Erkennung und quantitativen Erfassung von Gewebebewegungen basierend auf 2-D-Grauwertbildgebung
- spezielle Erfassung und Darstellung der Myokardbewegung mittels Geschwindigkeitsvektoren
- Analyse mithilfe spezieller Auswerteprogramme
- Erfassung jeder Gewebe-Bewegungsrichtung möglich unabhängig vom Schallkopf
- überwiegend Anwendung zur Darstellung der Myokarddeformation
- bildliche, in der Regel farbkodierte Darstellung der verschiedenen Geschwindigkeitskomponenten mit Möglichkeit der grafischen Darstellung von Messkurven
- Off-line-Analyse der in Messkurven enthaltenden Bewegungsinformation mithilfe von myokardialen Geschwindigkeits- und Deformationsparametern
- Vorteile gegenüber Gewebe-Doppler-Technik (kein Bezug zum Schallkopf, nicht winkelabhängig)
- Untersuchungsdurchführung, Auswertung, diagnostische Möglichkeiten und Vor- und Nachteile ähnlich wie bei 2-D-Strain/Strain rate Imaging

3 3-D-Echokardiografie

- dreidimensionale Darstellung kardialer Strukturen
  - Echtzeit-3-D-Echokardiografie, transthorakal und transösophageal
  - Erfassung des Herzens als 3-dimensionales räumliches Gebilde
  - schnelle und einfache Darstellung der komplexen Anatomie des Herzens
  - bessere räumliche Orientierung

Durchführung

Echtzeit-3-D-Echokardiografie:

- speziell entwickelte Matrix-Schallköpfe mit zweidimensionaler Anordnung von Ultraschallkristallen (Matrixsonden mit 2000–3000 Kristallelementen)
- elektronische Steuerung des Schallstrahls in horizontaler und vertikaler Richtung
- direkte 3-dimensionale Darstellung des Herzens in allen Anlotebenen möglich
- Aufnahme vollständiger Volumendarstellungen des ganzen Herzens aus jedem Herzzyklus (auch ohne EKG möglich) oder aus mehreren aufeinander folgenden Herzzyklen
- Volumenberechnungen 3-dimensional möglich (Aufzeichnung von mehreren, zumeist 4 Herzzyklen notwendig)
- nahe Strukturen werden heller dargestellt, weiter entfernte Strukturen dunkler
- beliebige Perspektiven und Schnittebenen wählbar, dadurch bessere räumliche Zuordnung von Strukturen auf einen Blick
- kombinierte Anwendung mit Farb-Doppler-Technik, Gewebe-Doppler und Speckle Tracking
- Anwendung von transthorakal und transösophageal möglich

Indikationen (derzeitig durchführbar)

- Beurteilung des linken Herzens und der globalen und regionalen LV-Funktion
- Beurteilung des rechten Herzens und der RV-Funktion (spezielle 3-D-Software erforderlich)
- Erfassung und Beurteilung von Vitien, insbesondere subtile Beurteilung der Mitralvitien
- Beurteilung von Klappenprothesen und Komplikationen
- Erfassung und Beurteilung von angeborenen Herzfehlern bei Kindern und im Erwachsenenalter
- Erfassung von Thromben und Tumoren
- 3-D-Stress-Echokardiografie
- Erfassung und Beurteilung einer kardialen Dyssynchronie
- Monitoring und Guiding von Katheterinterventionen an Herzklappen
- Monitoring und Guiding von Katheterinterventionen für Vorhof-/Ventrikelseptum-/Vorhofohrverschluss
- ggf. Monitoring in der Herzchirurgie und postoperative Erfolgskontrolle
- Monitoring und Guiding bei interventioneller Rhythmustherapie

Quantifizierung von:

- LV-Volumen, LV-Muskelmasse, LV-EF
- LA-Volumen
- RV-Volumen, RV-EF
- RA-Fläche und -Volumen
- Mitralvitien
  - quantitative Analyse der Geometrie des gesamten Mitralklappenapparats
  - MK-Öffnungsfläche
  - Bestimmung der Vena contracta bei MI
  - Regurgitationsöffnungsfläche
  - Regurgitationsvolumen
- Aortenvitien
  - AoK-Öffnungsfläche
- Berechnung von intraventrikulärer Dyssynchronie vor und nach CRT

Beachte

- In der Regel noch Schallkopfwechsel zwischen 2-D- und 3-D-Schallkopf erforderlich
- Aufzeichnung von 4 Herzzyklen erforderlich zur Quantifizierung
- bei Rhythmusstörungen keine Quantifizierung möglich
- gute Bildqualität Voraussetzung zur Durchführung
- Schwierigkeiten bei der Auswertung dilatierter Ventrikel
- Störanfälligkeit durch Bewegungs- und Atmungsartefakte
- Limitation durch bisher noch niedrige Bild-/Volumenrate und daher noch suboptimale Bildqualität im Vergleich zur 2-D-Bildqualität
- durch Kombination mit Kontrast bessere Quantifizierung möglich
- CW- und PW-Doppler bisher noch nicht integriert

4 Kontrastechokardiografie

4.1 Rechtsherzkontrastechokardiografie

- intravenöse Applikation von nicht lumengängigem Echokontrastmittel zur besseren Erkennung angeborener oder erworbener struktureller Anomalien mit Beteiligung des rechten Herzens und der herznahen Gefäße mittels 2-D-/3-D-Echokardiografie
- verbesserte Erkennung der RV-Wände bzw. von RV-Fläche/-Volumen und der PA
- verbesserte Darstellung pathologischer Flussrichtungen und verbesserte Quantifizierung pathologischer Flüsse im rechten Herzen mittels Doppler-Echokardiografie
- beim Gesunden Verbleib im venösen Kreislauf bis zum rechten Herzen, in der Regel keine Lungenpassage

Indikationen

- V.a. Shuntfluss (ASD, VSD, offenes Foramen ovale u.a.)
- RV-Endokardabgrenzung
- Signalverstärkung zur besseren Darstellung und Semiquantifizierung einer TI und PI und Berechnung von RV- und PA-Druckverhältnissen
- persistierende linke obere Hohlvene
- Kontrolle während und nach Katheterintervention (Okkluder)
- komplexe angeborene Herzvitien
- V.a. Lungenarterienembolie oder Cor pulmonale

Grundausrüstung und Untersuchungsvoraussetzungen

- Anwendung von Rechtsherzkontrastmittel
  - agitierte Kochsalz- oder Gelatinelösung
- Aufklärung und Einverständnis des Patienten (mündlich)
- Assistenz erforderlich
- peripherer Zugang, möglichst V. cubitalis rechts
- Vorbereitung der Kochsalz- oder Gelatinelösung

Untersuchungsvorgang

- intravenöse Applikation des Kontrastmittels in steigender Dosierung, beginnend mit 2 ml als Bolus, maximal 10 ml, evtl. Nachinjektion einer Kochsalzlösung
- bei V.a. ASD, VSD und offenes Foramen ovale u.a.:
  - echokardiografische Einstellung der parasternalen kurzen Achse oder des 4-Kammerblicks von apikal oder subkostal
  - zur besseren Endokardabgrenzung des RV: Umfahren des RV enddiastolisch und endsystolisch zur Flächenbestimmung (s. Abb. 1.**26**, S. 10)
  - dabei exakte und vollständige Anlotung des IAS und IVS und Beobachtung des Echokontrastmittelübertritts oder des Auswaschphänomens
  - wenn nach mehreren Applikationen kein Echokontrastmittelübertritt oder Auswaschphänomen sichtbar ist, aber der Verdacht auf das Vorliegen eines offenen Foramen ovale besteht, zusätzlich Durchführung eines Valsalva-Manövers unmittelbar vor Injektion und Husten bei Anfluten
- bei V.a. Lungenarterienembolie, zur besseren Semiquantifizierung von TI und PI, zur Berechnung von RV- und PA-Druckverhältnissen in Kombination mit Doppler-Echokardiografie:
  - Einstellung des apikalen 4-Kammerblicks mit exakter Anlotung der TK
  - Einstellung der parasternalen kurzen Achse auf Aortenklappenebene, exakte Anlotung von TK und PK
  - Erfassung der TI und PI mittels CW-Doppler
- bei V.a. komplexe angeborene Vitien:
  - echokardiografische Einstellung mehrerer Anlotebenen
  - zusätzlich Einstellung atypischer Anlotebenen

Diagnostische Möglichkeiten

- globale Orientierung über den venösen Blutfluss, besonders bei komplexen angeborenen Vitien
- **positiver Kontrasteffekt:**
  - Echokontrastmittelübertritt von rechts nach links unmittelbarer nach Kontrastierung des rechten Herzens (s. Abb. 15.**5**, S. 179)
  - Auftreten von Bläschen im LA/LV nach mehr als 3 Herzzyklen spricht für pulmonale Passage und gegen Vorliegen eines Shunts
- **negativer Kontrasteffekt** (Auswaschphänomen):
  - Echokontrastmittelaussparung in den rechten Herzhöhlen durch Shuntfluss von links nach rechts (s. Abb. 15.**4**, S. 179)
  - häufig zusätzlich auch Echokontrastmittelübertritt von rechts nach links

- verbesserte Darstellung des CW-Insuffizienzsignals bei TI und PI zur exakteren Semiquantifizierung
- Messung der V_{max} des TI- und PI-Insuffizienzsignals und Berechnung der RV- und PA-Druckverhältnisse (s. Kap. 22, S. 235 ff)
- bei unklaren Befunden TOE mit Anwendung von Echokontrastmittel

Beachte

- PFO häufig nur mit KM und Valsalva-Manöver nachweisbar
- bei jeder TOE-Erstuntersuchung Anwendung von Echokontrastmittel zum Ausschluss eines PFO
- zur Signalverstärkung von TI- und PI-Doppler-Signalen langsame Injektion erforderlich
- zum Shuntnachweis schnelle Injektion erforderlich
- Kontraindikationen und Nebenwirkungen:
  - Auftreten von allergischen Reaktionen nach Gabe von Gelatinelösung möglich (Antihistaminika bereithalten)
  - Vorsicht bei schwerer Herzinsuffizienz
  - bei großen ASD/VSD vereinzelt transiente neurologische Ausfälle beschrieben

4.2 Linksherzkontrastechokardiografie

- intravenöse Applikation eines lungengängigen Echokontrastmittels zur verbesserten Erkennung der linksventrikulären Kontur und unklaren Strukturen im Apex
- verbesserte Darstellung pathologischer Flüsse und Flussrichtungen und Verstärkung von Flusssignalen im linken Herzen in der Doppler-Echokardiografie
- Anwendung zur verbesserten Erkennung der linksventrikulären Kontur auch bei der Stressechokardiografie
- evtl. in Zukunft auch Anwendung von Linksherzkontrast zur Darstellung der Myokardperfusion

Indikationen

- Darstellung der LV-Kontur (verbesserte Endokardabgrenzung)
- Differenzierung von Strukturen im LV-Apex (z.B. Thromben)
- Verstärkung von Doppler-Signalen im linken Herzen (Aortenfluss, AS, AI, Mitralfluss, MS, MI)
- evtl. Darstellung der Myokardperfusion (in Erprobung)

Grundausrüstung und Untersuchungsvoraussetzungen

- Anwendung eines speziellen lungengängigen Echokontrastmittels
  - SonoVue
  - Levovist (nur noch selten angewendet)
- spezielle Geräteeinstellung (preset für Linksherzkontrast mit niedrigem mechanischen Index) anwählen entsprechend der Indikationen
- Präparation des Kontrastmittels nach Herstellerangabe
- Aufklärung und Einverständnis des Patienten (mündlich)
- Assistenz erforderlich
- peripher-venöser Zugang, möglichst kubital rechts
- in Kombination mit einer Stressechokardiografie parallele Durchführung beider Untersuchungen möglich; bei pharmakologischer Belastung Anlage von 2 venösen Zugängen zur getrennten Applikation von Echokontrastmittel und Stresspharmakon erforderlich

Untersuchungsvorgang

- echokardiografische Einstellung der Standardanlotebenen während und unmittelbar nach Echokontrastmittelapplikation
- intravenöse Applikation, Dosierung und Applikationsform den Herstellerangaben entsprechend, Nachinjektion einer Kochsalzlösung

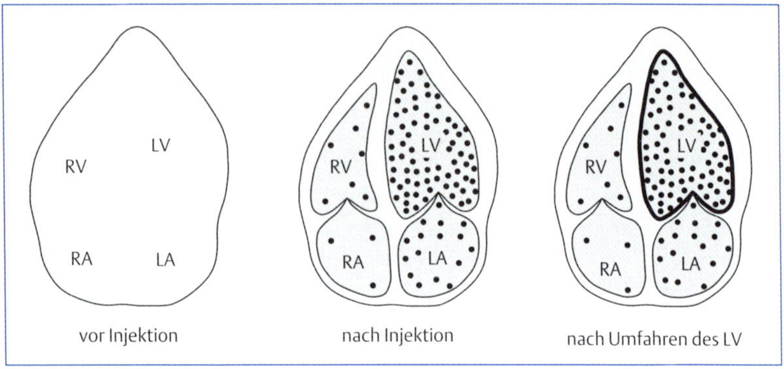

Abb. 4.**1** Konturverdeutlichung durch i.v.-Gabe eines Linksherzechokontrastmittels und dadurch Optimierung des manuellen Umfahrens.

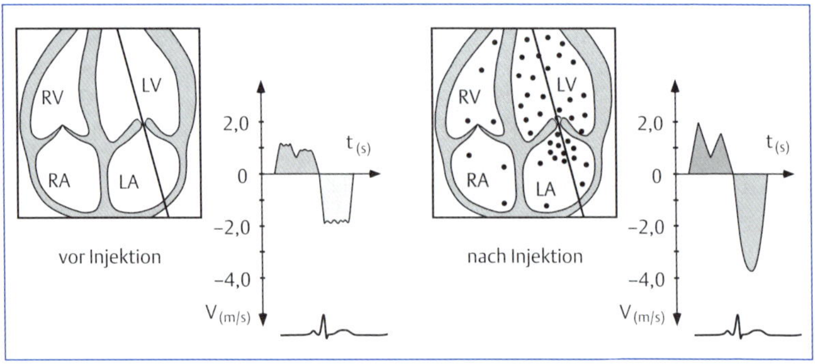

Abb. 4.**2** Doppler-Signalverstärkung eines MI-Signals durch intravenöse Gabe eines Linksherzechokontrastmittels.

- bei unzureichender Konturerkennung der linken Herzhöhlen (s. Abb. 4.**1**)
  - Applikation des Echokontrastmittels in Ruhe, aber auch unter Belastung möglich
- bei unzureichender Doppler-Signaldarstellung in den linken Herzhöhlen (s. Abb. 4.**2**)
  - zur Verstärkung schwacher Aorten- und Mitralflusssignale Anlotung der entsprechenden Klappe mit dem CW-/PW-Doppler nach Echokontrastmittelapplikation, auch bessere Quantifizierung einer MS oder AS möglich
  - zur Verstärkung schwacher Pulmonalvenenflusssignale Anlotung der Pulmonalvenen mit dem PW-Doppler nach Echokontrastmittelapplikation

- bei V.a. AI Anlotung der AoK im apikalen 5-Kammerblick, nach Echokontrastmittelapplikation zunächst Anwendung des Farb-Dopplers, dann des CW-Dopplers zur Erfassung und Semiquantifizierung der AI
- bei V.a. MI Anlotung der MK im apikalen 4-Kammerblick, nach Echokontrastmittelapplikation zunächst Anwendung des Farb-Dopplers, dann des CW-Dopplers mit anschließender Darstellung des Pulmonalvenenflusses zur Erfassung und Semiquantifizierung der MI

- evtl. zur Darstellung der Myokardperfusion (bislang noch in der Erprobung)

Diagnostische Möglichkeiten

- verbesserte LV-Konturerkennung
- verbesserte LV-Quantifizierung bei Flächen- und Volumenberechnungen und zur EF-Bestimmung
- verbesserte Wandbewegungsanalyse in Ruhe und unter Belastung
- deutlichere Darstellung eines Aorten- oder Mitralstenosesignals mittels CW-Doppler
- deutlichere Darstellung des CW-Insuffizienzsignals bei AI und MI zur Semiquantifizierung
- deutlichere Darstellung des PW-Signals des Aorten-, Mitral- und Pulmonalvenenflusses
- intrakoronare Anwendung bei TASH zur HOCM-Therapie (Darstellung des Septalasts, S. 137)

Beachte

- spezielle Geräteeinstellung erforderlich (niedriger mechanischer Index)
- Kontraindikationen beachten
- Auftreten von allergischen Reaktionen möglich
- Auftreten von Herzrhythmusstörungen (bradykarde und tachykarde Rhythmusstörungen, gehäuft VES) möglich
- Notfallmedikamente bereithalten (u.a. Antihistaminika, Atropin, Metoprolol)

5 Stressechokardiografie

- bei V.a. KHK oder gesicherter KHK weitere diagnostische Möglichkeit bei Limitationen in der Durchführung, Auswertung oder Interpretation des Belastungs-EKGs oder bei positiver Klinik und negativem Belastungs-EKG
- aktive Stressechokardiografie bei nicht beurteilbarem Belastungs-EKG (Digitalis-Medikation, LSB, LV-Hypertrophie oder andere vorbestehende EKG-Veränderungen)
- passive Stressechokardiografie bei nicht durchführbarem Belastungs-EKG (orthopädische, neurologische, vaskuläre, muskuläre oder altersbedingte Einschränkungen)
- Nachweis von echokardiografisch sichtbaren Wandbewegungsstörungen des LV durch belastungsinduzierte Ischämie
- Einschätzung des Schweregrades von Vitien unter Belastung
- Beurteilung der Kontraktilitätsreserve bei myokardialen Erkrankungen
- Verhalten des Druckgradienten bei hypertropher Kardiomyopathie unter und nach Belastung

Indikationen

- Verdacht auf KHK oder gesicherte KHK bei Limitationen im Belastungs-EKG:
  - Ischämienachweis bei klinischem Verdacht auf eine KHK
  - kardiale Risikoabschätzung vor operativen Eingriffen
  - Abschätzung der Koronarreserve
  - Abschätzung der Langzeitprognose bei bekannter KHK
- nach akutem Myokardinfarkt:
  - Nachweis von „viable myocardium" (schlafendes, aber lebendes Myokard)
  - Nachweis von „jeopardized myocardium" (gefährdetes Myokard)
- perkutane koronare Intervention:
  - Identifizierung funktionell wirksamer Stenosen, besonders bei Vorliegen einer Mehrgefäßerkrankung
  - Überprüfung des Interventionserfolgs
- kardiale Risikoabschätzung vor operativen Eingriffen
- Klappenvitien:
  - Verhalten von asymptomatischen Klappenstenosen bzw. -insuffizienzen unter Belastung zur besseren Beurteilung des Schweregrades, besseren Prognoseeinschätzung und zur Festlegung des Operationszeitpunkts

  - Einschätzung des Schweregrades von Aortenstenosen mit niedrigem Druckgradienten und eingeschränkter LV-Funktion
- Kardiomyopathien:
  - Prüfung der LV-Kontraktilität bei dilatativer Kardiomyopathie
  - Verhalten des LVOT-Gradienten bei hypertropher obstruktiver Kardiomyopathie
- andere Indikationen:
  - Verhalten des Pulmonalarteriendrucks unter Belastung
  - Erfassung einer diastolischen Dysfunktion

Aktive Belastungsform

- ergometrische Belastung
  - Fahrrad (liegend, halbliegend, sitzend)
  - Laufband
  - Handbelastung („handgrip“) mithilfe von 2 Gummibällen oder Metallzwingen über durchschnittlich 6 min
  - Belastungsstufen und Protokoll individuell wählbar (Beispiel in Abb. 5.**1**)

Passive Belastungsformen

- pharmakologische Belastung (s. Abb. 5.**2**, Abb. 5.**3**, Abb. 5.**4**)
  - Dobutamin
  - Adenosin
  - Dipyridamol (nur noch über internationale Apotheke erhältlich)
- Vorhofstimulation (wenig gebräuchlich, geringe Akzeptanz seitens der Patienten)

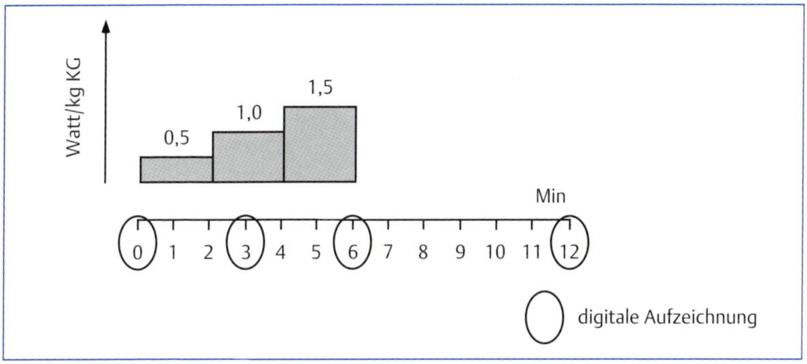

Abb. 5.**1** Protokoll einer aktiven Stressechountersuchung (Beispiel).

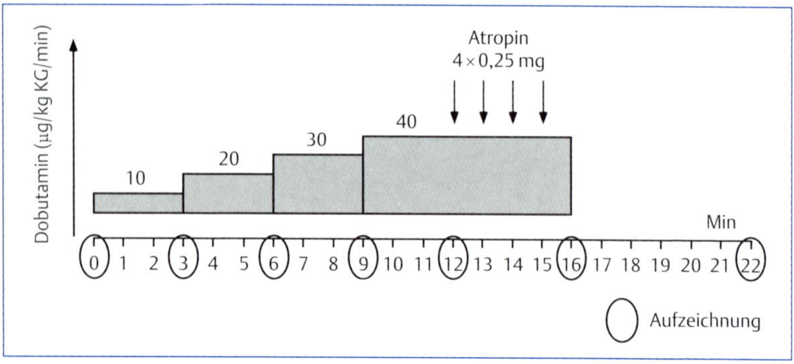

Abb. 5.**2** Protokoll der Dobutamin-Stressechountersuchung.

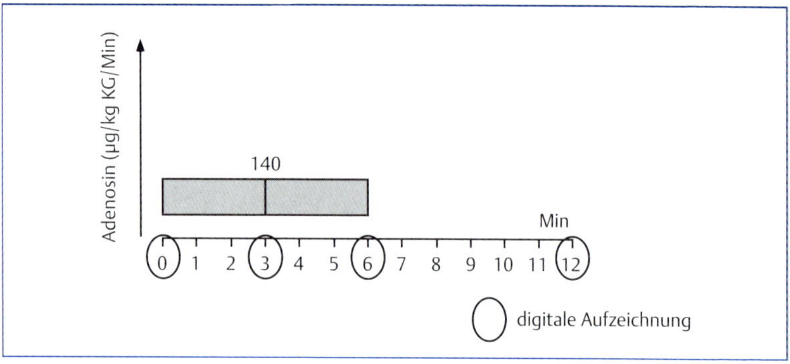

Abb. 5.**3** Protokoll der Adenosin-Stressechountersuchung.

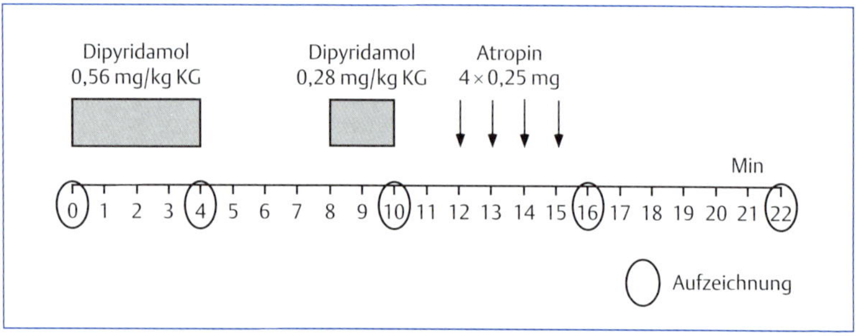

Abb. 5.**4** Protokoll der Dipyridamol-Stressechountersuchung.

Grundausrüstung und Untersuchungsvoraussetzungen

- Echo-Gerät mit digitaler Stressechoeinheit
- digitale Speicherung mit Stressechoanalyse (Quadscreen)
- 12-Kanal-EKG-Gerät
- Blutdruckmessgerät
- Defibrillator und entsprechende Notfallausrüstung
- Ergometer für ergometrische Belastung
- Handgrip-Ausrüstung für Handbelastung
- bei pharmakologischer Belastung peripherer Zugang, Infusionspumpe und -system
- pharmakologische Stressmedikation für pharmakologische Belastung (Dobutamin, Adenosin, Dipyridamol)
- pharmakologische Antidotmedikation (β-Rezeptorenblocker für Dobutamin, Theophyllin für Adenosin und Dipyridamol, Plasmaexpander bei Hypotension)
- Aufklärung und Einverständnis des Patienten (schriftlich)
- Abklärung der Kontraindikationen
  - aktive Stressechokardiografie: wie bei Ergometrie
  - Dobutamin-Stressechokardiografie: wie bei Ergometrie, zusätzlich anamnestisch komplexe Herzrhythmusstörungen
  - Adenosin/Dipyridamol-Stressechokardiografie: wie bei Ergometrie, zusätzlich arterielle Hypotension, obstruktive Lungenerkrankung, AV-Blockierungen, Sick-Sinus-Syndrom
- Durchführung der Untersuchung durch einen Arzt
- Assistenz notwendig

Untersuchungsvorgang

- Durchführung der gewünschten Untersuchung nach Protokoll (Zielfrequenz: 220–Lebensalter × 0,85)
- kontinuierliche echokardiografische Ableitung während der gesamten Belastungsuntersuchung und entsprechende Aufzeichnung der Untersuchung mit digitaler Speichertechnik (parasternal: lange und kurze Achse, apikal: 2- und 4-Kammerblick, lange Achse) in Ruhe, unter Belastung und nach Erholung
- zweiminütliche RR-Messung und EKG-Registrierung, Protokollierung des Untersuchungsvorgangs, einschließlich Angabe von Angina pectoris und Nebenwirkungen
- bei unzureichendem Frequenzanstieg unter pharmakologischer Belastung zusätzlich fraktionierte Gabe von insgesamt 1 mg Atropin, im Dobutamin-Protokoll einiger Zentren fraktionierte Gabe von Atropin schon ab 20 µg/kg KG möglich zur Verkürzung der Untersuchung

- Abbruch der Stressecho-Untersuchung bei Auftreten von Wandbewegungsstörungen (mindestens 2 Segmente) oder medikamentös induzierten Nebenwirkungen, darüber hinaus Abbruchkriterien wie beim Belastungs-EKG

Auswertung

Semiquantitative Auswertung:
- direkt am Echokardiografiegerät während der Untersuchung
- der digitalisierten Bilder nach der Untersuchung mittels Cineloop-Technik
- segmentale Wandbewegungsanalyse im 16- oder 17-Segmentmodell (s. Abb. 5.**5** und Abb. 5.**6**)
- optional: Bestimmung des Wandbewegungs-Score-Index (WBSI) (s. Tab. 5.**1**)

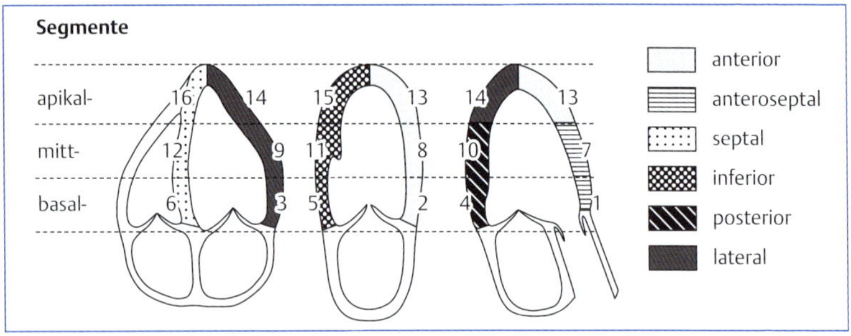

Abb. 5.**5** 16-Segmentmodell
(modifiziert nach der American Society of Echocardiography)

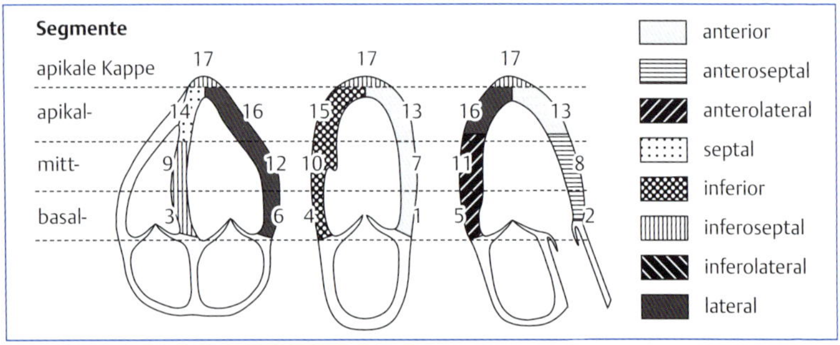

Abb. 5.**6** 17-Segmentmodell (modifiziert nach Cerqueira et al. Standardized myocardial segmentation and tomographic imaging of the heart. Circulation 2002; 105:539–42).

Tab. 5.**1** **Ermittlung des Wandbewegungs-Score-Index (WBSI).**

Einteilung der verschiedenen Wandbewegungsstörungen	
Wandbewegungsstörung	**Punktwert**
Normokinesie	1
Hypokinesie	2
Akinesie	3
Dyskinesie	4
Ermittlung des WBSI nach Addition der entsprechenden Werte und Division durch die Anzahl der beurteilten Segmente	
Bewertung	**Score-Wert**
ungestörte Kontraktilität	1
gestörte Kontraktilität	> 1

Quantitative Auswertung:

- manuelles Umfahren der enddiastolischen und endsystolischen Konturen zur Volumina- und EF-Bestimmung in Ruhe und unter maximaler Belastung
- Berechnung der Kontraktilitätsreserve (Zunahme der EF um ≥ 5 %)
- bei unzureichender LV-Endokarddarstellung i.v.-Gabe eines Linksherz-Echokontrastmittels zur besseren Konturerkennung hilfreich (s. Abb. 4.**1**, S. 36)
- Anwendung des Gewebe-Dopplers, Berechnung von E/E' vor und nach Belastung (s. Kapitel 2, S. 20 ff)

Interpretation

- Zuordnung der ischämieinduzierten Wandbewegungsstörung zum Versorgungsgebiet der entsprechenden Koronararterie im 16-Segmentmodell (in der Echokardiografie zumeist verwendetes Modell) oder 17-Segmentmodell (modifizierte Nomenklatur mit „apikaler Kappe", Konsensusmodell für die verschiedenen bildgebenden Verfahren) anwendbar (s. Abb. 5.**5**, Abb. 5.**6**, Abb. 5.**7**, Abb. 5.**8** und Abb. 1.**28**, Abb. 1.**29**, S. 12 und S. 13)
- positiver Befund: belastungsinduzierte WBS in mindestens 2 benachbarten Segmenten
- Angabe des Schweregrades der WBS (Hypo-, Akinesie etc.)

5

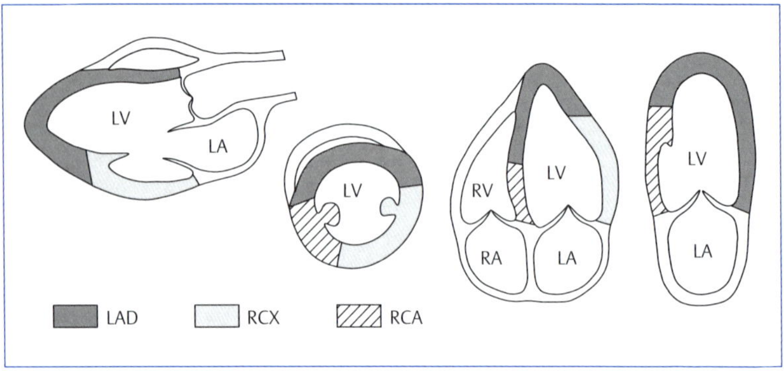

Abb. 5.**7** Gefäßversorgung des LV (Normalversorgungstyp).

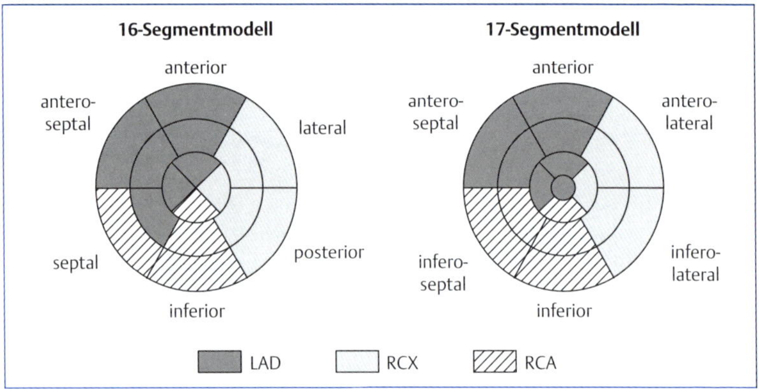

Abb. 5.**8** Bull's-eye-Darstellung der Gefäßversorgung des linken Ventrikels im 16- und 17-Segmentmodell (Normalversorgungstyp).

Vorteile der Stressechokardiografie

- visuelle Beurteilung der LV-Kontraktilität in Ruhe und unter Belastung
- direkter Nachweis einer funktionell wirksamen Koronarstenose durch Ischämieprovokation und Auftreten von Wandbewegungsstörungen im entsprechenden Versorgungsgebiet
- Nachweis von „viable myocardium" nach Myokardinfarkt mittels niedrig dosierter Dobutamin-Gabe
- Beurteilung unabhängig von in Ruhe bestehenden EKG-Veränderungen (Repolarisationsstörungen infolge LSB, Digitalis, Hypertrophie, unspezifischer Art)

- Durchführung der passiven Stressechokardiografie auch bei körperlichen Einschränkungen möglich (neurologisch, orthopädisch, vaskulär, muskulär oder altersbedingt)
- höhere Sensitivität im Vergleich zum Belastungs-EKG
- fehlende Strahlenbelastung (im Vergleich zur nuklearmedizinischen Untersuchung), keine Entsorgung radioaktiven Materials erforderlich
- schneller und kostengünstiger im Vergleich zum MRT
- Prognoseeinschätzung
- präoperative Risikoeinschätzung

Beachte

- Voraussetzung für optimale Durchführung und Interpretation der Stressechokardiografie:
  - gute Schallqualität erforderlich
  - Quad-Screen zur visuell semiquantitativen Auswertung der digitalisierten Echobilder
  - ausreichende Erfahrung in der Beurteilung von Wandbewegungsstörungen in der 2-D-Echokardiografie
  - mindestens 100 unter Aufsicht befundete stressechokardiografische Untersuchungen
- zur Segmenteinteilung Anwendung eines neuen Konsensusmodells für die verschiedenen bildgebenden Verfahren mit modifizierter Nomenklatur möglich (17-Segmentmodell)
- aufgrund unterschiedlicher Versorgungstypen Zuordnung zu Koronarterritorien nicht mit letzter Sicherheit möglich

6 Transösophageale Echokardiografie

- echokardiografische Anlotung des Herzens mittels einer im Ösophagus platzierten endoskopischen Sonde mit integriertem Ultraschallkopf
- verbesserte Darstellung ösophagusnaher kardialer Strukturen und Gefäße durch geringe Schallabsorption
- besseres Auflösungsvermögen mit Darstellung auch feiner Strukturen durch Anwendung höherer Schallfrequenzen (> 5 MHz)
- bessere räumliche Darstellung durch 3-D-Anwendung
- „Guiding“ von invasiven interventionellen Prozeduren

Indikationen

- echokardiografische Untersuchung bei transthorakal schlecht schallbaren oder beatmeten Patienten
- Beurteilung des linken und rechten Vorhofs/Vorhofohrs:
  - Thromben
  - Suche nach kardialer Emboliequelle
- Beurteilung von Klappenveränderungen:
  - endokarditische Auflagerung
  - Beurteilung des Schweregrades einer MI
  - genauere Beurteilung des MK-Apparats (bes. vor und nach Valvuloplastie)
  - Nachweis einer bikuspiden Aortenklappe
  - Planimetrie der Aortenklappe bei Stenosen
- Beurteilung von Klappenprothesen:
  - paravalvuläre Lecks
  - Protheseninsuffizienz
  - Prothesenobstruktion/Prothesenthrombose
  - Prothesendegeneration
  - Prothesenendokarditis
- Nachweis von fehlmündenden Pulmonalvenen
- Nachweis von Abszessen
- Darstellung/Vermessung eines ASD/VSD
- Darstellung eines Sinus-venosus-Defekts
- Nachweis eines offenen Foramen ovale
- Nachkontrolle nach Katheterintervention (ASD-/PFO-Verschluss)

- „Guiding“ von interventionellen Prozeduren (AS-/PFO-/VSD-Verschluss, Mitralklappenklipping, TAVI, besonders mittels 3-D-TOE)
- Beurteilung der thorakalen Aorta:
  - Vermessung einer Aortenektasie
  - Erfassung und Lokalisation einer Aortendissektion
  - Erfassung und Lokalisation eines intramuralen Hämatoms
  - Nachweis von Plaques
- Nachweis von komplexen angeborenen Herzfehlern
- Beurteilung von kardialen Tumoren
- perioperatives Monitoring von HZV und LV-Kontraktionsverhalten
- Kontrolle bei herzchirurgischen Eingriffen (operativer Erfolg nach Klappenersatz und bes. nach Klappenrekonstruktion)

Ausrüstung und Untersuchungstechnik

- Endoskop mit integriertem 5- oder 7,5-MHz Schallkopf:
  - monoplane Sonde: nur transversale (horizontale) Bildgebung möglich
  - biplane Sonde: konsekutiv transversale und longitudinale Bildgebung möglich, dadurch allerdings Anlotungsposition nicht ganz identisch
  - multiplane oder omniplane Sonden mit kontinuierlicher Rotation auf gleicher Ebene in verschiedenen Etagen
- bei Erstuntersuchung immer Gabe eines Rechtsherz-Echokontrastmittels zum Ausschluss eines PFO/Shuntvitiums
- 3-D-Darstellung möglich

Untersuchungsvorbereitung und Durchführung

- Assistenz notwendig (MTA, Krankenschwester, Arzthelferin oder zweiter Arzt)
- Aufklärung und Einverständnis des Patienten (mündlich mit Zeugen oder schriftlich)
- Patient sollte 4 h vor und 1 h nach der Untersuchung nüchtern bleiben
- für Sedierung und Kontrastmittelgabe venösen Zugang legen
- Entfernung von Zahnprothesen, Verwendung eines Beißrings
- Rachenanästhesie mit lokalanästhetischem Spray
- Überprüfung der Sondenfunktion (Abwinkelung/Rotation)
- Bestreichen der Sondenspitze mit lokalanästhetischem Gel
- Applikation des Beißrings und Einführen der Sonde im Sitzen oder in Linksseitenlage durch Schluckakt
- ggf. RR-Monitoring und Bestimmung der O_2-Sättigung
- Aufzeichnung starten
- Durchführung der Untersuchung nach standardisiertem Protokoll (im 2-D und 3-D-Modus, M-Mode und mit Doppler-Technik (Farbe, PW, CW, Gewebe-Doppler) sowie mit Echo-Kontrastmittel

7 Intravaskulärer Ultraschall (IVUS) und intravaskulärer Doppler

- Intravaskulärer Ultraschall: Methode zur intravaskulären/intrakoronaren Ultraschalluntersuchung durch tomografische Bilderzeugung (grayscale IVUS)
- Beurteilbarkeit der Gefäßmorphologie in Bezug auf Lumendimension, Gesamtgefäßgröße, Plaquelast
- Intravaskulärer Doppler: Methode zur intravaskulären/intrakoronaren Flussmessung

Durchführung

- invasive Untersuchungsmethode im Katheterlabor
- spezielles Ultraschallgerät und spezielle Katheter (miniaturisierter Transducer an der Spitze eines Koronarkatheters) erforderlich

Diagnostische Möglichkeiten

- unklare angiografische Befunde
- differenziertere Beurteilung der Koronargefäßmorphologie
- Beurteilung komplexer Stenosen, Hauptstammintervention
- Stentkontrolle (besonders bei Drug-eluting-Stents)
- Plaqueruptur-/Dissektionsnachweis
- Interventionskontrolle bei ostialen Läsionen
- Stenosegradbestimmung
- visuelle Analyse der Plaquezusammensetzung
- Bestimmung der Flussverhältnisse (intravaskulärer Doppler)

Zusätzliche diagnostische Möglichkeit: Virtuelle Histologie (noch in der Evaluierung)

- Analyse reflektierter Radiofrequenzdaten zur Charakterisierung der Textur koronarer Plaques in vivo
- Klassifikation von 4 Komponenten und farbliche Kodierung (Kalk = weiß, Nekrose = rot, Bindegewebe = dunkelgrün, gemischt fibrös-fettige Anteile = gelb-grün)

B Krankheitsbilder

8 Ischämische Herzerkrankung

Definition:	unzureichende oder aufgehobene Myokardperfusion infolge einer Koronarstenose oder eines Koronarverschlusses
Symptome:	evtl. asymptomatisch; Angina pectoris bei Belastung oder in Ruhe, Dyspnoe, Palpitationen
Auskultation:	3. HT bei Herzinsuffizienz; bei Komplikationen nach Myokardinfarkt: Systolikum bei Mitralklappeninsuffizienz infolge Papillarmuskeldysfunktion, Perikardreiben bei Perikarditis, Systolikum bei Perforation des Septums oder der Ventrikelwand
EKG:	evtl. unauffällig; ST-Streckensenkungen oder -hebungen, pathologische Q-Zacken, QRS-Verbreiterung, Reizleitungsstörungen, Herzrhythmusstörungen

- Bei Vorliegen einer KHK kann der echokardiografische Befund völlig unauffällig sein, nach wiederholtem Auftreten von Ischämien können Wandbewegungsstörungen wegweisend sein, häufig sind typische Veränderungen erst nach Myokardinfarkt vorhanden. Aufgeführt werden hier eventuelle Veränderungen bei manifester KHK.

2-D-Echo

- evtl. LV und LA vergrößert
- Nachweis von LV-Kontraktilitätsstörungen:
  - globale Kontraktilitätsstörungen (gering, mäßig, deutlich eingeschränkt)
  - lokale Kontraktilitätsstörungen (Hypokinesie, Akinesie, Dyskinesie, Aneurysma) (s. Abb. 1.**27**, S. 10)
- Lokalisation der LV-Kontraktilitätsstörungen (anterior, anteroseptal, septal, lateral, posterior, inferior), ggf. auch von RV-Kontraktilitätsstörungen in allen Anlotebenen (s. Abb. 1.**28**, Abb. 1.**29**, Abb. 1.**30**, S. 12 ff)
- semiquantitative Erfassung von Wandbewegungsstörungen nach dem Wandbewegungs-Score-Index (WBSI) (s. Abb. 5.**5**, Abb. 5.**6**, S. 42 und Tab. 5.**1**, S. 43)
- Wandverdünnung im Infarktgebiet (s. Abb. 8.**1**)
- Zunahme der Echogenität betroffener LV-Wandabschnitte
- Dysfunktion der Papillarmuskeln
  und der MK (MI)
- Nachweis von Thromben

- nach akutem Myokardinfarkt Suche nach möglichen Komplikationen
- quantitative Erfassung der globalen LV-Funktion durch Umfahren der ED- und ES-Konturen (Volumen- und EF-Bestimmung nach der mono-/biplanen Scheibchensummationsmethode nach Simpson) (s. Abb. 1.**19**, S. 7):
  - Volumen vergrößert
  - EF erniedrigt

M-Mode

- evtl. LA vergrößert
- evtl. LV-Dimensionen und -Volumen vergrößert
- ggf. FS und EF erniedrigt bei globaler Kontraktilitätsstörung
- Wanddicke im Infarktgebiet vermindert (s. Abb. 8.**2**)
- Myokardtextur im Infarktgebiet echodichter
- regionale Kontraktilitätsstörung mit Hypokinesie, Akinesie oder Dyskinesie der anteroseptalen oder der posterioren Wand
- MSS-Abstand erweitert bei regionalen Kontraktilitätsstörungen der anteroseptalen Wand oder bei global eingeschränkter Kontraktilität (s. Abb. 8.**2**)

Doppler

- bei eingeschränkter LV-Funktion (s. Kap. 20, S. 222 ff):
  - V_{LVOT} erniedrigt
  - HZV erniedrigt
  - E/A-Verhältnis evtl. pathologisch

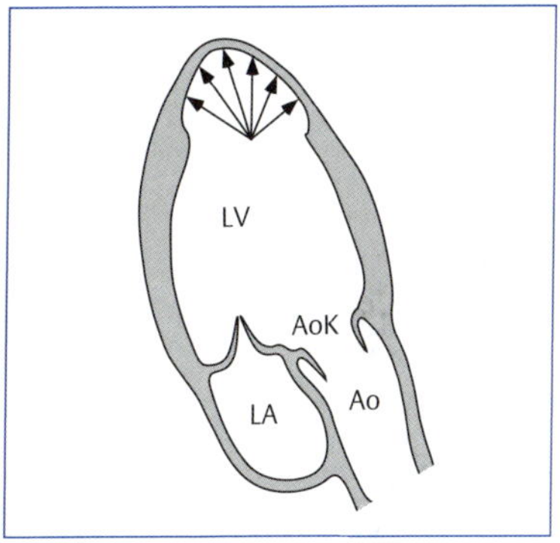

Abb. 8.**1** Ausdünnung der LV-Muskulatur nach Vorderwandinfarkt.

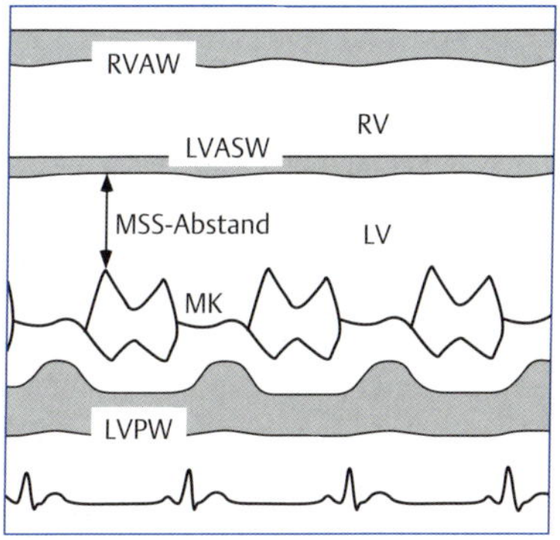

Abb. 8.**2** Ausgedünnte, akinetische LVASW und vergrößerter MSS-Abstand nach anteroseptalem Myokardinfarkt.

- Nachweis einer begleitenden MI durch LV-Dilatation oder Papillarmuskeldysfunktion
- Shuntfluss auf Ventrikelebene bei akutem Myokardinfarkt mit Ventrikelseptumruptur

Gewebe-Doppler

- evtl. E/E' erhöht, S' erniedrigt

Speckle tracking

- reduzierter globaler longitudinaler 2-D-Strain
- im Infarktgebiet reduzierter segmentaler 2-D-Strain

Procedere

- Belastungs-EKG, ggf. Stressechokardiografie
- TOE und/oder 3-Echo zur genaueren Beurteilung der MK bei Verdacht auf Papillarmuskeldysfunktion oder Segelperforation, -abriss, zum Ausschluss oder Nachweis von Thromben, zur besseren Beurteilung des IVS bei V.a. Septumperforation
- Kontrastechokardiografie bei V.a. Perforation des IVS oder anderer Wände
- MRT
- Koronarangiografie, Ventrikulografie

Beachte

- Beurteilung der LV-Kontraktilität, LV-Funktion, Wanddicke, Größenverhältnisse
- Ausschluss von Aneurysmen MI, Thromben, Septum- oder Wandruptur, Perikarderguss
- eingeschränkte Beurteilung der Kontraktilität im M-Mode, da nur basale und mittlere Bereiche der anteroseptalen und posterioren Wand dargestellt werden
- Kontraktilitätsstörungen im Ruhe-Echo sprechen für Untergang von Myokard bei chronischer Ischämie oder nach Myokardinfarkt
- bei Verdacht auf eine ischämische Herzerkrankung und unauffälliger LV-Kontraktilität im Ruhe-Echo Durchführung einer Belastungsuntersuchung (Stressechokardiografie)

8.1 Komplikationen nach Myokardinfarkt

- Aneurysma des linken Ventrikels
- Pseudoaneurysma des linken Ventrikels
- Thromben im linken Ventrikel
- Ruptur oder gedeckte Ruptur des interventrikulären Septums oder einer freien linksventrikulären Wand
- Papillarmuskeldysfunktion mit Mitralinsuffizienz, Papillarmuskelruptur
- rechtsventrikulärer Infarkt
- Perikarderguss, Dressler-Syndrom

Aneurysma

Definition:	umschriebene Aussackung des LV im Bereich einer Infarktnarbe, alle Wandanteile können betroffen sein
Symptome:	evtl. ohne, häufig Zeichen der Herzinsuffizienz
Auskultation:	evtl. 3. HT
EKG:	persistierende ST-Streckenhebungen

2-D-Echo

- deutlich erweiterter LV im Bereich des Aneurysmas (s. Abb. 8.**3**)
- dünne, echodichte, bewegungsstarre Wand
- fehlende systolische Einwärtsbewegung und Wanddickenzunahme
- Thrombus in Aneurysma möglich
- genaue Beurteilung der Aneurysmawand zur Unterscheidung von einem Pseudoaneurysma (s. Abb. 8.**4**)

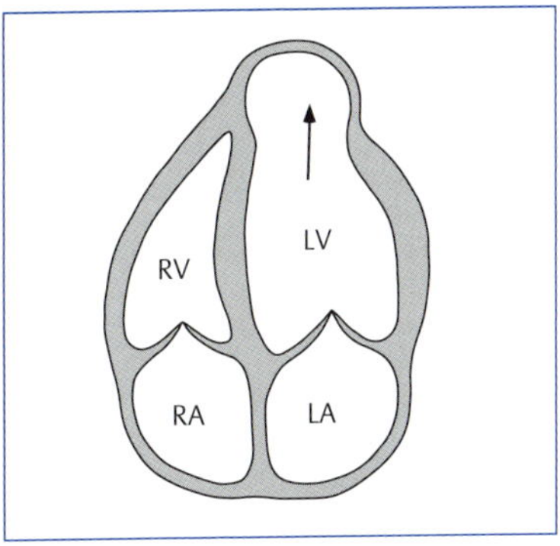

Abb. 8.**3** Umschriebenes Aneurysma des LV im Bereich der Herzspitze.

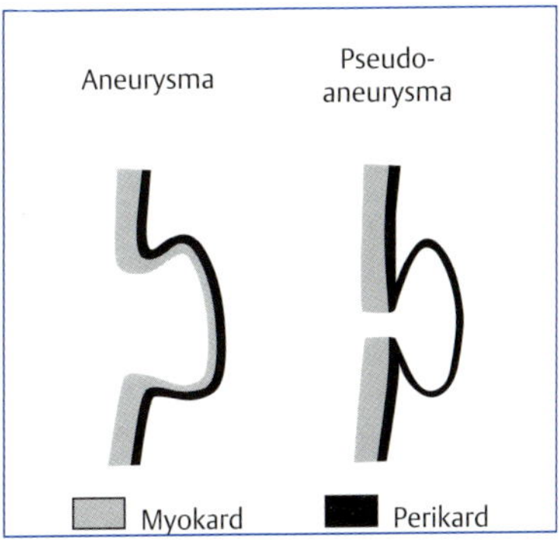

Abb. 8.**4** Schematische Darstellung eines echten und eines Pseudoaneurysmas.

M-Mode

- nur Aneurysma der basalen und distalen Anteile der anteroseptalen und posterioren LV-Wand erkennbar
- deutlich vergrößerter LV im Bereich des Aneurysmas
- dünne, echodichte Wand
- fehlende systolische Einwärtsbewegung und Wanddickenzunahme
- systolische Auswärtsbewegung
- evtl. weiter MSS-Abstand
- falls möglich, Positionierung des M-Mode-Strahls durch Aneurysmawand zur Unterscheidung von einem Pseudoaneurysma

Doppler

- bei zusätzlicher LV-Dilatation:
  - HZV und V_{LVOT} erniedrigt
  - MI

Gewebe-Doppler

- evtl. E/E' reduziert, S' erniedrigt

Speckle tracking

- im Aneurysmagebiet reduzierter bis aufgehobener segmentaler 2-D-Strain
- pathologische Werte für Twist und Rotation, ggf. aufgehobene Torsion

Procedere

- evtl. TOE oder 3-D-Echo zur besseren Darstellung des Aneurysmas mit Abgrenzung zum Pseudoaneurysma
- MRT
- invasive Diagnostik mit Koronarangiografie und Ventrikulografie
- evtl. Aneurysmektomie

Beachte

- Beurteilung der Größe des Aneurysmas, der LV-Funktion
- Differenzierung wahres Aneurysma oder Pseudoaneurysma
- Ausschluss von Thromben
- Vorliegen der Aneurysmen in allen Wandabschnitten möglich, nach Vorderwandinfarkten im Bereich der Herzspitze und der anteroseptalen Wand jedoch häufiger
- invasive Diagnostik durchführen, bei apikalem Aneurysma und unauffälliger Koronarangiografie an Tako-Tsubo-Kardiomyopathie denken
- erhöhtes thrombembolisches Risiko, deshalb Antikoagulation

Pseudoaneurysma

Definition:	nach Ruptur einer freien Wand des LV ausgebildete umschriebene Aussackung des Perikards im Sinne eines Hämatoperikards, Stunden bis Tage nach Infarkt auftretend
Symptome:	Zeichen der Herzinsuffizienz
Auskultation:	evtl. 3. HT
EKG:	unspezifische Repolarisationsstörungen

2-D-Echo

- Ruptur in der freien Wand des LV erkennbar mit Übergang in Aussackung des Perikards, evtl. ausgefüllt mit thrombotischem Material (s. Abb. 8.**5**)
- Hypo- oder Akinesie der LV-Wand im Bereich des Pseudoaneurysmas
- evtl. LV vergrößert, evtl. eingeschränkte LV-Funktion

M-Mode

- nur eingeschränkt anwendbar
- bei entsprechender Lokalisation als Perikardaussackung im M-Mode erkennbar

Doppler

- Nachweis eines Flusses zwischen LV und Pseudoaneurysma (PW- [s. Abb. 8.**5**], CW- und Farb-Doppler)
- bei globaler LV-Dilatation:
  - HZV und V_{LVOT} erniedrigt
  - MI

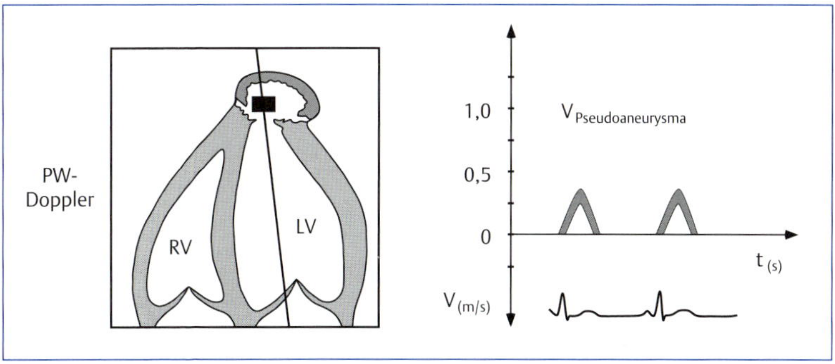

Abb. 8.**5** Mit wandständigem Thrombus ausgekleidetes Pseudoaneurysma. Nachweis eines Flusses im PW-Doppler.

Procedere

- 3-D-Echo zur besseren räumlichen Darstellung des Pseudoaneurysmas
- ggf. TOE bei schwierigen transthorakalen Ableitungsbedingungen
- invasive Diagnostik mit Koronarangiografie und ggf. Ventrikulografie
- dringende chirurgische Intervention

Beachte

- Beurteilung der Größe des Pseudoaneurysmas und der LV-Funktion; Differenzierung zwischen wahrem Aneurysma und Pseudoaneurysma; Nachweis von Thromben
- Gefahr der Ruptur, rasche chirurgische Intervention notwendig und für den Verlauf entscheidend

Thromben im linken Ventrikel

Definition:	Blutgerinnsel, wandständig oder flottierend, in kontraktionsgestörten Arealen des LV
Symptome:	evtl. TIA oder Apoplex, periphere Embolie
Auskultation:	nicht spezifisch verändert
EKG:	nicht spezifisch verändert

2-D-Echo

- wandständige oder flottierende echodichte Struktur(en), im Bereich einer Akinesie, Dyskinesie oder im Bereich eines Aneurysmas (s. Abb. 8.**6**, Abb. 8.**7**), meist im Apexbereich

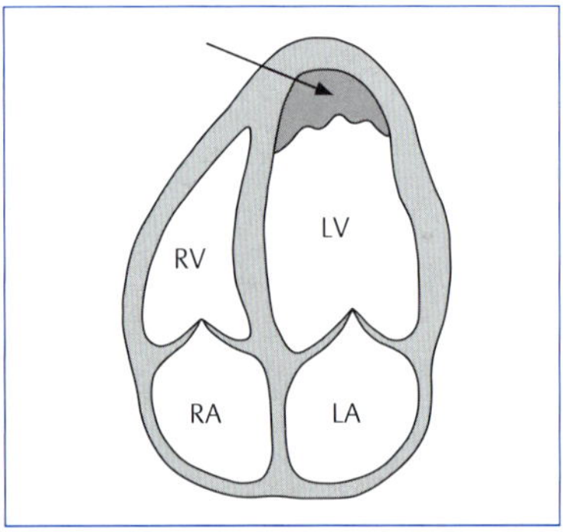

Abb. 8.**6** Wandständiger Thrombus in der Spitze des LV.

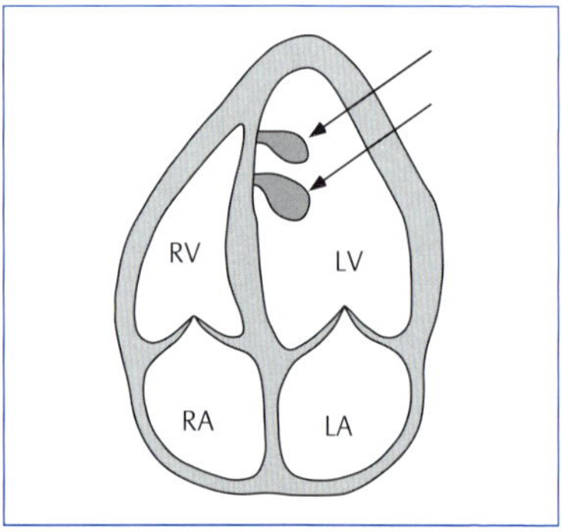

Abb. 8.**7** Flottierende Thromben im Bereich des IVS.

- zur besseren Darstellung Anwendung eines höherfrequenten Schallkopfs, Fokussierung beachten und Zooming-Funktion einstellen
- Thromben vermessen (Angabe von Länge und Breite)

M-Mode

- selten nachweisbar

Doppler

- Aussparung des farbkodierten Flusses

Procedere

- 3-D-Echo zur besseren Erkennung und Größenbestimmung der Thromben
- Linksherz-Kontrastechokardiografie
- ggf. TOE bei schwierigen transthorakalen Ableitungsbedingungen
- MRT
- ggf. Thrombektomie

Beachte

- Darstellung des Thrombus in mindestens zwei verschiedenen Anlotebenen
- Beurteilung nach Anzahl, Mobilität, Wandständigkeit, Echogenität (je dichter, desto älter)
- Vermessung der Thrombengröße
- erhöhtes thrombembolisches Risiko, deshalb Antikoagulation

Myokardruptur

Definition:	Entstehung eines Wanddefekts durch Ischämie, welche zu einer Verbindung zwischen LV und RV oder ins Perikard führt
Symptome:	plötzlich einsetzender heftiger Schmerz, nach akutem Myokardinfarkt auftretend, Zeichen der akuten Linksherzinsuffizienz
Auskultation:	Galopprhythmus, evtl. neu aufgetretenes lautes, raues, holosystolisches Geräusch
EKG:	evtl. persistierende ST-Streckenhebungen

2-D-Echo

- Darstellung des Muskeldefekts in mehreren Anlotebenen (s. Abb. 8.**8**)
- Auswaschphänomen im Kontrastecho (s. Abb. 8.**9**)

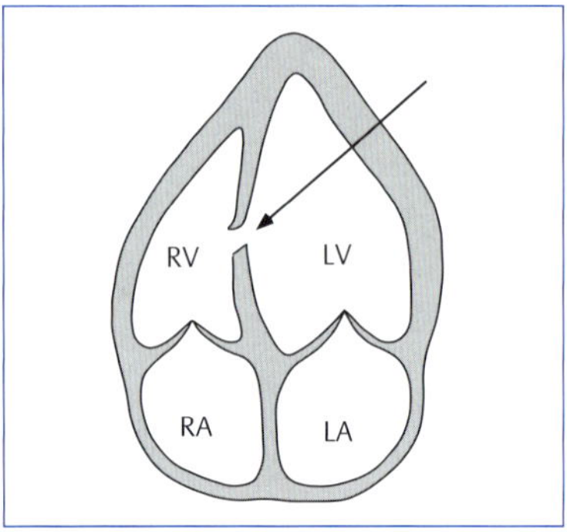

Abb. 8.**8** Ventrikelseptumruptur nach akutem Myokardinfarkt.

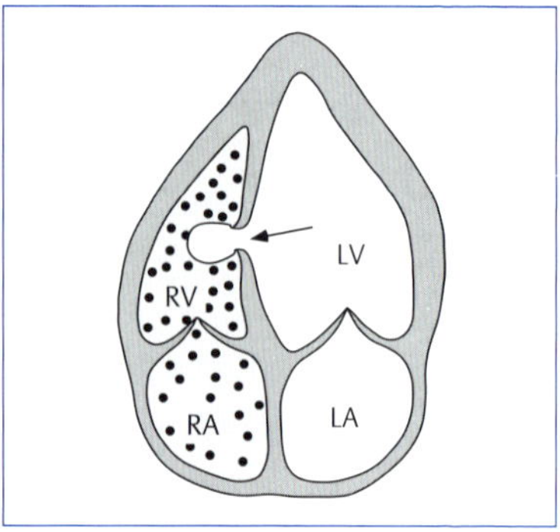

Abb. 8.**9** Nachweis eines Shunt-Flusses nach Echokontrastmittelgabe durch Auswaschphänomen bei Ventrikelseptumruptur.

M-Mode

- in der langen Achse nur darstellbar bei Ruptur der basalen oder distalen Anteile der anteroseptalen oder posterioren Wand durch Nachweis einer Diskontinuität

Doppler

- Darstellung eines Shuntflusses von links nach rechts oder ins Perikard (PW- und CW-Doppler)
- Nachweis eines hochturbulenten transseptalen/transmuralen Farbflusses (Farb-Doppler)
- PA-Druck erhöht, pathologisches Verhältnis der Flussgeschwindigkeiten von Pulmonal- und Aortenfluss (Qp/Qs)

Procedere

- 3-D-Echo zur besseren Lokalisierung und Größenerfassung der Ruptur
- Linksherz-Kontrastechokardiografie
- ggf. TOE bei schwierigen transthorakalen Ableitungsbedingungen
- MRT
- Herzkatheteruntersuchung mit sequentieller Oxymetrie
- rascher operativer Verschluss

Beachte

- frühzeitiger Nachweis des Defekts entscheidend, rasche operative Sanierung
- Differenzialdiagnose zur Papillarmuskelruptur

Papillarmuskeldysfunktion oder -ruptur

Definition:	eingeschränkte Funktion des Papillarmuskels, partielle oder komplette Ruptur, bedingt durch Infarzierung
Symptome:	im Verlauf des akuten Myokardinfarkts auftretend, Zeichen der akuten Linksherzinsuffizienz
Auskultation:	meist lautes holosystolisches Geräusch über der Herzspitze, evtl. hebender Herzspitzenstoß
EKG:	unspezifische Veränderungen

2-D-Echo

- „flail leaflet": „Durchschlagen eines MK-Segels" in den LA (s. Abb. 8.**10**)
- Nachweis von flottierenden Sehnenfäden oder MK-Anteilen im LA oder LV
- immobiler Papillarmuskel
- fehlende Koaptation der MK-Segel während der Systole
- im Verlauf vergrößerter LA und LV

M-Mode

- vergrößerter LA und LV
- immobiler Papillarmuskel
- Nachweis von flottierenden Sehnenfäden oder MK-Anteilen im LA (s. Abb. 8.**11**)

Doppler

- Nachweis einer milden bis ausgeprägten MI im konventionellen und Farb-Doppler

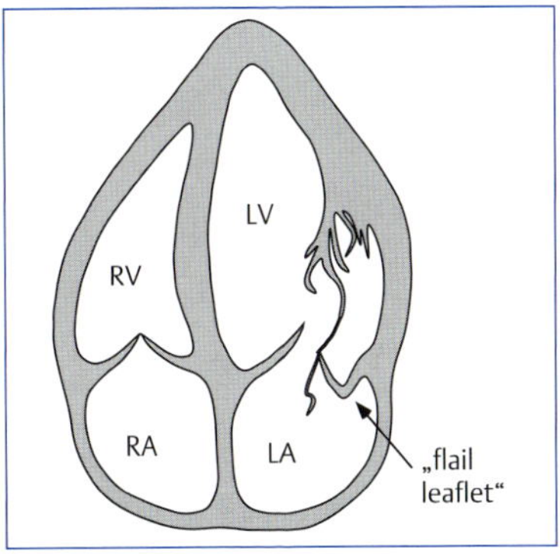

Abb. 8.**10** Partielle Papillarmuskelruptur nach akutem Hinterwandinfarkt mit Dysfunktion der MK.

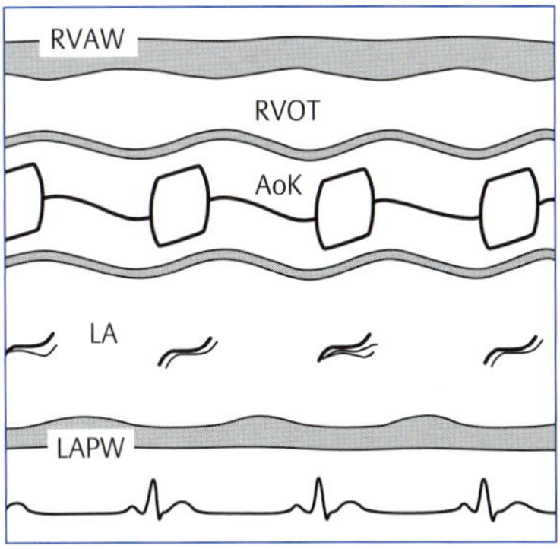

Abb. 8.**11** Flottierende MK-Anteile im LA nach Hinterwandinfarkt mit Papillarmuskelruptur.

Procedere

- 3-D-Echo und TOE zur besseren Darstellung der Papillarmuskeldysfunktion oder -ruptur und zur besseren Erfassung der MI
- Linksherz-Kontrastechokardiografie
- MRT
- Linksherzkatheter/Rechtsherzkatheter
- ggf. Klappenersatz

Beachte

- Beurteilung der Papillarmuskelmobilität, der Bewegung der MK-Anteile, der MK-Segel, insbesondere des posterioren MK-Segels
- Differenzialdiagnose zur Ventrikelseptumruptur
- frühzeitiger Nachweis einer akuten MI entscheidend, operative Sanierung

Rechtsventrikulärer Infarkt

Definition:	Infarzierung rechtsventrikulärer Muskulatur, in der Regel in Verbindung mit inferiorem Myokardinfarkt und häufig bei vorbestehender chronischer Rechtsherzbelastung
Symptome:	häufig kardiale Dekompensation mit Hypotension, evtl. Schocksymptomatik ohne Zeichen der Linksherzbelastung
Auskultation:	3. und 4. HT, evtl. systolisches Geräusch rechts parasternal (TI)
EKG:	ST-Streckenhebungen in V_4 rechtsparasternal, T-Negativierung in V_1 bis V_4, häufig AV-Blockierungen, evtl. Rhythmusstörungen

2-D-Echo

- RV-Dilatation (s. Abb. 8.**12**)
- ggf. D-förmig konfigurierter LV und pathologischer Exentritätsindex bei Rechtsherzbelastung (s. Abb. 13.**5**, S. 171 und Abb. 22.**4**, S. 240)
- Moderatorband in RV-Spitze deutlich erkennbar
- dilatierter TK-Anulus
- evtl. Hypo- oder Akinesie der freien Wand des RV (Wandeinteilung s. Abb. 1.**30**, S. 14), meist in Verbindung mit Hypo- oder Akinesie der inferioren Wand des LV
- reduzierte RV-Funktion (verminderte FAC) (s. Kap. 21, S. 232 ff)

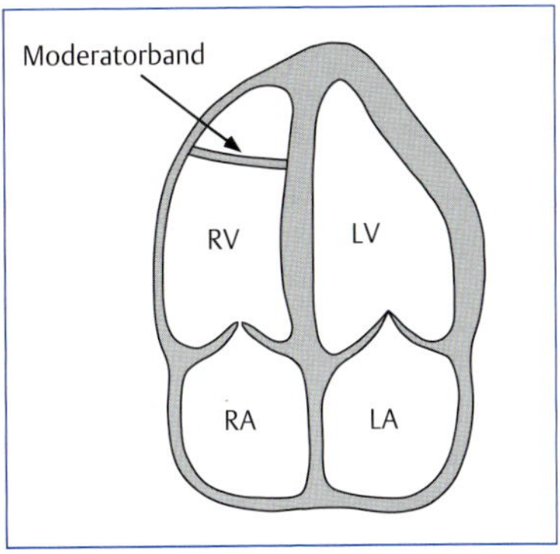

Abb. 8.**12** Deutliche Dilatation und Wandverdünnung des RV nach rechtsventrikulärem Infarkt; Darstellung des Moderatorbandes.

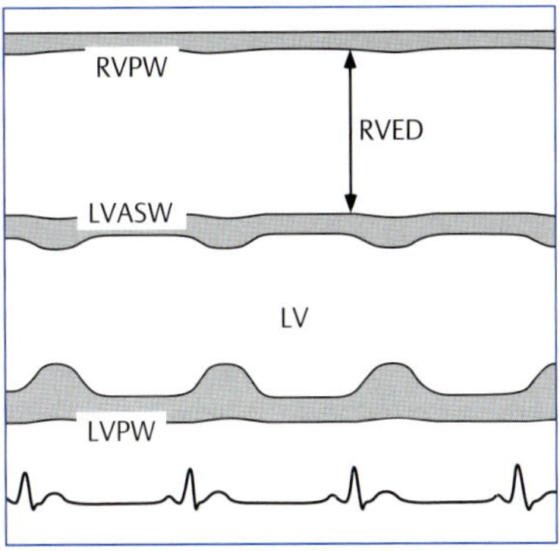

Abb. 8.**13** Deutlich vergrößerter RV und abgeflachte Septumbewegungen nach RV-Infarkt.

M-Mode

- RV vergrößert (s. Abb. 8.**13**)
- evtl. Nachweis einer Hypo- oder Akinesie der freien Wand des RV
- evtl. Hypo- oder Akinesie des basalen IVS
- ggf. abgeflachte oder paradoxe Septumbewegung bei Rechtsherzbelastung (s. Abb. 8.**13** und s. Abb. 13.**2**, S. 167)
- evtl. TAPSE reduziert (s. Abb. 13.**3**, S. 168, Abb. 21.**2**, S. 233 und Kap. 21, S. 232 ff)

Doppler

- Nachweis einer geringen bis schweren TI durch RV-Dilatation oder Dysfunktion des TK-Halteapparats
- ggf. Nachweis einer PA-Druckerhöhung (s. Kap. 22, S. 235 ff)

Procedere

- 3-D-Echo zur Bestimmung der RV-EF und zur besseren Beurteilung der TK-Funktion
- MRT
- Rechtsherzkatheter mit Ventrikulografie
- Linksherzkatheter mit Koronarangiografie

Beachte

- bei V.a. rechtsventrikulären Myokardinfarkt rechtspräkordiale EKG-Ableitungen aufzeichnen
- bei kompliziertem inferioren Myokardinfarkt mit Hypotension/Schock rechtsventrikuläre Beteiligung in Betracht ziehen
- Beurteilung besonders der Bewegung der freien Wände des rechten Ventrikels, Anlotung von parasternal, apikal und subkostal

Perikarderguss, Dressler-Syndrom

Perikarderguss:
- Flüssigkeitsansammlung im Perikard
- unmittelbar nach akutem Myokardinfarkt auftretend, häufig bei größeren Infarkten

Dressler-Syndrom:
- postinfarzielles Syndrom, Wochen bis Monate nach akutem Myokardinfarkt und Herzoperationen auftretend, autoimmune Genese wahrscheinlich
- Symptome und Befunde: Brustschmerz, Tachykardie, Fieber, Hypotension, Perikardreiben, Perikarderguss, Leukozytose, pulmonales Infiltrat, Pleuraerguss
- auch rezidivierend auftretend

- ausführliche Beschreibung s. Kap. 9 Perikarderkrankungen, S. 65 ff

9 Perikarderkrankungen

9.1 Perikarderguss/Perikardtamponade

Definition:
- Perikarderguss:
  - Flüssigkeitsansammlung im Perikard unterschiedlicher Genese (infektiös, u. a. tuberkulös, neoplastisch, urämisch, rheumatisch, postinfarziell und im Rahmen des Dressler-Syndroms, nach Herzoperation, nach Bestrahlung, nach kardialen Interventionen, traumatisch, bei Hypothyreose, idiopathisch)
- Perikardtamponade:
  - meist akut auftretende Flüssigkeitsansammlung im Perikard mit Tamponade des Herzens

Symptome:
- Perikarderguss:
  - Brustschmerz, Luftnot, evtl. Tachykardie, evtl. Fieber, andere Entzündungszeichen
- Perikardtamponade:
  - zusätzlich Pulsus paradoxus, Zyanose, Halsvenenstauung, Hypotension, Schock

Auskultation:
- Perikarderguss:
  - evtl. leise HT, Perikardreiben nur bei Perikarditis oder organisiertem Erguss
- Perikardtamponade:
  - kaum hörbare Herztöne

EKG:
- Tachykardie, ST-Strecken-Hebungen und/oder T-Negativierungen in allen Ableitungen möglich, generalisierte Niedervoltage, evtl. Herzrhythmusstörungen, Vorhofflimmern oder -flattern, selten elektrische Alternans

2-D-Echo
- echofreier Saum zwischen Epikard und Perikard, je nach Ergussausdehnung zirkulär oder abgekapselt vor einzelnen Herzhöhlen, häufig auch isoliert vor RV auftretend
- Ausdehnung des echoarmen Saums bis hin zu den Vorhöfen möglich (s. Abb. 9.**1**)

- unterschiedliche Ergussbeschaffenheit möglich (klar, teilweise organisiert mit Fibrinfäden, komplett organisiert mit echodichtem Material, evtl. tumoröse Strukturen erkennbar) (s. Abb. 9.**2**)
- bei älterem Perikarderguss echodichte Strukturen im Erguss (s. Abb. 9.**2**)
- Ergussbeurteilung immer in allen Anlotebenen, besonders von subkostal
- Abgrenzung vom Pleuraerguss in einigen Fällen besonders von apikal schwierig, subkostale Anlotung zur Differenzierung hilfreich, in parasternaler langer Achse zur Differenzierung Position der Aorta heranziehen (s. Abb. 9.**1**, Abb. 9.**3**)
- Ausmessen des Ergusses enddiastolisch vor allen Herzhöhlen und vor unterschiedlichen Wänden, wichtig zur Verlaufskontrolle (s. Tab. 9.**1**)
- bei größeren Ergüssen bzw. Tamponade (s. Tab. 9.**2**):
  - sog. „schwingendes Herz" mit schnellen unzureichenden Kontraktionen aufgrund mangelnder Ausdehnungsmöglichkeit
  - Kollabieren des RA und weniger ausgeprägt auch des RV in der Diastole
  - Kollabieren des linken Herzens in später Diastole und beginnender Systole
  - inspiratorische Einwärtsbewegung des Septums in den LV
  - dilatierte VCI

Tab. 9.**1** **Abschätzung der Ergussmenge.**

Dicke des enddiastolischen zirkulären Ergusssaums (cm)	Geschätzte Ergussmenge
< 0,5	geringer Erguss (< 50 ml)
0,5–1	mäßiger Erguss (50–100 ml)
1–2	deutlicher Erguss (100–300 ml)
> 2	ausgeprägter Erguss (> 300 ml)

M-Mode

- echoarmer oder echofreier Saum zwischen Epikard und Perikard vor RV oder hinter LV, selten auch isoliert
- Ausmessen der Ergussbreite enddiastolisch (s. Abb. 9.**4**)
- vermehrte Exkursion der freien Wand des RV (s. Abb. 9.**4**)
- bei deutlichen Ergussmengen bzw. Tamponade und Tachykardie schnelle Kontraktionsfolge mit kleiner Kontraktionsamplitude, Kompression des RV
- bei Inspiration:
  - Zunahme des enddiastolischen RV-Durchmessers und Abnahme des enddiastolischen LV-Durchmessers
  - Abnahme der DE-Amplitude und des EF-Slopes

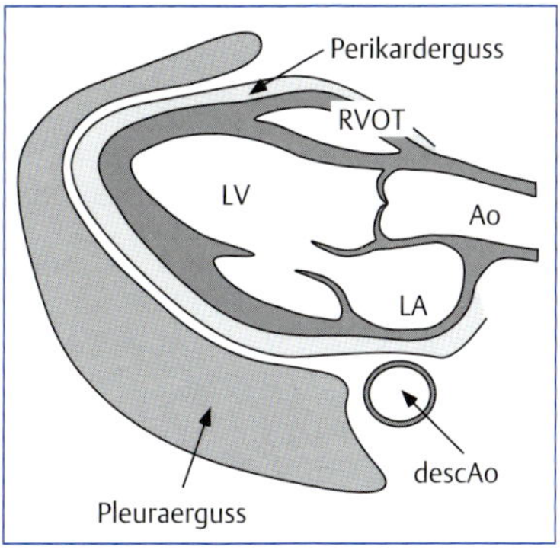

Abb. 9.**1** Perikard- und Pleuraerguss (parasternale lange Achse).

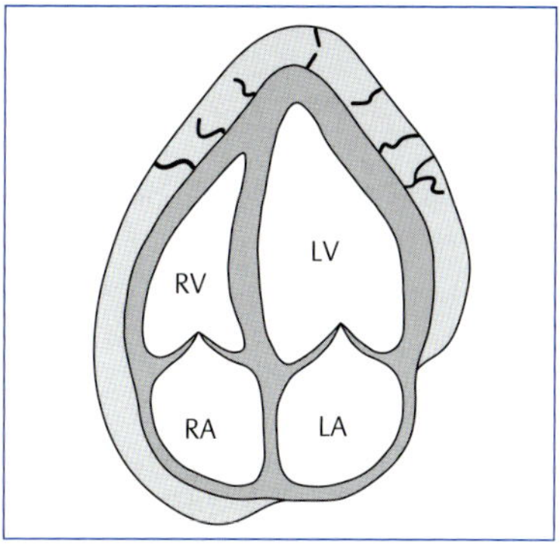

Abb. 9.**2** Teilweise organisierter Perikarderguss.

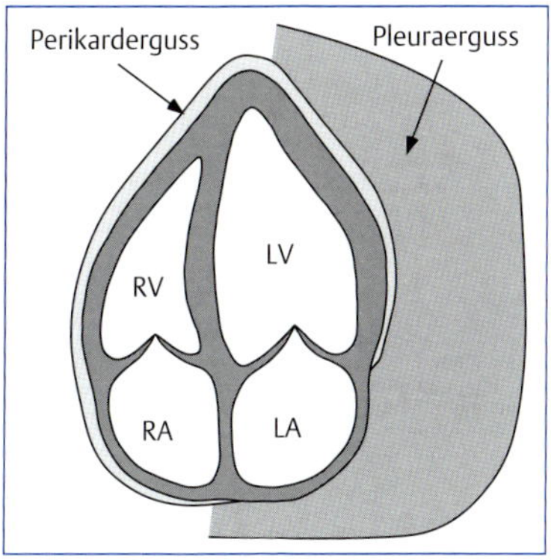

Abb. 9.**3** Perikard- und Pleuraerguss (apikaler 4-Kammerblick).

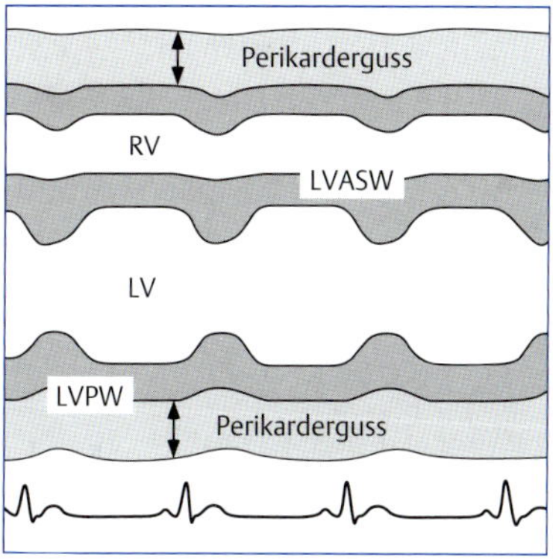

Abb. 9.**4** Darstellung eines Perikardergusses im M-Mode, Ausmessung enddiastolisch.

- verzögerte MK-Öffnung
- vorzeitiger AoK-Schluss

Doppler

- bei Inspiration verminderte LVET
- bei deutlicher Ergussmenge bzw. Tamponade respiratorische Variation aller Klappenflussgeschwindigkeiten: bei Inspiration Rückgang der *mitralen* Einstromgeschwindigkeit und Zunahme der trikuspidalen Einstromgeschwindigkeit (s. Tab. 9.**2**, Abb. 9.**6**, S. 70)

- pathologisches Lebervenen- und Pulmonalvenenflussprofil: bei Inspiration Abnahme des diastolischen Vorwärtsflusses und bei Exspiration Zunahme des diastolischen Rückflusses

Tab. 9.2 **Echokardiografische Kriterien für einen hämodynamisch wirksamen Perikarderguss.**

- Kompression bis Kollaps von RA und RV
- ggf. auch Kompression von LV
- inspiratorische Abnahme von $V_{max\text{-}E}$ über der MK > 25 %
- inspiratorische Zunahme von $V_{max\text{-}E}$ über der TK > 40 %
- bei Expiration umgekehrte Verhältnisse
- dilatierte, starre VCI

Procedere

- diagnostische Perikardpunktion, bei deutlichen Ergüssen und Tamponade therapeutische Punktion
- bei postoperativ persistierendem oder entzündlichem Perikarderguss antiinflammatorische Therapie
- bei chronischem Perikarderguss Instillation von Zytostatika, Perikardfensterung

Beachte

- Beurteilung der Ergussmenge, Ergusslokalisation, Strukturen im Erguss
- Aussagen zur Ätiologie nicht möglich
- Differenzierung zum epikardialen Fettgewebe bei kleinen Ergussmengen schwierig, bei Befundung in unklaren Fällen als DD angeben
- Differenzierung zum linksseitigem Pleuraerguss gelegentlich schwierig, aber Pleuraerguss in der Regel durch thorakale Sonografie gut abgrenzbar, Perikarderguss von subkostal nachweisbar, Position der Aorta descendens in langer Achse beachten
- Hinweise auf Tamponade: Kollaps oder Kompression des RA/RV, schwingendes Herz, dilatierte, starre VCI
- bei deutlichem Perikarderguss und bei Nachweis einer Tamponade Perikardpunktion unter sonografischer oder angiografischer Kontrolle; apikale und subkostale Anlotung für Punktion wichtig: enddiastolische Perikardseparation vor RV für eine sichere Punktion mindestens 1–1,5 cm

9.2 Pericarditis constrictiva

Definition:	verdicktes, fibrotisch verändertes Perikard, das die diastolische Füllung des Herzens behindert, häufig postinfektiös, nicht selten bei Tbc, nach Bestrahlung oder Herzoperationen
Symptome:	Zeichen der biventrikulären Herzinsuffizienz
Auskultation:	3. HT, Perikardton, Systolikum über der Herzspitze (MI) und 4. ICR rechts (TI)
EKG:	unspezifische Repolarisationsstörungen, evtl. Schenkelblock, absolute Arrhythmie bei Vorhofflimmern

2-D-Echo

- verdicktes, echodichtes, evtl. verkalktes Perikard, teilweise flächenhaft oder lokalisiert spangenförmig (s. Abb. 9.**5**)
- vergrößerte Vorhöfe
- atemabhängige Änderung der Ventrikelgröße
- abnorme Septumbewegung in den LV bei Inspiration
- eingeschränkte Bewegung der posterolateralen Wand
- dilatierte VCI, fehlendes Kollabieren bei Inspiration

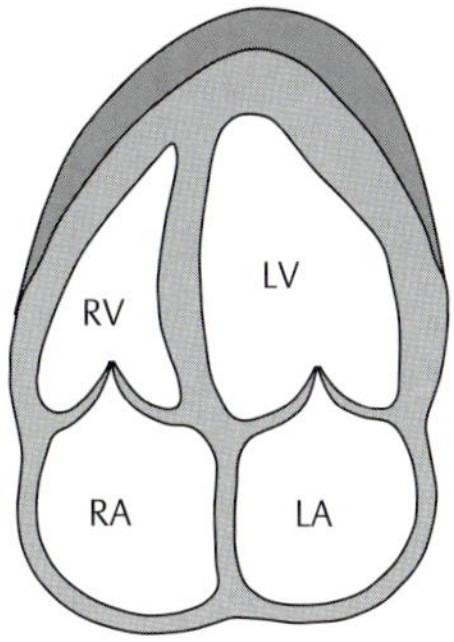

Abb. 9.**5** Pericarditis constrictiva: verdicktes, fibrotisches Perikard, beide Ventrikel spangenförmig umschließend.

M-Mode

- verdicktes, echodichtes Perikard
- paradoxe Septumbewegung
- vergrößerter LA
- schnelle, frühe und abrupt abgebrochene diastolische Bewegung der posterioren Wand, abgeflachter Verlauf (Quadratwurzel-Phänomen/DIP-Plateaubildung) (s. Abb. 9.**6**)
- vorzeitige diastolische Öffnung der PK

9

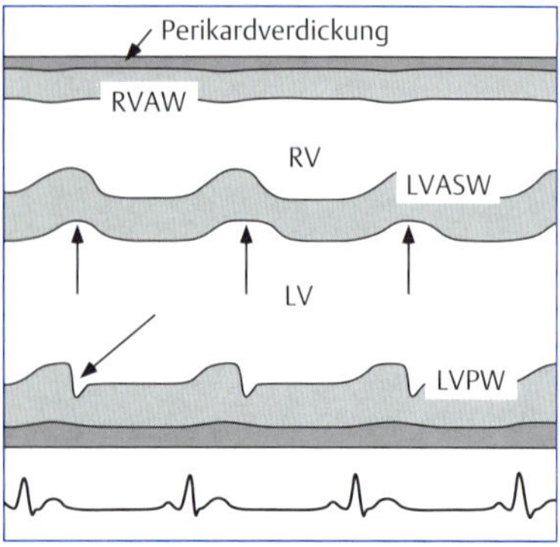

Abb. 9.**6** Darstellung der Pericarditis constrictiva im M-Mode: so genanntes Quadratwurzelphänomen der LVPW und paradoxe Septumbewegung.

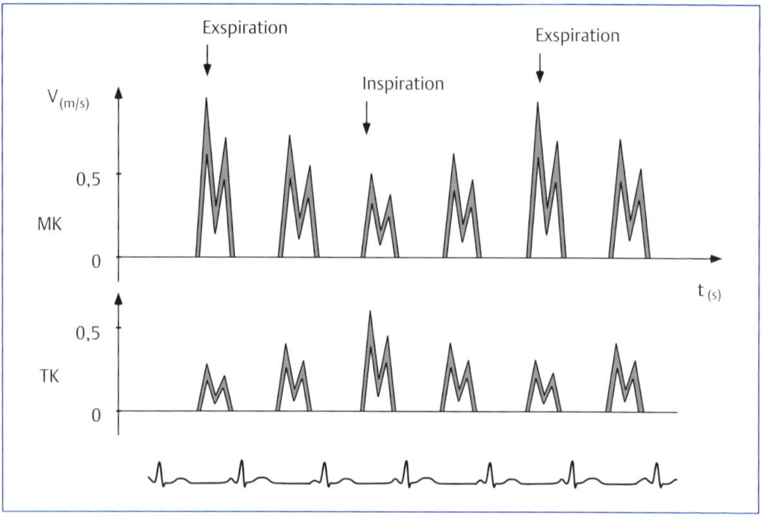

Abb. 9.**7** Respiratorische Variation der MK- und TK-Einstromgeschwindigkeit bei Pericarditis constrictiva.

Doppler

- durch starres, fixiertes Perikard typische Zeichen der Dissoziation zwischen intrathorakalen und intrakardialen Druckverhältnissen und interventrikuläre Wechselbeziehung
  - ausgeprägte atemabhängige Schwankung der Flussgeschwindigkeiten über der MK und TK

- bei **Inspiration** Abnahme der Flussgeschwindigkeit über der MK, Zunahme der Flussgeschwindigkeit über der TK, Abnahme der Flussgeschwindigkeit des diastolischen Lebervenen-Rückwärtsflusses und des pulmonalvenösen Einstromprofils (s. Abb. 9.**7**)
- bei **Expiration** Zunahme der Flussgeschwindigkeit über der MK, Abnahme der Flussgeschwindigkeit über der TK, Zunahme des diastolischen Lebervenen-Rückwärtsflusses und des pulmonalvenösen Einstromprofils (s. Abb. 9.**7**)
- bei respiratorischer Flussvariation > 25 % Vorliegen einer Pericarditis constrictiva wahrscheinlich

Gewebe-Doppler

- E' des lateralen MK-Anulus leicht erniedrigt, E' des septalen MK-Anulus normal oder erhöht (im Gegensatz zur restriktiven Kardiomyopathie mit deutlich reduzierten Anulusgeschwindigkeiten)

Speckle tracking

- reduzierter radialer und zirkumferenzieller Strain und erhöhter longitudinaler Strain, bedingt durch Ausdehnungsbehinderung nach lateral und kompensatorisch verstärkte Longitudinalbewegung

Procedere

- Rechts- und Linksherzkatheter
- CT
- MRT
- ggf. Perikardektomie

Beachte

- Beurteilung der Perikardbeschaffenheit und Ausmessen der Perikarddicke
- paradoxe Septumbewegung und ggf. Quadratwurzel-Phänomen (DIP-Plateaubildung) der posterioren Wand
- atemabhängige Veränderung der diastolischen Flussgeschwindigkeiten über MK und TK, Leber- und Pulmonalvenen
- Differenzierung Pericarditis constrictiva versus restriktive Kardiomyopathie: s. Kap. 11, S. 128 ff

9.3 Perikardzyste

Definition:	abgekapselter, flüssigkeitsgefüllter Hohlraum, überwiegend am RA, seltener am LA nachzuweisen
Symptome:	Dyspnoe, retrosternales Druckgefühl in Abhängigkeit von der Zystengröße
Auskultation:	unspezifisch
EKG:	unspezifisch

2-D-Echo und M-Mode

- echoarmer Raum neben dem RA oder LA, evtl. auch gekammert, günstige Anlotung von apikal und subkostal (s. Abb. 9.**8**, Abb. 9.**9**)
- Perikardzyste im M-Mode selten erfassbar

Procedere

- TOE
- CT/MRT
- ggf. Perikardzystektomie bei Beschwerden

Beachte

- in der Regel nur von apikal und subkostal darstellbar und häufig nur bei entsprechender Eindringtiefe
- DD: abgekapselter Perikarderguss (dieser jedoch selten isoliert am Vorhof)

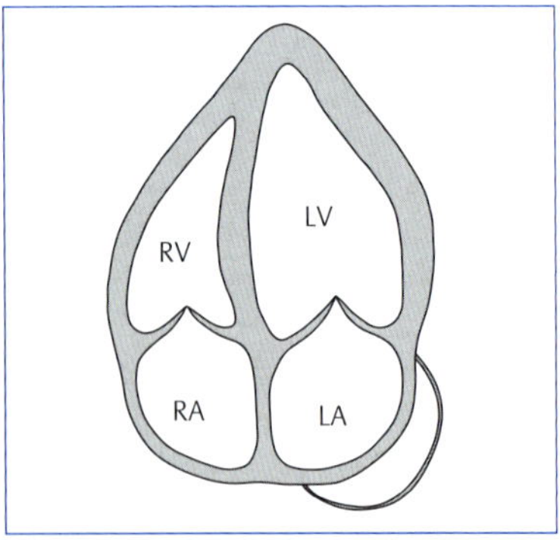

Abb. 9.**8** Perikardzyste vor dem LA.

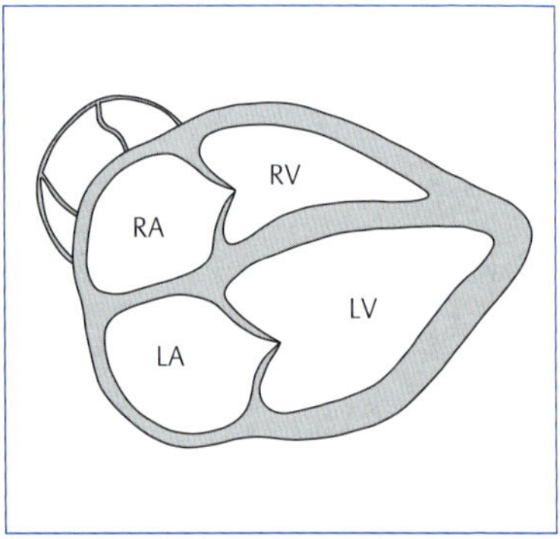

Abb. 9.**9** Gekammerte Perikardzyste vor dem RA im subkostalen 4-Kammerblick.

10 Herzklappenerkrankungen

10.1 Aortenklappenstenose

Definition:	Verengung der Klappenöffnung (valvulär), der LV-Ausstrombahn (subvalvulär) oder der Aorta ascendens (supravalvulär) (s. Abb. 10.**5** und Abb. 10.**6**), rheumatisch bedingt, bei jüngeren Patienten in erster Linie angeboren oder durch Verkalkung einer angeborenen bikuspiden Klappe bedingt, bei älteren Patienten häufiger degenerativ
Symptome:	bei geringer oder mäßiger AS häufig keine, bei schwerer AS Effort-Synkope, Angina pectoris, Dyspnoe, Müdigkeit
Auskultation:	raues Systolikum im 2. ICR rechts parasternal, Fortleitung in die Carotiden
EKG:	LV-Hypertrophie, Repolarisationsstörungen, LSB, VES

2-D-Echo

- Klappensegel verdickt, echodicht, mit eingeschränkter bis aufgehobener Klappenseparation in verschiedenen Anlotebenen
- Nachweis einer veränderten bikuspiden oder trikuspiden AoK in der parasternalen kurzen Achse (s. Abb. 10.**1**)
- LV-Hypertrophie
- im Spätstadium LV vergrößert mit eingeschränkter Kontraktilität
- LA evtl. vergrößert
- zur Berechnung der AÖF Ausmessen der Breite des LVOT (s. Abb. 10.**4**)
- evtl. Planimetrie der AÖF in der kurzen Achse (s. Abb. 10.**1**)

M-Mode

- Klappensegel verdickt, echodicht, mit eingeschränkter bis aufgehobener systolischer Klappenseparation (Öffnungsamplitude < 16 mm) (s. Abb. 10.**2**)
- diastolische Parallelechos (s. Abb. 10.**2**)
- LA evtl. vergrößert
- LV-Hypertrophie (s. Abb. 10.**3**)
- Aortenwurzel/Aorta evtl. poststenotisch dilatiert

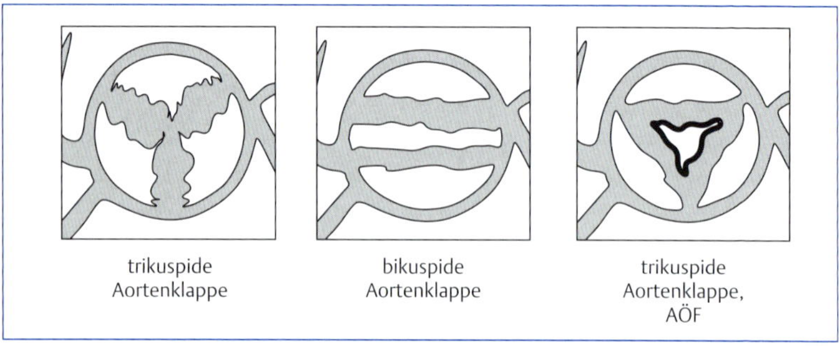

Abb. 10.**1** Verdickte Aortenklappe in der parasternalen kurzen Achse und Planimetrie zur Bestimmung der AöF.

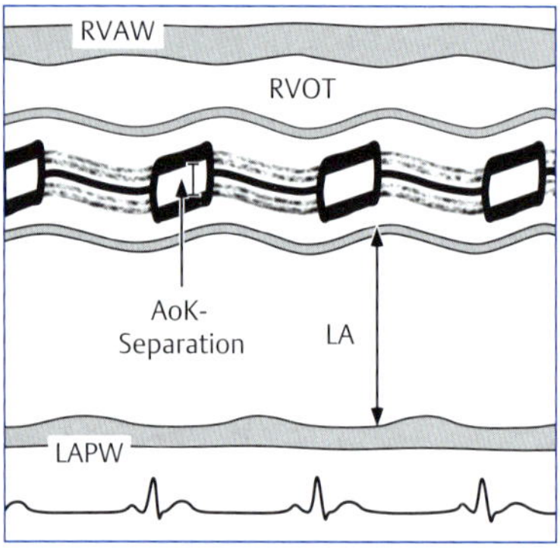

Abb. 10.**2** AS im M-Mode mit verminderter Klappenseparation und vergrößertem LA bei MI. Bestimmung der AoK-Separation.

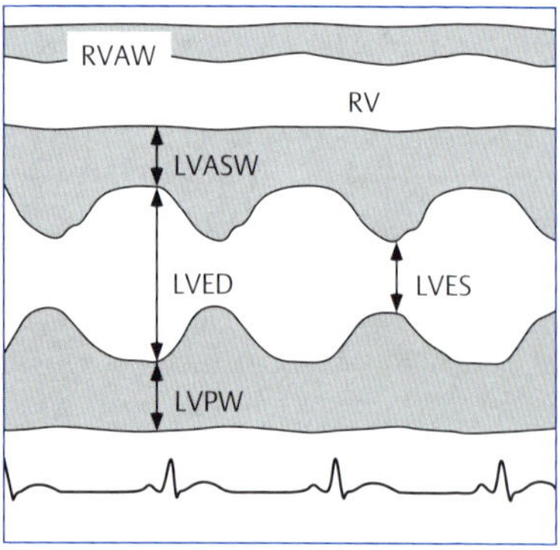

Abb. 10.**3** Konzentrische LV-Hypertrophie bei AS.

Doppler

- Farb-Doppler:
  - zunächst Orientierung über Flussverhältnisse
  - turbulenter Fluss beginnend in Klappenebene
- PW-Doppler:
  - beschleunigter Fluss über AoK
  - V_{LVOT} und HZV zunächst erhöht, im Spätstadium evtl. erniedrigt
- CW-Doppler:
  - V_{max} über AoK erhöht, entsprechend erhöht berechneter ΔP_{max} ($\Delta P_{max} = 4 \times V_{max}{}^2$; s. Tab. 10.**1**)

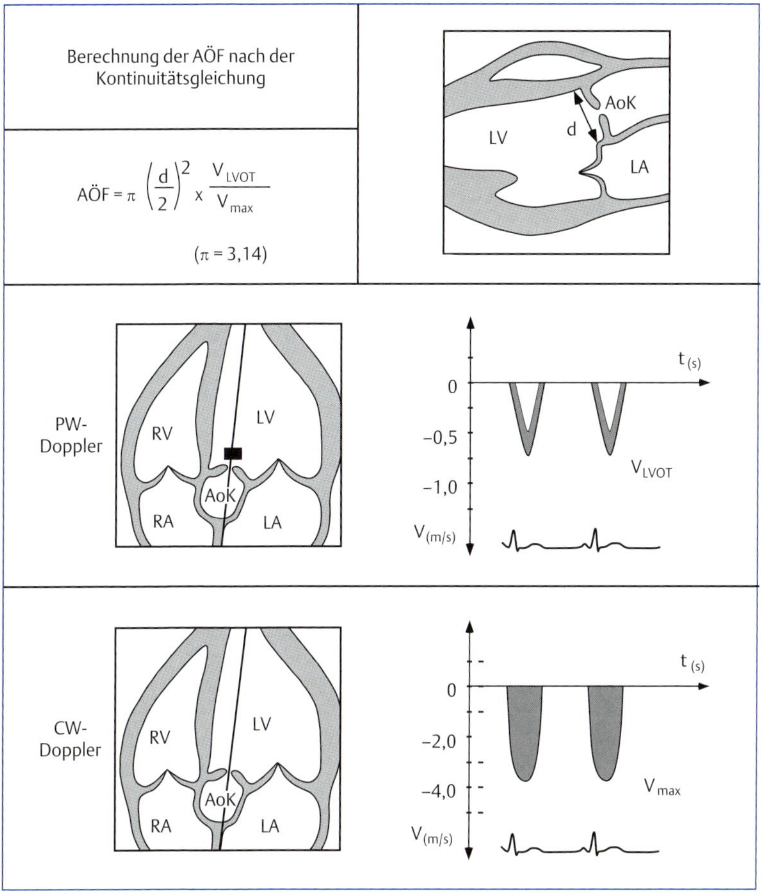

Abb. 10.**4** Berechnung der AÖF nach der Kontinuitätsgleichung.

- V_{mean} über AoK erhöht, entsprechend erhöht berechneter ΔP_{mean} ($\Delta P_{mean} = 4 \times V_{mean}^2$)
- AÖF vermindert: Normalwert: 3–4 cm^2 (Berechnung nach der Kontinuitätsgleichung; s. Abb. 10.**4** und Tab. 10.**1**; s.a. Tab. 25.**8**, S. 267)

▪ bei schwer anlotbarem Stenosejet mit CW-Doppler auch supra- und rechtsparasternale Anlotung zur Bestimmung der V_{max} und V_{mean} unter Anwendung der Pencil-Sonde

- Verhältnis V_{LVOT} zu V_{max} über der AoK erniedrigt
- Farb-, CW- und PW-Doppler:
  - evtl. Nachweis und ggf. Semiquantifizierung einer AI oder MI

Tab. 10.**1** **Quantifizierung der Aortenklappenstenose im Doppler.**

Parameter	Quantifizierung der Aortenklappenstenose					
	gering		mäßig		schwer	
	ESC	AHA/ACC	ESC	AHA/ACC	ESC	AHA/ACC
Vmax (m/s)	2,6-2,9		3,0-4,0		> 4,0	
ΔP_{mean} (mmHg)	< 30	< 20	30–50	20–40	> 50	> 40
AÖF (cm^2)	> 1,5		1,0–1,5		< 1,0	
AÖF (cm^2)	> 1,5		1,0–1,5		< 1,0	

Invasive Daten: Grossman W, Baim DS (eds) Cardiac catheterization, angiography and intervention, 4th edn. Philadelphia: Lea & Febinger; 1991: 569
Echokardiografische Daten: Vahanian A et al. ESC guidelines on the management of valvular heart disease. Eur Heart J 2007; 28: 230-268, Bonow RO et al. ACC/AHA 2006 Guidelines for the management of patients with valvular heart disease. Circulation 2006; 114: 84-231

Procedere

- TOE zur besseren Beurteilung der Klappenmorphologie und ggf. Planimetrie der AÖF
- bei undeutlichem Doppler-Signal der AS und schwieriger Quantifizierung ggf. Gabe von Linksherz-Echokontrastmittel (s. Kap. 4.2, S. 35 ff)
- evtl. Dobutamin-Stressechokardiografie bei niedrigem Druckgradienten und eingeschränkter LV-Funktion zur Beurteilung der OP-Möglichkeit bzw. zur Differenzierung einer primär myokardialen Erkrankung mit Aortensklerose und geringer Stenose von einer durch relevante AS bedingten eingeschränkten LV-Funktion
- Koronarangiografie und evtl. Linksherzkatheter vor geplantem Klappenersatz
- ggf. MRT zur Bestimmung der AÖF
- bei symptomatischen Patienten sofortige OP-Indikation, bei asymptomatischen Patienten mit schwerer AS Kriterien zur Entscheidungshilfe beachten (s. Tab. 10.**2**)
- Aortenklappenersatz mittels Katheterintervention bei inoperablen Patienten (TAVI: Transcatheter Aortic Valve Implantation)

Tab. 10.**2** **Kriterien zur OP-Indikation bei asymptomatischer schwerer AS.**

- Auftreten von belastungsinduzierten Symptomen (Dyspnoe, Angina pectoris), asymptomatischer Hypotension, höhergradigen Herzrhythmusstörungen, Überleitungsstörungen
- rasche Progression (Zunahme von V_{max} von 0,3 m/s und Zunahme von ΔP_{mean} von 7 mmHg pro Jahr, Abnahme der AÖF um mehr als 0,12 cm^2 pro Jahr)
- hochgradige AS (AÖF < 0,6 cm^2), V_{max} > 5 m/s, P_{mean} > 60 mmHg), wenn errechnetes OP-Risiko < 1 %
- progressive Verschlechterung der LV-Funktion (EF < 50 %)
- bei bestehender OP-Indikation wegen KHK, Aortenerkrankungen oder anderer Klappenvitien

Bonow RO et al. ACC/AHA 2006 Guidelines for the management of patients with valvular heart disease. Circulation 2006; 114: 84-231

Beachte

- Beurteilung der Klappenmorphologie, LV-Hypertrophie, LV-Funktion
- Anlotung aus verschiedenen Ebenen notwendig zur Bestimmung von ΔP_{max}, ΔP_{mean} und der AÖF mit dem Doppler (bes. bei mäßig erhöhtem Druckgradienten)
- Unterschätzung der Druckgradienten bei eingeschränkter LV-Funktion, Berechnung der AÖF zuverlässiger
- Überschätzung der V_{max} bei gleichzeitig bestehender signifikanter AI, Bestimmung des ΔP_{mean} zuverlässiger
- Differenzierung zwischen echodichter bikuspider und verkalkter trikuspider AoK schwierig; bikuspid bedingte AS im jüngeren Alter, trikuspide und verkalkte AoK bei älteren Patienten
- Differenzierung MI und AS im Doppler in einigen Fällen schwierig
- Variabler Druckgradient bei VHF, daher mindestens 5 Messungen mitteln
- bei Patienten unter 60 Jahren Ross-OP in Erwägung ziehen (Ersatz der AoK durch native PK und Einsatz einer PK-Bioprothese)

Besondere Formen der AS

- subvalvuläre AoK-Stenose (muskuläre Form, s. Abb. 10.**5**)
- supravalvuläre AoK-Stenose (membranöse Form, s. Abb. 10.**6**)

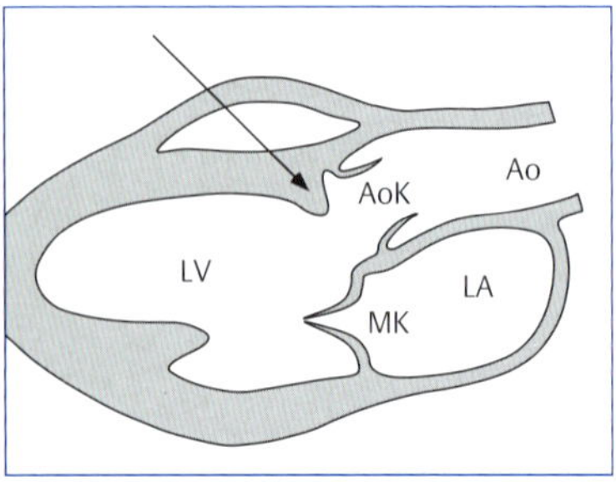

Abb. 10.**5** Muskuläre subvalvuläre AS.

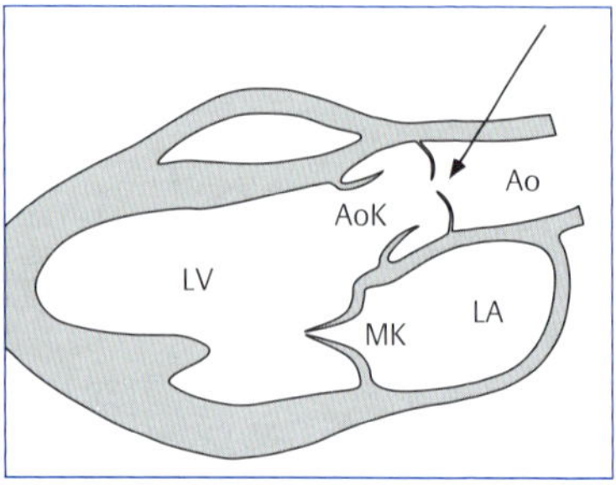

Abb. 10.**6** Membranöse supravalvuläre AS.

10.2 Aortenklappeninsuffizienz

Definition:	Schlussunfähigkeit und Undichtigkeit der AoK mit Rückfluss während der Diastole in den LV, rheumatisch, entzündlich, degenerativ, kalzifiziert bedingt, angeboren z.B. bei Marfan-Syndrom, bikuspider Klappe oder bei AoK-Prolaps; nach Trauma, akut im Rahmen einer Aortendissektion oder -dilatation, Aortenektasie
Symptome:	bei geringer bis mäßiger AI keine, bei schwererer Form: Angina pectoris, Zeichen der Linksherzinsuffizienz, große Blutdruckamplitude
Auskultation:	hochfrequentes Diastolikum, unmittelbar an den 2. HT anschließend, holodiastolisch decrescendoförmig im 3. und 4. ICR links parasternal bei primärer Klappeninsuffizienz, rechts parasternal bei Aortendissektion oder -dilatation, Austin-Flint-Geräusch bei schwerer Insuffizienz trotz normaler MK
EKG:	Zeichen der Volumenbelastung, evtl. Linkshypertrophie, unspezifische Repolarisationsstörungen, evtl. LSB

2-D-Echo

- evtl. Ao-Wurzel dilatiert (anuloaortale Ektasie)
- evtl. bikuspide Aortenklappe (s. Abb. 10.**1**, S. 74)
- evtl. Prolaps eines oder mehrerer Klappensegel (s. Abb. 10.**7**)
- AoK-Segel verändert
- vorzeitiger MK-Schluss und Zurückschlagen des anterioren und/oder posterioren MK-Segels in den LA („Pseudoprolaps“)
- zunächst Hyperkontraktilität des LV, ggf. LV-Hypertrophie

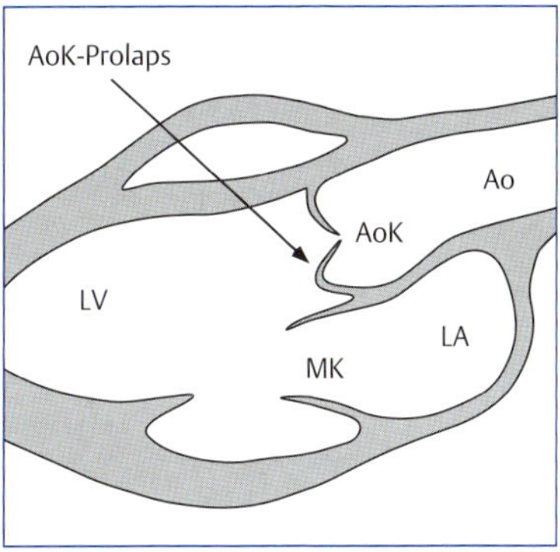

Abb. 10.**7** Prolaps eines AoK-Segels.

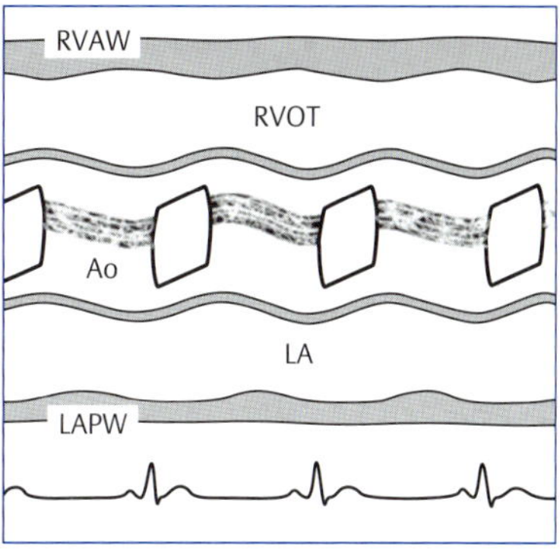

Abb. 10.**8** Diastolische Separation der AoK-Segel bei AI.

- bei schwerer Insuffizienz im Verlauf Zunahme der LV-Dilatation mit global eingeschränkter Kontraktilität

M-Mode

- evtl. Ao-Wurzel dilatiert
- häufig diastolische Separation der AoK-Segel, exzentrisches diastolisches Mittelecho (s. Abb. 10.**8**)
- evtl. diastolische Flatterbewegungen des anterioren MK-Segels (s. Abb. 10.**9**), gelegentlich auch des posterioren MK-Segels und auch der LVASW
- Zeichen der Volumenbelastung mit LV-Dilatation und -Hyperkontraktilität (FS erhöht) (s. Abb. 10.**10**), evtl. LV-Hypertrophie

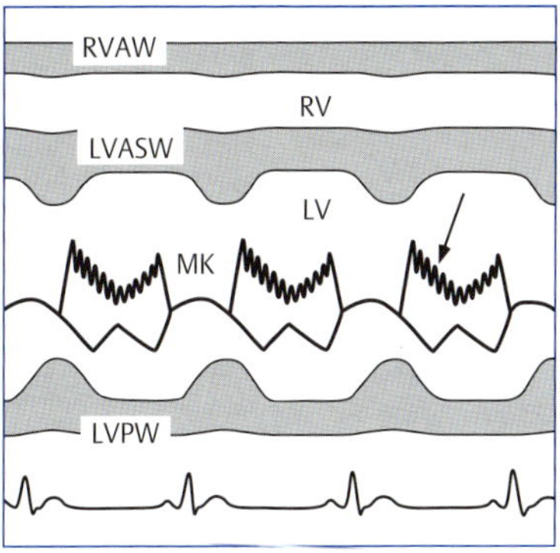

Abb. 10.**9** Diastolische Flatterbewegung des anterioren MK-Segels bei AI.

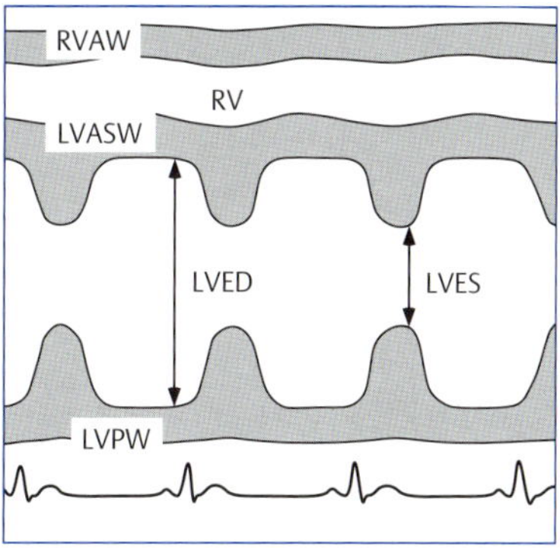

Abb. 10.**10** LV-Dilatation und -Hyperkontraktilität bei AI.

10

- im Verlauf Zunahme der LV-Dilatation mit Abnahme der Kontraktilität anteroseptal und posterior (FS erniedrigt, MSS-Abstand vergrößert)

Doppler

- Darstellung des Insuffizienzjets und Schweregradbestimmung mittels Farb-, CW- (und PW-) Doppler in mindestens 2 verschiedenen Ebenen
- Farb-Doppler:
  - zunächst Orientierung über Flussverhältnisse
  - Messung der Vena contracta im apikalen 5-Kammerblick und apikaler langer Achse: engster Punkt des Regurgitationsjets auf Klappenebene (s. Abb. 10.**11**)
  - Semiquantifizierung der AI mittels Farb-Doppler nach verschiedenen Methoden möglich: Jetbreite, -höhe, -länge und -fläche
  - gute Ergebnisse für Vena contracta und basale Jetbreite im Verhältnis zur Breite des LVOT (s. Abb. 10.**11**, Abb. 10.**12** und Tab. 10.**3**)
  - Quantifizierung auch analog zur MI nach PISA möglich (s. Abb. 10.**27**, S. 94 und Tab. 10.**11**, S. 95)

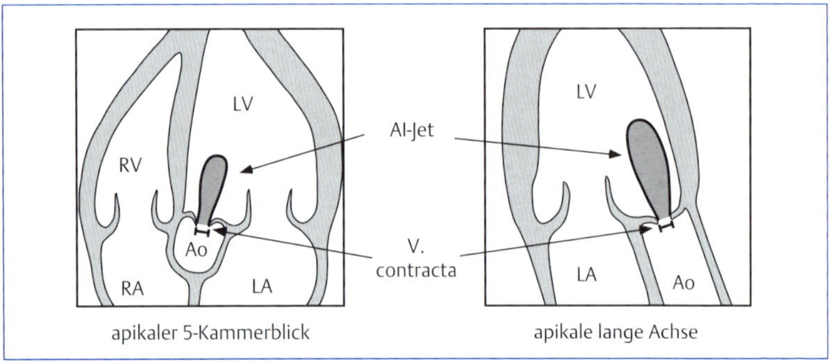

Abb. 10.**11** Vena contracta im apikalen 5-Kammer-Blick und in der apikalen langen Achse im Farb-Doppler.

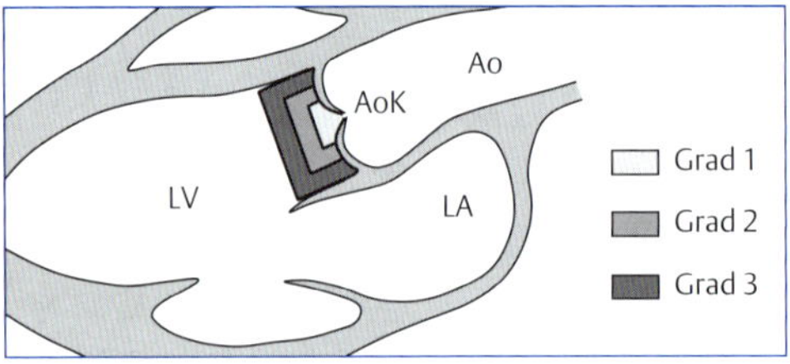

Abb. 10.**12** Semiquantifizierung der AI: Verhältnis der basalen Jetbreite zur Breite des LVOT im Farb-Doppler.

- PW-Doppler:
  - bei Nachweis eines AI-Flussprofil in der descAo hämodynamische Bedeutsamkeit
  - Bestimmung des Regurgitationsvolumens mit dem PW-Doppler durch Flussmessung in der ascAo (Verhältnis des maximalen systolischen Vorwärtsflusses zu diastolischem retrograden Fluss), bzw. Berechnung der Regurgitationsfraktion ([aortales – mitrales Schlagvolumen]: aortales Schlagvolumen; s. Abb. 20.**2**, S. 224 und Tab. 25.**12**, S. 269).
- CW-Doppler:
  - Semiquantifizierung der AI mittels CW-Doppler nach verschiedenen Methoden möglich: Flussprofil in der descAo (s. Abb. 10.**13**), Signal-Gefälle/-PHT (s. Abb. 10.**14** und Tab. 10.**3**), Signalintensität (Vergleich Insuffizienzsignal zu Vorwärtsfluss) (s. Abb. 10.**15**), Signal-Gefälle und PHT sind ähnlich
  - bei schwierigen Ableitungsbedingungen oder atypischem Jetverlauf Anwendung der Pencil-Sonde

Tab. 10.**3** **Semiquantifizierung der Aortenklappeninsuffizienz im Doppler.**

Parameter	**Semiquantifizierung der Aortenklappeninsuffizienz**		
	gering	**mäßig**	**schwer**
Farb-Doppler			
Verhältnis der basalen Jetbreite zum LVOT-Durchmesser (%)	< 25	25–65	> 65
Durchmesser der Vena contracta (cm)	< 0,3	0,3–0,6	> 0,6
CW-Doppler			
Signalgefälle (Slope) (m/s)	< 2,5	2,5–4,0	> 4,0
PHT (ms)	> 500	500–200	< 200
PW-Doppler			
Regurgitationsvolumen (ml)	< 30	30–60	> 60
Regurgitationsfraktion (%)	< 30	30–50	> 50

Modifiziert nach: Zoghbi W et al. Recommendations for evaluation of the severity of native valvulär regurgitation with two-dimensional and Doppler-echocardiography. J Am Soc Echo 2003; 16: 777-802 Wilkenshoff U, Kruck I, Gast D. Validity of continuous wave Doppler und colour Doppler in the assessment of aortic regurgitation. Eur Heart J 1994; 15: 1227

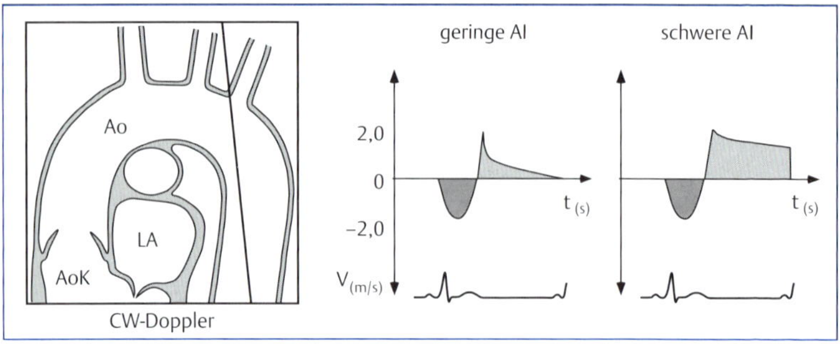

Abb. 10.**13** Semiquantifizierung der AI: diastolisches Signal in der Aorta descendens bei geringer und schwerer AI im CW-Doppler.

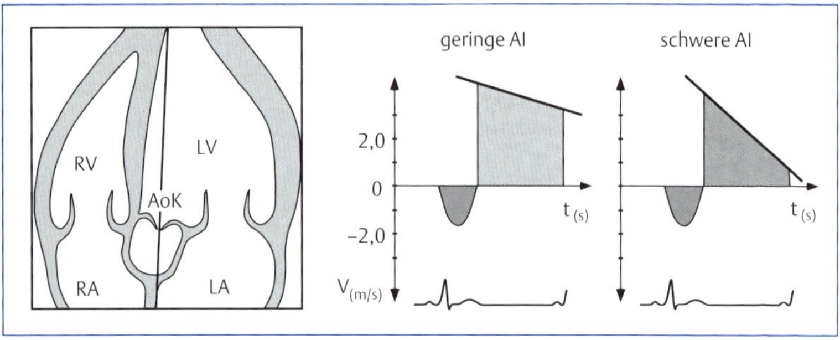

Abb. 10.**14** Semiquantifizierung der AI: Signalgefälle/PHT bei geringer und schwerer AI im CW-Doppler

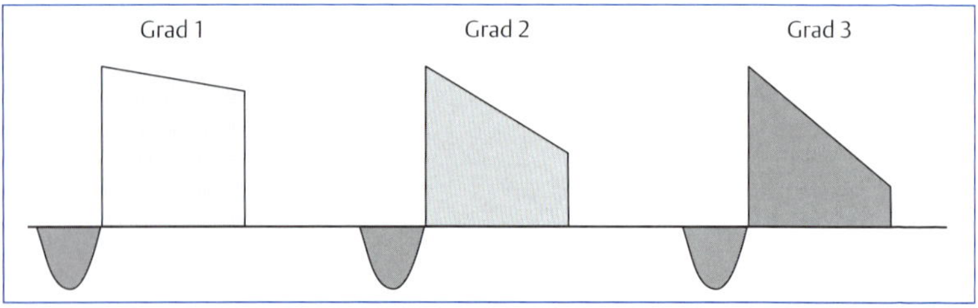

Abb. 10.**15** Semiquantifizierung der AI: Signalintensität im CW-Doppler.

Procedere

- bei undeutlichem Doppler-Signal der AI und schwieriger Quantifizierung ggf. Gabe eines Linksherzkontrastmittels (s. Kap. 4.2, S. 35 ff)
- TOE zur besseren Beurteilung der Klappenmorphologie
- Koronarangiografie und evtl. Linksherzkatheter vor geplantem Klappenersatz
- bei symptomatischen Patienten sofortige OP-Indikation, bei asymptomatischen Patienten mit schwerer AI Kriterien zur Entscheidungshilfe beachten (s. Tab. 10.**4**)

Tab. 10.**4** **Kriterien zur OP-Indikation bei asymptomatischer schwerer AI.**

- Zunahme der LV-Größe (LVED > 70 mm, LVES > 50 mm) und Einschränkung der LV-Funktion (EF: ≤ 50 %)
- Zunahme der LV-Dilatation unter Belastung, Abnahme der Belastungstoleranz, hämodynamische Verschlechterung unter Belastung

Vahanian A et al. ESC guidelines on the management of valvular heart disease. Eur Heart J 2007; 28: 230-68

Beachte

- Schweregradbestimmung der AI, evtl. Quantifizierung von Regurgitationsvolumen/-fraktion
- verbesserte Semiquantifizierung der AI durch Anwendung und Kombination der unterschiedlichen Doppler-Methoden
- Klärung der Genese der AI, rasche chirurgische Intervention bei akut aufgetretener schwerer Insuffizienz, bei akuter AI LV evtl. nicht dilatiert

10.3 Mitralklappenstenose

Definition:	Verengung der MK, rheumatisch bedingt, degenerativ verkalkt, seltener angeboren
Symptome:	Dyspnoe, Hämoptysen, thrombembolische Komplikationen, Zeichen der Linksherzinsuffizienz, im Verlauf Zeichen der Rechtsherzinsuffizienz
Auskultation:	betonter 1. HT, Mitralöffnungston, leises, raues Diastolikum über der Herzspitze mit Ausstrahlung in die Axilla, am besten in Linksseitenlage oder im Sitzen auskultierbar
EKG:	häufig absolute Arrhythmie bei Vorhofflimmern, P-mitrale, Zeichen der RV-Hypertrophie

10

2-D-Echo

- primär verkalkte Form der MS:
  - verdickte, verkalkte Segel, in der Beweglichkeit deutlich eingeschränkt
  - teilweise Ringverkalkungen und Verkalkungen des Klappenhalteapparats
- primär verklebte Form der MS:
  - verdickte, kaum verkalkte, an den Kommissuren verklebte Segel, relativ gute Beweglichkeit
  - diastolisches Vorwölben der Segel in den LV, so genanntes „doming" der Segel, d.h. gute Öffnungsbewegung der basalen Anteile der Segel und deutlich reduzierte Öffnungsbewegung der Segelränder (s. Abb. 10.**16**), je nach Score geeignet für Valvuloplastie (s. Tab. 10.**6**), zur besseren Beurteilung häufig TOE erforderlich

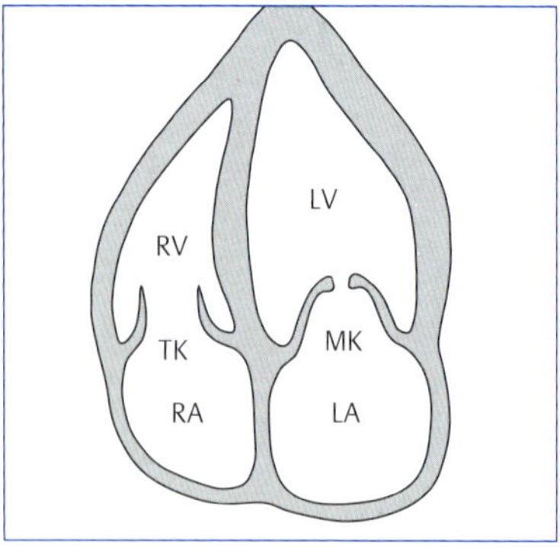

Abb. 10.**16** En-dome-Stenose der MK.

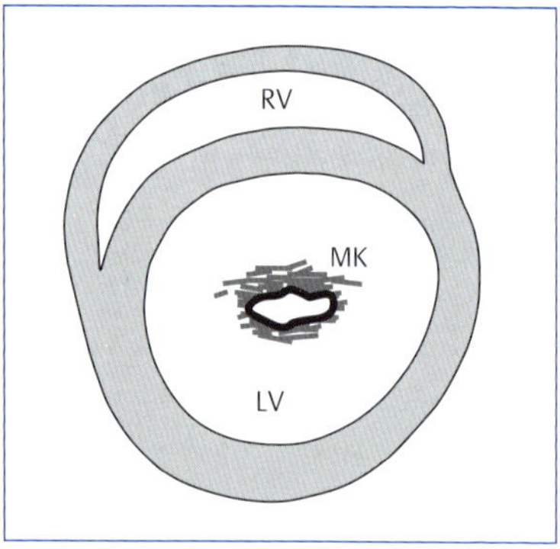

Abb. 10.**17** Bestimmung der MÖF in der kurzen Achse durch Umfahren der maximalen Klappenöffnung in der Diastole.

- bei beiden Formen:
  - fehlende Separation der Klappensegel
  - verminderte MÖF (Normalwert: 4–6 cm^2), Bestimmung der MÖF in der kurzen Achse durch Umfahren der Klappenöffnung im diastolischen Standbild (s. Abb. 10.**17**)
  - LA gering bis deutlich dilatiert
  - evtl. Vorhofthrombus
  - evtl. RA und RV vergrößert

M-Mode

- LA vergrößert, bei schwerer MS in einigen Fällen LA extrem dilatiert (s. Abb. 10.**18**)
- Klappensegel verdickt mit eingeschränkter Beweglichkeit und Öffnung (s. Abb. 10.**19**)
- EF-Slope abgeflacht (s. Abb. 10.**19**)
- frühdiastolische anteriore Bewegung des posterioren MK-Segels oder auch konkordante Segelbewegung
- multiple parallele Echos im Bereich der Klappensegel
- E-Welle abgeflacht bei Sinusrhythmus, fehlende A-Welle bei Vorhofflimmern
- DE-Amplitude verkleinert
- frühdiastolische spitze Bewegung der LVASW nach posterior durch schnellere ungehinderte Füllung des RV

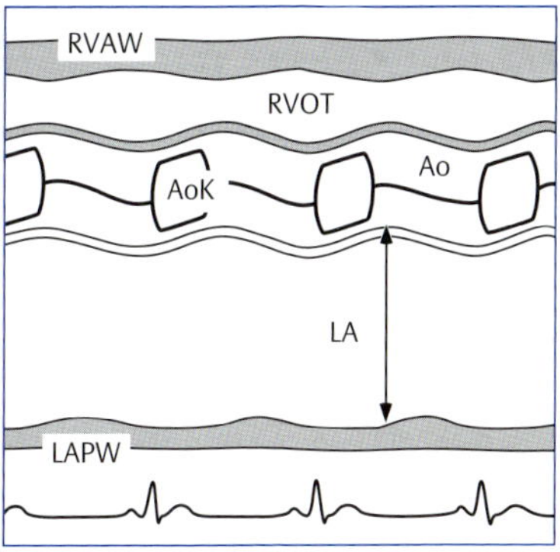

Abb. 10.**18** Deutlich vergrößerter LA bei schwerer MS.

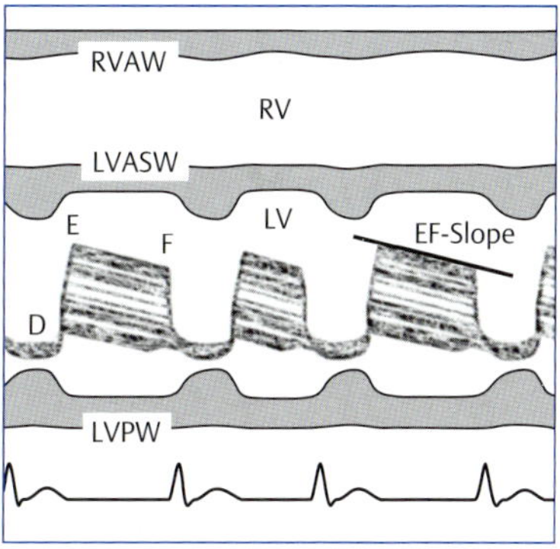

Abb. 10.**19** Verdickte MK-Segel mit eingeschränkter Beweglichkeit und eingeschränkter diastolischer Separation bei MS sowie abgeflachter EF-Slope.

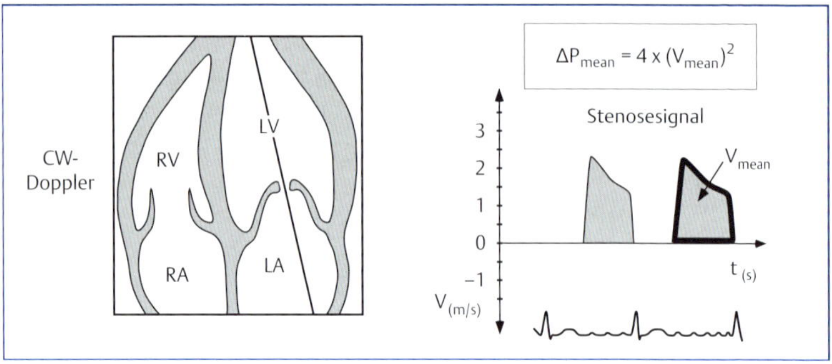

Abb. 10.**20** Berechnung von ΔP_{mean} aus V_{mean} (ermittelt durch Umfahren des CW-Signals).

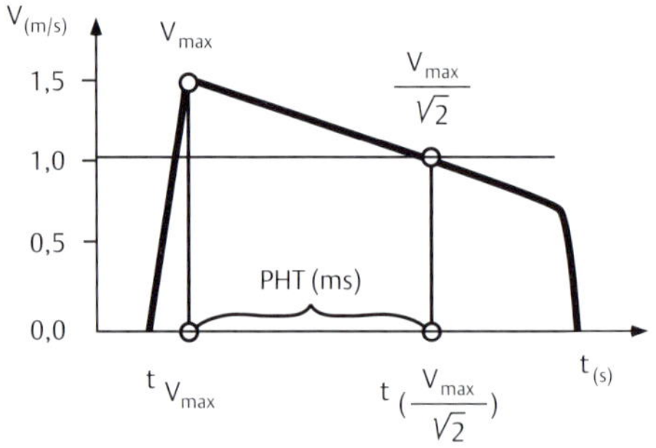

PHT (ms)	MÖF (cm²)
60	3,6
100	2,2
200	1,1
300	0,73
400	0,55

Abb. 10.**21** Berechnung der MÖF aus der PHT (Zeitintervall bis V_{max} auf $V_{max}/\sqrt{2}$ abgefallen ist).

Doppler

- Farb-Doppler:
  - zunächst Orientierung über Flussverhältnisse
  - Darstellung eines turbulenten Mitraleinstromjets
- PW-Doppler:
  - Mitralflussgeschwindigkeit hoch, evtl. über PW-Messbereich hinausgehend
  - A-Welle bei Sinusrhythmus erhöht
- CW-Doppler:
  - V_{max} und V_{mean} erhöht, V_{mean} ermittelt durch Umfahren des CW-Signals (s. Abb. 10.**20** und Tab. 10.**5**)
  - ΔP_{mean} erhöht, Berechnung nach mod. Bernoulli-Gleichung (s. Tab. 25.**7**, S. 267)

- PHT verlängert
- Berechnung der MÖF aus der PHT (s. Abb. 10.**21**)
- Berechnung der PA-Drucke nach mod. Bernoulli-Gleichung aus TI- oder PI-Signal oder Abschätzung des mittleren PA-Drucks aus Pulmonalflusssignal (s. Kap. **22**, S. 235 ff)

- Farb- und CW-Doppler zum Nachweis und ggf. Semiquantifizierung einer begleitenden MI

Tab. 10.**5** **Quantifizierung der Mitralklappenstenose im Doppler.**

Parameter	**Quantifizierung der Mitralklappenstenose**		
	gering	**mäßig**	**schwer**
ΔP_{mean} (mmHg)	< 5	5–10	> 10
ΔP_{mean} (mmHg) unter Belastung	< 15	15–20	> 20
PHT (ms)	90–110	110–220	> 220
MÖF (cm^2)	> 1,5	1,0–1,5	< 1,0
PAP (mmHg)	< 30	30–50	> 50
PAP (mmHg) unter Belastung	< 60	> 60	> 70–90

Invasive Daten: Miller G. Invasive investigation of the heart. A guide to cardiac catheterization and related procedures. Oxford: Blackwell; 1989: 271-274
Echokardiografische Daten: Hatle L et al. Non-invasive assessment of atrioventricular pressure half-time by Doppler ultrasound. Circulation 1979; 60: 1096
Bonow RO et al. ACC/AHA 2006 Guidelines for the management of patients with valvular heart disease. Circulation 2006; 114: 84–231

Tab. 10.**6** **Echo-Score zur Valvuloplastie der Mitralklappenstenose.**

Kriterien	Beurteilung	Punkte
Mobilität der Mitralklappe	gut bewegliche Klappe, nur Segelenden leicht bewegungseingeschränkt	1
	normal bewegliche mittlere und basisnahe Segelanteile, Segelenden stärker bewegungseingeschränkt	2
	diastolische Vorwärtsbewegung der Klappe nur an der Basis der Segel	3
	keine oder nur minimale diastolische Vorwärtsbewegung der Segel	4
Verdickung der Segel	nahezu normale Dicke (4–5 mm)	1
	mittlere Segelanteile normal dick, Verdickung der Segelränder (5–8 mm)	2
	Verdickung des gesamten Segels (5–8 mm)	3
	deutliche Verdickung aller Segelanteile (> 8 mm)	4
Beteiligung des Klappenhalteapparats	minimale Verdickung am Segelansatz	1
	Verdickung der Chordae bis zum ersten Drittel	2
	Verdickung der Chordae bis zum distalen Drittel	3
	deutliche Verdickung und Verkürzung aller Chordaeanteile bis zu den Papillarmuskeln	4
Grad der Verkalkung	umschriebene, kleine echodichte Fläche	1
	mehrere diffuse echodichte Flächen an den Klappenrändern	2
	echodichte Anteile bis zur Segelmitte reichend	3
	nahezu gesamtes Segel deutlich echodicht	4

Auswertung: zur Ermittlung des Echo-Scores Addition der entsprechenden Score-Zahlen der jeweiligen Kategorien (minimaler Score-Wert: 4; maximaler Score-Wert: 16)

- Score-Wert von ≤ 8: zur Valvuloplastie geeignete MS
- Score-Wert von > 8: zur Valvuloplastie nicht geeignete MS

Wilkins GT et al. Percutaneous balloon dilatation of the mitral valve: an analysis of echocardiographic variables related to outcome and mechanism of dilation. Br Heart J 1988; 60: 299

Procedere

- TOE zur besseren Beurteilung der Klappenmorphologie und zum Thrombenausschluss, besonders vor geplanter Valvuloplastie
- 3-D-Echo von transthorakal und/oder transösophageal zur besseren Beurteilung der Klappenmorphologie und Ausmessung der Klappenöffnungsfläche
- Links- und Rechtsherzkatheter, Koronarangiografie, MRT
- ggf. Valvuloplastie, Klappenrekonstruktion oder Klappenersatz
- bei symptomatischen Patienten sofortige OP-Indikation, bei asymptomatischen Patienten mit schwerer MS Kriterien zur Entscheidungshilfe beachten (s. Tab. 10.**7**)

Tab. 10.**7** **Kriterien zur OP-Indikation bei asymptomatischer schwerer MS.**

- Auftreten von Vorhofflimmern
- bei mäßiger oder schwerer MS, wenn Auftreten von rezidivierenden embolischen Ereignissen unter adäquater Antikoagulation
- bei bestehender OP-Indikation wegen KHK, Aortenklappenerkrankungen oder anderer Klappenvitien

Bonow RO et al. ACC/AHA 2006 Guidelines for the management of patients with valvular heart disease. Circulation 2006; 114: 84-231

Beachte

- Beurteilung hinsichtlich Klappenmorphologie, Vorhofgröße, intraatrialer Thromben
- Bestimmung von V_{max} und V_{mean}, Berechnung von ΔP_{mean}, Bestimmung der PHT und der MÖF
- ΔP_{max} zur Schweregradeinteilung wenig aussagekräftig
- bei VHF für Bestimmung von V_{mean} und P_{mean} mindestens 5 Messungen erforderlich
- bei Planimetrie der MÖF einer En-dome-Stenose evtl. Überschätzung durch falsche Wahl der Messebene
- Vorliegen einer begleitenden Insuffizienz und einer pulmonalen Hypertonie prüfen
- Echo-Score für Indikation zur Valvuloplastie beachten, PHT nicht unmittelbar nach Valvuloplastie anwendbar
- Thrombenausschluss mittels TOE, besonders vor geplanter Valvuloplastie
- Antikoagulation in Abhängigkeit von Vorhofgröße und Rhythmus erwägen

10.4 Mitralklappeninsuffizienz

Definition:	Schlussunfähigkeit und Undichtigkeit der MK mit Rückfluss in den LA, bedingt durch Veränderungen des Klappenrings, der Klappensegel oder des Halteapparats mit Chordae und Papillarmuskeln, akut im Rahmen eines Myokardinfarkts auftretend oder chronisch Genese: rheumatisch, entzündlich, degenerativ, traumatisch, postinfarziell, im Rahmen eines MKP, einer dilatativen oder hypertrophen Kardiomyopathie
Symptome:	Palpitationen, Müdigkeit, Zeichen der Linksherzinsuffizienz, im Verlauf Zeichen der Rechtsherzinsuffizienz
Auskultation:	hochfrequentes Systolikum über der Herzspitze mit Ausstrahlung in die Axilla, evtl. 3. HT
EKG:	evtl. absolute Arrhythmie bei Vorhofflimmern, P-mitrale, Zeichen der LV- und RV-Hypertrophie

2-D-Echo

- LA vergrößert
- evtl. LV vergrößert mit Volumenbelastung und globaler Hyperkontraktilität, im Spätstadium Hypokontraktilität und reduzierte LV-Funktion
- Klappensegel und Halteapparat unverändert zart, evtl. auch verdickt, partiell verkalkt
- evtl. MKP
- evtl. flottierender Sehnenfaden/Klappensegel („flail leaflet")
- evtl. rupturierter Papillarmuskel
- selten Thromben im LA

M-Mode

- LA gering bis deutlich vergrößert (s. Abb. 10.**18**, S. 85)
- evtl. LV vergrößert mit Zeichen der Volumenbelastung durch Hyperkontraktilität septal und posterior (s. Abb. 10.**10**, S. 79)
- FS erhöht
- evtl. Mitralring dilatiert
- evtl. MKP
- evtl. echodichte, verdickte MK-Segel

Doppler

- Darstellung des Insuffizienzjets und Schweregradbestimmung mittels Farb-, CW- (und PW-) Doppler in mindestens 2 verschiedenen Ebenen

- Farb-Doppler:
  - zunächst Orientierung über Flussverhältnisse (zentraler oder exzentrischer Jet)
  - Messung der Vena contracta im apikalen 2- und 4-Kammerblick: engster Punkt des Regurgitationsjets in Klappenebene (s. Abb. 10.**22** und Tab. 10.**8**)
  - Anwendung der PISA-Methode, insbesondere Messung des Radius (s. Abb. 10.**27**, S. 94)
  - Semiquantifizierung der MI mittels Farb-Doppler nach verschiedenen Methoden möglich: Jetbreite, -länge, -fläche
  - gute Ergebnisse bei Anwendung der Jetfläche im LA im Verhältnis zur Gesamtfläche des LA in 3 Ebenen (s. Abb. 10.**23**) oder basale Jetbreite im Verhältnis zum Durchmesser des Mitralklappenrings in 2 Ebenen (s. Tab. 10.**8**)
- PW-Doppler:
  - verändertes Pulmonalvenen-Flusssignal: systolische Geschwindigkeit < diastolische Geschwindigkeit oder sogar systolische Strömungsumkehr (s. Abb. 10.**24**)
  - Berechnung des Regurgitationsvolumens bzw. der Regurgitationsfraktion durch Flussmessung des Schlagvolumen über der Mitralklappe und Aortenklappe (s. Tab. 10.**8** und Tab. 25.**12**, S. 269)
- CW-Doppler:
  - Semiquantifizierung der MI mittels CW-Doppler nach Signalintensität (Vergleich Insuffizienzsignal mit Vorwärtsfluss) (s. Abb. 10.**25**, Abb. 10.**26**, Tab. 10.**9**)
  - Anwendung der PISA-Methode

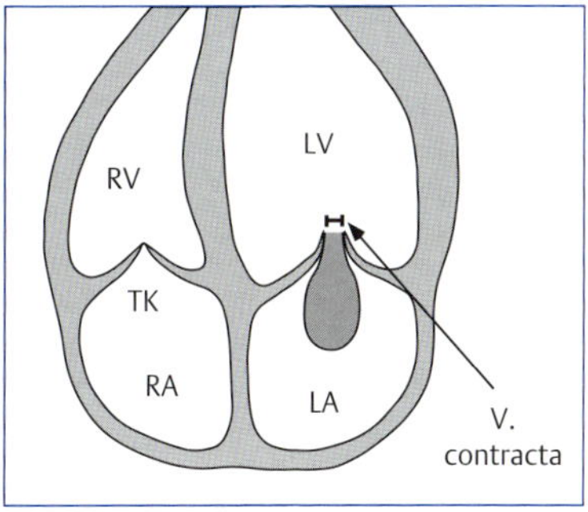

Abb. 10.**22** Vena contracta im apikalen 4-Kammer-Blick im Farb-Doppler.

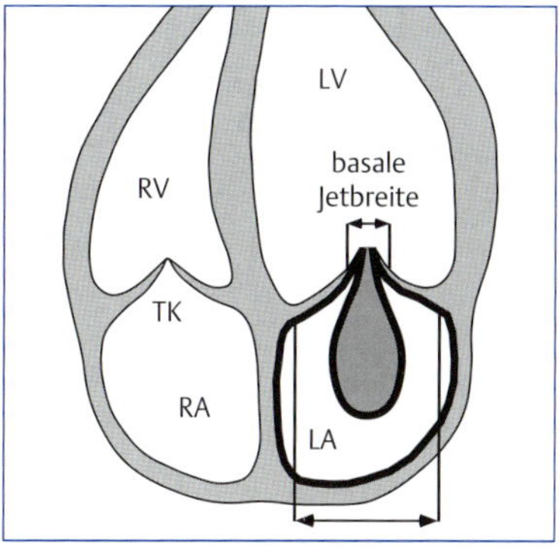

Abb. 10.**23** Semiquantifizierung der MI: Verhältnis der Jetfläche zur LA-Fläche sowie Verhältnis der basalen Jetbreite zum MK-Ring im Farb-Doppler.

Tab. 10.**8** **Graduierung der Mitralklappeninsuffizienz mittels unterschiedlicher Doppler-Methoden.**

Parameter	Quantifizierung der Mitralklappeninsuffizienz		
	gering	mäßig	schwer
Durchmesser der V. contracta (cm)	< 0,3	0,3–0,6	≥ 0,7
ERO (cm^2)	< 0,2	0,2–0,39	≥ 0,4
Regurgitationsfraktion (%)	< 30	30–49	≥ 50
Regurgitationsvolumen (ml/Schlag)	< 30	30–59	≥ 60
PISA-Radius (mm bei V_{alias} von 40 m/s)	< 4	5–10	> 10
Jetfläche/LA-Fläche	< 20	20–40	> 40
Jetbreite/MK-Ringbreite	< 1/3	< 2/3	> 2/3

Helmcke F et al. Color Doppler assessment of mitral regurgitation with orthogonal planes. Circulation 1987; 75: 175. Bonow RO et al. ACC/AHA 2006 Guidelines for the management of patients with valvular heart disease. Circulation 2006; 114: 84-231
Zoghbi WA et al. Recommendations for evaluation of the severity of native valvular regurgitation with two-dimensional and Doppler echocardiography. J Am Soc Echo 2003; 16: 777

10

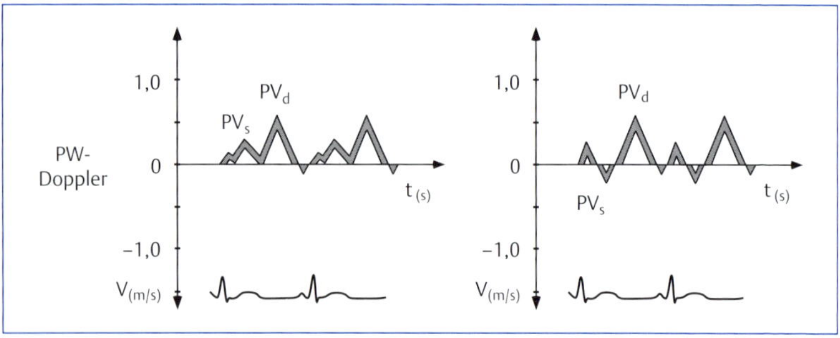

Abb. 10.**24** Pulmonalvenenflusssignal (diastolisch: PV_d; systolisch: PV_s) bei mäßiger (links) und schwerer (rechts) MI.

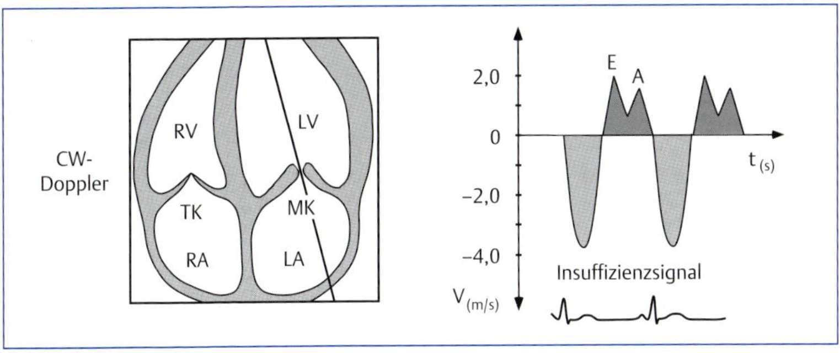

Abb. 10.**25** MI-Signal im CW-Doppler.

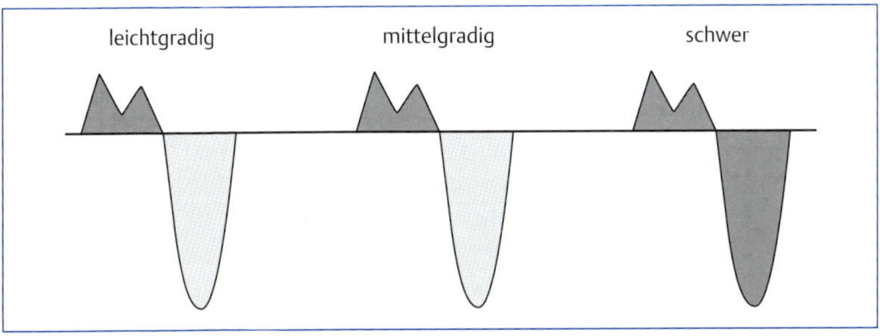

Abb. 10.**26** Semiquantifizierung der MI: Signalintensität im CW-Doppler.

Tab. 10.**9** **Semiquantifizierung der Mitralklappeninsuffizienz im CW-Doppler.**

Semiquantifizierung	Merkmale
gering	schwach intensives, gerade erkennbares Insuffizienzsignal; Intensität im Vergleich zum Mitralflusssignal deutlich schwächer
mäßig	mäßig intensives, gut erkennbares Insuffizienzsignal; Intensität im Vergleich zum Mitralfluss noch schwächer
schwer	deutlich intensives Insuffizienzsignal mit nahezu gleicher oder stärkerer Intensität im Vergleich zum Mitralfluss

Hatle L, Angelson B. Doppler ultrasound in cardiology. Physical principles and clinical applications. Philadelphia: Lea & Febinger; 1985

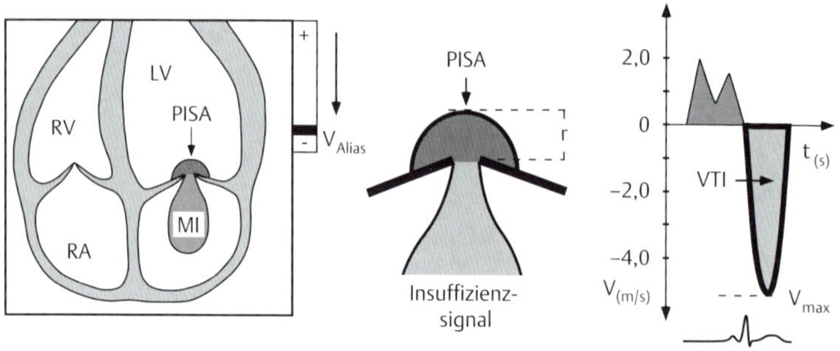

Abb. 10.**27** Quantifizierung der MI nach PISA.

- Quantifizierung der MI nach PISA (Bestimmung der „proximal isovelocity surface area") mit Bestimmung des Radius (r) (Alias-Geschwindigkeit zwischen 24 und 58 m/s) und Berechnung von ERO („effective regurgitation orifice") und MIRV (MI-Regurgitationsvolumen) im apikalen 4- und 2-Kammerblick (Alias-Geschwindigkeit zwischen 24 und 58 m/s) (s. Abb. 10.**27**, Tab. 10.**10**, Tab. 10.**11** und Tab. 25.**11**, S. 269)
  - starke Intra- und Interobservervariabilität
  - Methode ungenau bei exzentrischem Jet, daher nur bei selektierten Patienten anwendbar

Tab. 10.**10** **Quantifizierung der Mitralklappeninsuffizienz nach PISA.**

Methode	Formel
Berechnung der effektiven Regurgitationsfläche ERO (cm^2)	ERO = $2\pi (r^2) \times V_{Alias}/MI\text{-}V_{max}$
	ERO = $6{,}28\ r^2 \times V_{Alias}/MI\text{-}V_{max}$
Berechnung des MI-Regurgitationsvolumens MIRV (cm^3)	MIRV = ERO × VTI
Vorgehen	▪ Alias-Grenze zu niedrigen Geschwindigkeiten verschieben (24–58 m/s) ▪ Messung des proximalen Jetdurchmessers (PISA-Radius) ▪ Messung von VTI und V_{max} aus dem MI-Signal

Modifiziert nach: Xie Gy et al. Quantification of mitral regurgitant volume by the color Doppler proximal isovelocity surface area method: A clinical study. J Am Soc Echo 1995; 8: 48-54

10

Tab. 10.**11** **Weitere Graduierungsmöglichkeiten der Mitralklappeninsuffizienz.**

Einteilung	Merkmale
gering	▪ normale LV-Größe ▪ parabolisches CW-Doppler-Kurve ▪ schwaches CW-Signal ▪ Mitraleinstromsignal: A-Welle dominiert ▪ systolisch dominierendes PV-Flussprofil
mäßig	deutliche Zeichen der MI, aber noch keine Kriterien für eine schwere MI
schwer	▪ vergrößerter LV/LA in Verbindung mit „normaler" LV-Funktion ▪ Nachweis eines flail leaflet oder eines rupturierten Papillarmuskels ▪ Mitraleinstromsignal: E-Welle dominiert (E > 1,2 m/s) ▪ trianguläres CW-Signal ▪ intensives CW-Signal ▪ große Flusskonvergenzzone (PISA) ▪ systolischer Rückfluss in PV, diastolisch dominierendes PV-Flussprofil

Zoghbi WA et al. Recommendations for evaluation of the severity of native valvular regurgitation with two-dimensional and Doppler echocardiography. J Am Soc Echo 2003; 16: 777

Procedere

- TOE und/oder 3-D-Echokardiografie zur besseren Beurteilung der Klappenmorphologie und besseren Quantifizierung der Insuffizienz, insbesondere bei schwierigen Ableitungsbedingungen oder atypischem Jetverlauf, ggf. MRT
- TOE zum Thrombenausschluss
- Linksherzkatheter und Koronarangiografie vor Klappenoperation
- Interventionelle Verfahren (in Erprobung):
  - MK-Clipping: Einsatz eines MK-Clips, der anteriores und posteriores MK-Segel im Bereich der Undichtigkeit fixiert
  - MK-Ring-Einsatz: Platzierung eines Ring-Device mittels Kathetertechnik in den Koronarsinus zur Raffung des Klappenrings
- bei symptomatischer schwerer MI sofortige OP, bei asymptomatischen Patienten Kriterien zur Entscheidungshilfe beachten (s. Tab. 10.**12**)

10

Tab. 10.12 Kriterien zur OP-Indikation bei asymptomatischer chronisch-schwerer Mitralklappeninsuffizienz.

- Herzinsuffizienz NYHA > II
- Auftreten von Vorhofflimmern
- LVEDD > 60 mm
- LVESD > 40 mm
- LVESD-Index > 26 mm/m^2
- progrediente LA-Vergrößerung
- Ruhe-PAP > 50 mmHg
- Belastungs-PAP > 60 mmHg
- EF < 60 %

Bonow RO et al. ACC/AHA 2006 Guidelines for the management of patients with valvular heart disease. Circulation 2006; 114: 84-231

Beachte

- Beurteilung hinsichtlich Klappenmorphologie, MKP, Klappenauflagerungen, Vorhof- und Ventrikelgröße
- verbesserte Semiquantifizierung der MI durch Anwendung und Kombination verschiedener Doppler-Methoden
- bei selektierten Patienten: Quantifizierung des Regurgitationsvolumens/ERO
- bei älteren/multimorbiden Patienten mit schwerer MI interventionelles Verfahren, wie Mitralklappen-Clipping, erwägen
- vor geplanter Klappenrekonstruktion TOE zur besseren Beurteilung der Klappenmorphologie und zum Ausschluss von Thromben sowie Linksherzkatheter und Koronarangiografie
- bei akut aufgetretener schwerer MI (z.B. nach Myokardinfarkt) rasche chirurgische Intervention erforderlich

10.5 Mitralklappenprolaps

Definition:	systolisches Vorwölben eines oder beider MK-Segel in den LA unter den MK-Anulus mit unterschiedlicher Ausprägung infolge einer myxomatösen Degeneration der MK; klassischer MK-Prolaps: maximale Segeldicke > 5 mm, nicht klassisch < 5 mm; ohne oder mit MI unterschiedlichen Schweregrades (hämodynamisch wirksame MI bei ca. 10 %); häufig genetisch bedingt, gelegentlich in Verbindung mit ASD, Marfan-Syndrom, WPW-Syndrom, Ehlers-Danlos-Syndrom, Lupus erythematodes
Symptome:	in den meisten Fällen asymptomatisch, gelegentlich Palpitationen, Herzrasen, Brustschmerz, Beklemmungsgefühl, bei ausgeprägter MI entsprechende Symptomatik
Auskultation:	mitt- oder spätsystolischer Klick und holo-, meso- oder spätsystolisches Geräusch über Erb bis Herzspitze
EKG:	häufig unauffällig, selten unspezifische Repolarisationsstörungen, evtl. SVES oder VES, gelegentlich paroxsysmale SVT

2-D-Echo

- Prolaps eines oder beider MK-Segel unter den MK-Anulus
- MK-Segel evtl. verdickt, aufgetrieben
- Beurteilung in parasternaler und apikaler langer Achse (Vorwölben ≥ 2 mm über Mitralklappenanulusebene) und im apikalen 4-Kammerblick (s. Abb. 10.**28**, Abb. 10.**29**)
- bei signifikanter MI vergrößerter LA und LV
- häufig auch in Kombination mit Prolaps der AoK/TK

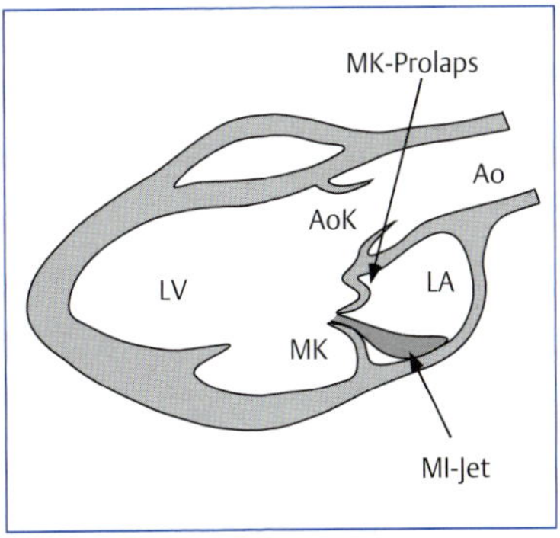

Abb. 10.**28** Prolaps des anterioren MK-Segels mit MI im Farb-Doppler (Jet zur posterolateralen Vorhofwand gerichtet).

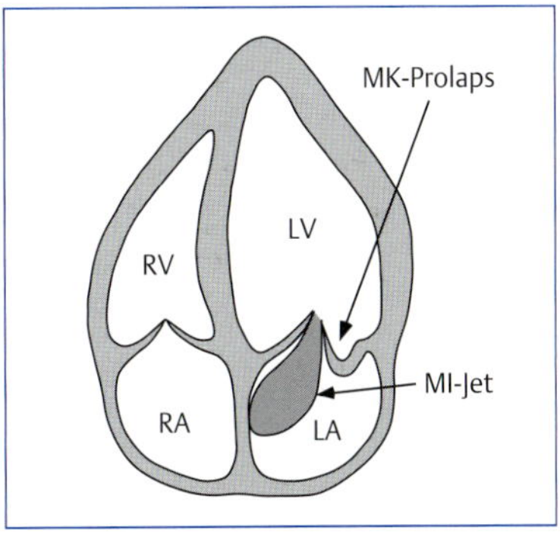

Abb. 10.**29** Prolaps des posterioren MK-Segels mit MI im Farb-Doppler (Jet zum IAS hin abgelenkt).

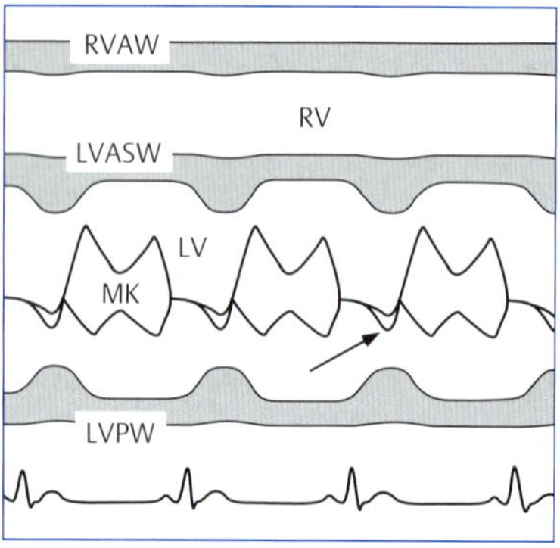

Abb. 10.**30** Spätsystolischer Prolaps des posterioren MK-Segels.

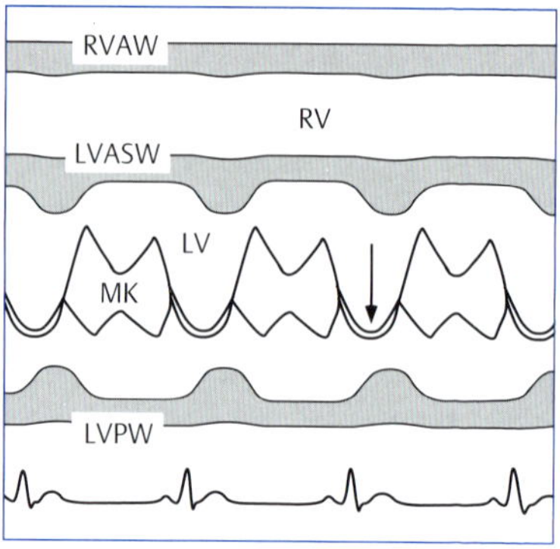

Abb. 10.**31** Holosystolischer Prolaps beider MK-Segel.

M-Mode

- anteriores oder posteriores oder beide MK-Segel evtl. verdickt aufgetrieben (> 5 mm Dicke während der Diastole)
- früh-, meso-, spät- oder auch holosystolische dorsale Auslenkung eines oder beider MK-Segel (s. Abb. 10.**30**, Abb. 10.**31**)
- systolische Mulde (U- oder hängemattenförmige Konfiguration des CD-Segments)
- mindestens 2 mm Vorwölbung über Mitralklappenanulusebene
- bei signifikanter MI vergrößerter LA und LV

Doppler

- Farb-Doppler:
  - häufig hochturbulentes MI-Signal
  - typische MI-Flussablenkung:
    - bei anteriorem MKP Insuffizienzjet zur posterolateralen LA-Wand gerichtet (s. Abb. 10.**28**)
    - bei posteriorem MKP Insuffizienzjet zum IAS gerichtet (s. Abb. 10.**29**)
- CW-Doppler:
  - oft schwer erfassbares MI-Signal, da großer Winkel zum Schallstrahl, meist zu beiden Seiten der Nulllinie

Procedere

- ggf. TOE bei ausgeprägtem Prolaps mit deutlicher MI
- 3-D-Echokardiografie
- MRT
- Linksherzkatheter
- evtl. chirurgische Korrektur oder Klappenersatz
- bei MKP mit schwerer MI evt. interventionelle Korrektur durch MK-Clipping (in Erprobung)

Beachte

- Ausmaß des Prolapses, häufig Kombination mit Prolaps von AoK und/oder TK
- Differenzierung zwischen Normalbefund und kleinem MKP häufig schwierig
- LA-, LV-Dilatation, weist auf hämodynamisch wirksame MI hin
- Nachweis und ggf. Semiquantifizierung einer MI
- Überschätzung und Unterschätzung der MI bei MKP im Doppler möglich, da MI häufig exzentrisch

10.6 Trikuspidalklappenstenose

Definition:	Verengung der TK, in den meisten Fällen rheumatisch bedingt und mit MS kombiniert, selten angeboren oder im Rahmen einer Karzinoiderkrankung oder Löffler-Endokarditis
Symptome:	bei leichter Form keine, bei schwerer Stenose: Müdigkeit, Dyspnoe, Zeichen der Rechtsherzinsuffizienz, bei Kombination von schwerer TS mit MI charakteristischerweise häufig keine TS-typischen Symptome
Auskultation:	TK-Öffnungston links parasternal, bei begleitender MS kurz nach MK-Öffnungston, Diastolikum im 4. ICR linksparasternal, höherfrequenter und kürzer als bei MS
EKG:	häufig Sinusrhythmus, Zeichen der Vorhofbelastung rechts mit P-dextroatriale, in Kombination mit MS häufiger absolute Arrhythmie bei Vorhofflimmern und Zeichen der Rechtsherzbelastung

2-D-Echo

- Anlotung der TK im 4- und rechten 2-Kammerblick, um alle Segel darzustellen
- Klappensegel verdickt, verkalkt, echodicht, bewegungseingeschränkt (s. Abb. 10.**32**)
- evtl. diastolisches Vorwölben der Segel in den RV („doming" der Segel)
- RA vergrößert
- VCI dilatiert

M-Mode

- nur in kurzer Achse:
  - multiple Parallelechos der echodichten, verdickten Klappensegel, besonders der Segelenden (s. Abb. 10.**33**)
  - EF-Slope flach
  - A-Welle klein oder fehlt

Doppler

- Farb-Doppler:
  - zunächst Orientierung über Flussverhältnisse
  - Darstellung eines turbulenten Trikuspidaleinstromjets
- PW-Doppler:
  - Trikuspidalflussgeschwindigkeit erhöht, evtl. über PW-Messbereich hinausgehend
  - evtl. A-Welle bei Sinusrhythmus erhöht

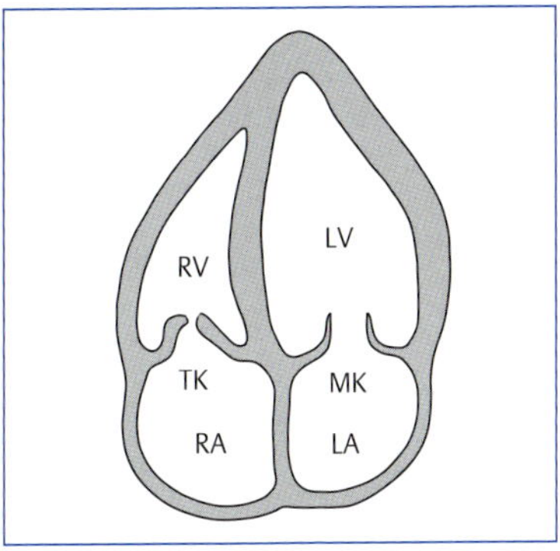

Abb. 10.**32** TS mit verdickten, bewegungseingeschränkten Klappensegeln.

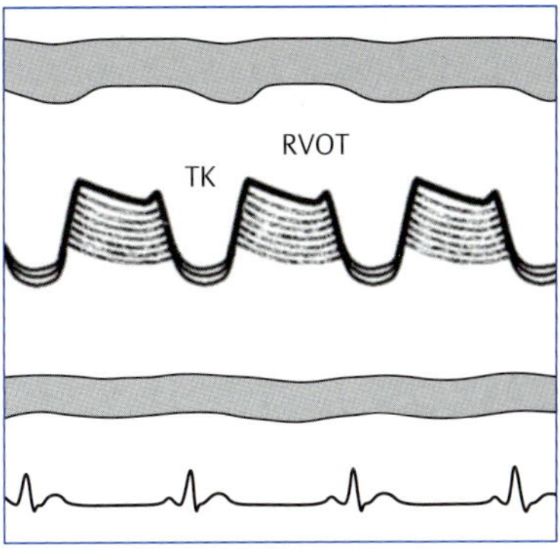

Abb. 10.**33** TS mit verdickten, bewegungseingeschränkten Klappensegeln im M-Mode (parasternale kurze Achse).

- CW-Doppler: (s. Tab. 10.**13**)
  - V_{max} und V_{mean} erhöht
  - errechnete ΔP_{mean} erhöht (Berechnung analog MS, s. Abb. 10.**20**, S. 86)
  - PHT verlängert (Berechnung analog MS, s. Abb. 10.**21**, S. 86)
- Farb- und CW-Doppler:
  - Nachweis und ggf. Semiquantifizierung einer begleitenden TI

Tab. 10.**13** **Quantifizierung der Trikuspidalklappenstenose im Doppler.**

Parameter	**Quantifizierung der Trikuspidalklappenstenose**		
	gering	**mäßig**	**schwer**
V_{mean} (m/s)	< 1	1–1,2	> 1,2
ΔP_{mean} (mmHg)	< 3	3–5	> 5
KÖF (cm^2)	> 3	< 2,5	< 1,7

Invasive Daten: Miller G. Invasive investigation of the heart. A guide to cardiac catheterization and related procedures. Oxford: Blackwell; 1989: 271-274
Echokardiografische Daten: Dennig K et al. Doppler-echokardiographische Bestimmung des Schweregrades der Trikuspidalstenose. Herz 1986; 6: 332

10

Procedere

- bei undeutlichem Doppler-Signal der TS und schwieriger Quantifizierung ggf. Gabe von Rechtsherzkontrast (s. Kap. 4.1, S. 32 ff)
- MRT
- evt. TOE zur besseren Darstellung der Klappenmorphologie
- evtl. Rechtsherzkatheter
- ggf. Valvuloplastie, Klappenersatz

Beachte

- Beurteilung der Klappenmorphologie, Größe von RA und VCI
- Quantifizierung der Stenose
- begleitende MS häufig
- ggf. nach Karzinoid suchen und an Löffler-Endokarditis denken
- keine internationalen/nationalen verlässlichen Kriterien zur OP-Empfehlung etabliert

10.7 Trikuspidalinsuffizienz

Definition:	Schlussunfähigkeit und Undichtigkeit der TK mit Rückfluss in den RA ▪ relative Form (häufig), bedingt durch RV-Dilatation unterschiedlicher Genese: pulmonale Hypertonie, MK-Vitien, PK-Vitien, dilatative Kardiomyopathie, rechtsventrikulärer Myokardinfarkt, Myokarditis, Thyreotoxikose; intakter Klappenapparat mit Reversibilität nach Rückbildung der RV-Dilatation ▪ primäre Form (selten), bedingt durch organische Klappenveränderungen chronisch oder akut auftretend, infolge rheumatischer, entzündlicher, degenerativer, traumatischer Genese, sowie auch angeboren, bei TKP, Karzinoid, und Ebstein-Anomalie;
Symptome:	bei leichter TI zumeist keine, bei ausgeprägteren Formen und zusätzlicher pulmonaler Hypertonie Zeichen der Rechtsherzinsuffizienz, Dyspnoe, Jugularvenenpulsation, in Kombination mit MK-Fehlern entsprechende Symptomatik
Auskultation:	3. HT, hochfrequentes pansystolisches Geräusch im 4. ICR rechts parasternal, bei großem RV Systolikum bis in Apex zu verfolgen, verstärkt während Inspiration
EKG:	unspezifisch, P-dextroatriale bei Vorhofbelastung rechts, evtl. inkompletter oder kompletter RSB, gelegentlich absolute Arrhythmie bei Vorhofflimmern

2-D-Echo

- Anlotung der TK im 4- und rechten 2-Kammerblick, um alle Segel darzustellen
- RA vergrößert (s. Tab. 10.**14** und Abb. 13.**1**, S. 167)
- evtl. auch RV vergrößert (s. Tab. 10.**14**)
- bei ausgeprägt vergrößertem RV in parasternaler langer Achse auch Darstellung der TK
- Klappensegel häufig zart, evtl. prolabierend, verdickt, partiell verkalkt, bewegungseingeschränkt
- evtl. paradoxe Septumbewegung durch Volumenbelastung des RV
- Klappenring ggf. dilatiert (> 3 cm)
- bei schwerer TI dilatierte und/oder starre VCI (s. Tab. 10.**14**) und dilatierte Lebervenen

M-Mode

- bei schwerer TI evtl. abgeflachte bis paradoxe Septumbewegung und RV-Dilatation durch Volumenbelastung des RV (s. Tab. 10.**14**, s.a. Abb. 13.**2**, S. 167)
- bei schwerer TI dilatierte und/oder starre VCI (s. Abb. 22.**4**, S. 240) und dilatierte Lebervenen

Doppler

- Darstellung des Insuffizienzjets und Schweregradbestimmung mittels Farb- und CW- Doppler in mindestens 2 verschiedenen Ebenen
- Farb-Doppler:
  - zunächst Orientierung über Flussverhältnisse
  - Semiquantifizierung der TI mittels Farb-Doppler nach verschiedenen Methoden möglich:
    - Jetfläche
    - V. contracta (Breite des Insuffizienzjets direkt in Klappenebene)
    - PISA-Radius: Radius der „proximal isovelocity surface area" (r), zur Bestimmung Alias-Grenze zu niedriger Geschwindigkeit verschieben (24–58 m/s) (s. Abb. 10.**27**, S. 94 und Tab. 10.**10**, S. 94)
- PW-Doppler:
  - bei deutlicher TI Geschwindigkeit des TK-Flusses erhöht
  - Lebervenenfluss verändert: je nach Schweregrad überwiegend systolisch, abgeflacht oder systolische Flussumkehr (normales Flussprofil s. Abb. 1.**41**, S. 19)
- CW-Doppler:
  - Semiquantifizierung der TI nach Signalintensität (s. Abb. 10.**34** und Tab. 10.**14**, s.a. analog Abb. 10.**26**, S. 93)
  - Berechnung des systolischen und mittleren PA- und RV-Drucks aus TI-Signal (s. Tab. 10.**15**, s.a. Abb. 22.**1**, S. 239, Tab. 22.**1** und Tab. 22.**2**, S. 236 und Tab. 22.**6**, S. 238)

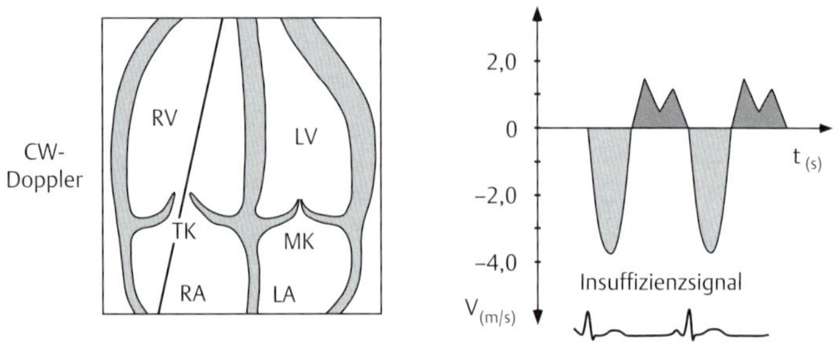

Abb. 10.**34** TI-Signal im CW-Doppler.

- bei TK-Ringdilatation und RA- und RV-Druckangleich kein oder nur geringer Druckgradient messbar und somit falsch-niedriger PA-Druck (trotz deutlicher TI im Farb-Doppler)
- bei schwierigen Ableitungsbedingungen und atypischem Jetverlauf TOE

Procedere

- bei undeutlichem Doppler-Signal der TI und schwieriger Quantifizierung ggf. Gabe von Rechtsherzkontrastmittel (s. Kap. 4.1, S. 32 ff)
- evtl. TOE zur besseren Darstellung der Klappenmorphologie und Quantifizierung der TI
- evtl. Rechtsherzkatheter
- ggf. Klappenraffung oder -ersatz (Tab. 10.**16**)

Tab. 10.**14** **Graduierung der Trikuspidalklappeninsuffizienz durch unterschiedliche echokardiografische Methoden.**

Parameter	Quantifizierung der Trikuspidalklappeninsuffizienz		
	gering	mäßig	schwer
Klappenmorphologie	normal	normal oder pathologisch	pathologisch, flail leaflet, mangelnde Koaptation
RV-/RA-Größe	normal	normal oder vergrößert	vergrößert
Vena contracta (cm)	–	≤ 0,7	> 0,7
Flussprofil der V. hepatica	überwiegend systolisch	systolische Abflachung	systolische Flussumkehr
Zentrale Jetfläche (cm^2)	< 5	5–10	> 10
PISA-Radius (cm)	< 0,5	0,6–0,9	> 0,9
CW-Signalintensität im Verhältnis zum TK-Vorwärtsfluss	schwaches Signal	mäßig intensives Signal	intensives Signal

Zoghbi WA et al. Recommendations for evaluation of the severity of native valvular regurgitation with two-dimensional and Doppler Echocardiography. J Am Soc Echo 2003; 16: 777

10

Tab. 10.**15** **Bestimmung des systolischen und mittleren RV-/PA-Drucks aus dem CW-Doppler-TI-Signal (RV-Druck = PA-Druck, wenn keine Obstruktion im RVOT oder PS) (s. a. Kap. 22, S. 235 ff).**

systolischer PA-Druck ($P_{PA\text{-}syst}$) = 4 × TI-V_{max}^2 + P_{RA}	Normalbereich: 15–30 mmHg
mittlerer PA-Druck ($P_{PA\text{-}mean}$) = 4 × TI-V_{mean}^2 + P_{RA}	Normalbereich: 12–16 mmHg
P_{RA}-Abschätzung s. Tab. 22.**6**, S. 238	Normalbereich: ≤ 5 mmHg

Tab. 10.**16** **Kriterien zur Klappenrekonstruktion, Anuloplastie oder Klappenersatz.**

- schwere primäre TI und bestehende OP-Indikation wegen MK-Erkrankungen oder anderer Vitien
- mäßiggradige TI und bestehende OP-Indikation zur MK-OP und PAP > 60 mmHg oder TK-Ringdilatation
- schwere TI und Herzinsuffizienz NYHA III/IV unter Belastung
- zunehmende Herzgröße und Herz/Thorax-Quotient > 65 %
- schwere TI und zunehmende Zyanose mit PO_2 < 80 % in Ruhe oder PO_2-Abfall auf < 80 % unter Belastung
- nicht indiziert bei asymptomatischen Patienten mit PA-Druck < 60 mmHg und normaler Mitralklappe

Bonow RO et al. ACC/AHA 2006 Guidelines for the management of patients with valvular heart disease. Circulation 2006; 114: 84-231

10

Beachte

- geringe „physiologische" TI in etwa 90 % aller Menschen nachweisbar
- Beurteilung der Klappenmorphologie, Größe von RA und RV, Zeichen der pulmonalen Hypertonie
- Semiquantifizierung der Insuffizienz, Berechnung des systolischen und mittleren RV-Drucks und Abschätzung des RA-Drucks
- verbesserte Semiquantifizierung durch Kombination von Farb-Doppler, CW-Doppler-Signalintensität
- Rechtsherzkontrast-Echokardiografie zur besseren Darstellung der TI bei verminderter Signalintensität im RA, systolischer Reflux des Kontrastmittels in VCI und Lebervenen deuten auf schwere Insuffizienz
- bei TK-Ringdilatation und RA- und RV-Druckangleich falsch-niedriger PA-Druck möglich (trotz deutlicher TI im Farb-Doppler)

10.8 Trikuspidalklappenprolaps

Definition:	Vorwölbung eines oder mehrerer Segel über den Klappenring in den RA, häufig mit MKP assoziiert, Genese vermutlich ähnlich (s. Kap. 10.5, S. 97 ff)
Symptome:	häufig keine, gelegentlich Palpitationen, Brustschmerz, Beklemmungsgefühl, Herzrasen, -stolpern
Auskultation:	mittsystolischer Klick und spätsystolisches Geräusch über Erb
EKG:	wie bei MKP häufig unauffällig, selten unspezifische Repolarisationsstörungen, evtl. SVES oder VES, gelegentlich paroxsysmale SVT

2-D-Echo

- beste Beurteilung in apikalem 4-Kammerblick: Prolaps eines oder mehrerer Klappensegel oder deren Anteile über den Klappenring hinaus (s. Abb. 10.**35**)
- TKP auch in kurzer Achse oder subkostal als Vorwölben eines oder mehrerer Segel erkennbar
- dilatierter Klappenring, vergrößerter RA bei TKP mit signifikanter TI
- häufig auch MKP

M-Mode

- TKP im M-Mode oftmals nicht gut darstellbar
- in kurzer Achse:
  - ggf. ein oder mehrere Klappensegel verdickt aufgetrieben
  - systolisch nach posterior gerichtete Bewegung des prolabierenden Segels (s. Abb. 10.**36**)
- in parasternaler langer Achse keine Darstellung der TK

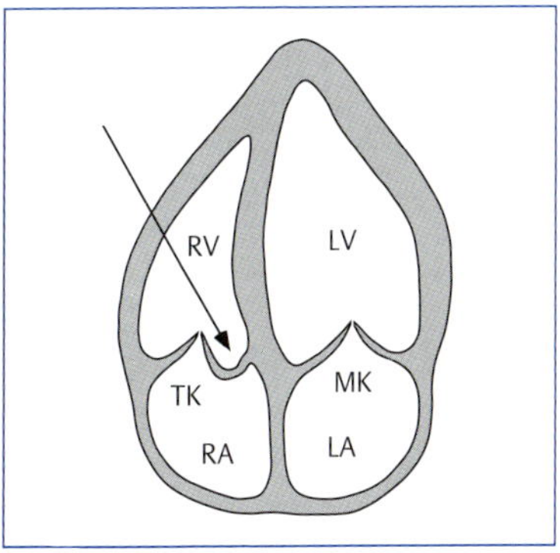

Abb. 10.**35** Prolaps des septalen TK-Segels.

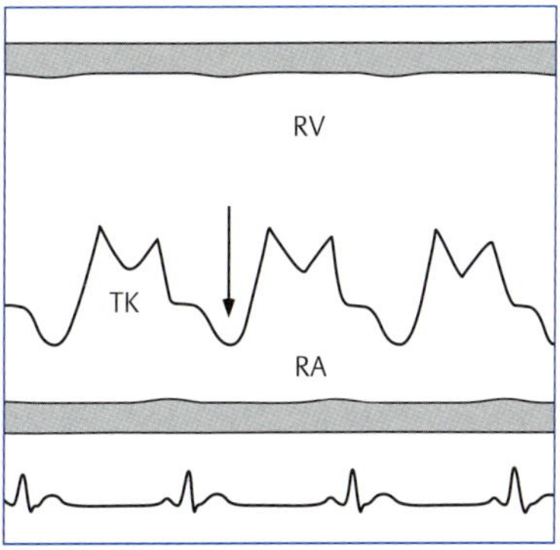

Abb. 10.**36** Systolisch prolabierendes TK-Segel im M-Mode (parasternale kurze Achse).

Doppler

- Farb-Doppler:
  - häufig hochturbulentes TI-Signal
  - typische TI-Flussablenkung (analog zum MKP):
    - bei TKP des septalen Segels Insuffizienzjet häufig zur posterolateralen RA-Wand gerichtet
    - bei TKP des ventralen Segels Insuffizienzjet häufig zum IAS gerichtet
- CW-Doppler:
  - oft schwer erfassbares TI-Signal, da großer Winkel zum Schallstrahl

Procedere

- Kontrastechokardiografie zum Nachweis oder zur verbesserten Darstellung einer TI
- evtl. TOE
- bei ausgeprägtem Prolaps mit deutlicher TI Rechtsherzkatheter
- evtl. chirurgische Korrektur oder Klappenersatz

Beachte

- häufig in Kombination mit MKP, Prolaps anderer Klappensegel
- ggf. atypische Anlotungsebenen zur Darstellung notwendig

10.9 Pulmonalklappenstenose

Definition:	Verengung der Klappenöffnung (valvulär), der RV-Ausflussbahn (subvalvulär) oder der PA (supravalvulär), fast ausschließlich angeboren oder im Rahmen komplexer Vitien, selten rheumatisch oder postendokarditisch bedingt oder im Rahmen einer Systemerkrankung (z.B. Karzinoid)
Symptome:	bei leichter Form keine, bei schwerer Form oder in Zusammenhang mit pulmonaler Hypertonie Zeichen der Rechtsherzinsuffizienz
Auskultation:	deutlich gespaltener 2. HT, raues Systolikum 2. bis 4. ICR links parasternal, lauter bei Inspiration
EKG:	Zeichen der Rechtsherzbelastung

2-D-Echo

- RV-Hypertrophie, evtl. auch Dilatation, paradoxe Septumbewegung
- Darstellungsmöglichkeit der PK in der parasternalen kurzen Achse und von subkostal:
  - Klappensegel echodicht, mit eingeschränkter bis aufgehobener Öffnungsbewegung, bei erworbener PS (selten) ggf. verkalkte Klappensegel
  - Vorwölben der Klappensegel in die PA („doming" der Segel)
  - häufig poststenotische Dilatation der PA
  - subvalvuläre Stenose häufig angeboren, im Rahmen eines komplexen Vitiums häufig mit Einengung des RVOT
  - supravalvuläre Stenose in der Regel durch Hypoplasie der PA bedingt, oftmals schwer erkennbar, besonders wenn peripher liegend

M-Mode

- RV-Hypertrophie, evtl. auch Dilatation, paradoxe Septumbewegung (s. Abb. 10.**37**)
- in der kurzen Achse (parasternal oder subkostal):
  - evtl. echodichte, selten verkalkte Klappensegel mit multiplen Parallelechos (s. Abb. 10.**38**)
  - häufig nur mediales Pulmonalsegel erfassbar
  - verzögerte bis aufgehobene Öffnungsbewegung
- PK in der langen Achse nicht anlotbar
- ggf. tiefe A-Welle durch enddiastolische Druckerhöhung im RV

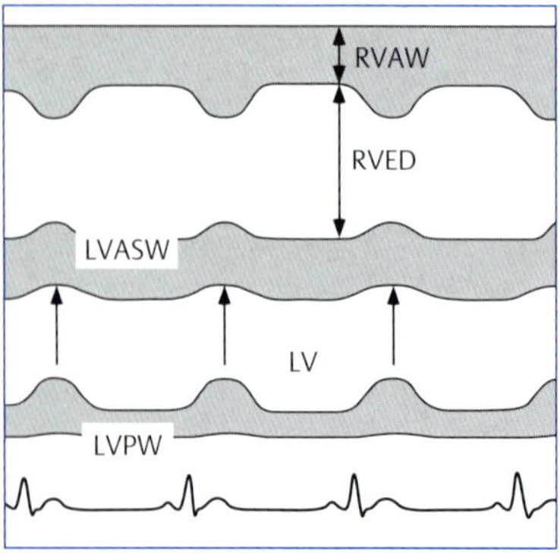

Abb. 10.**37** Dilatation und Hypertrophie des RV mit paradoxer Septumbewegung bei PS (s. Pfeile im LV).

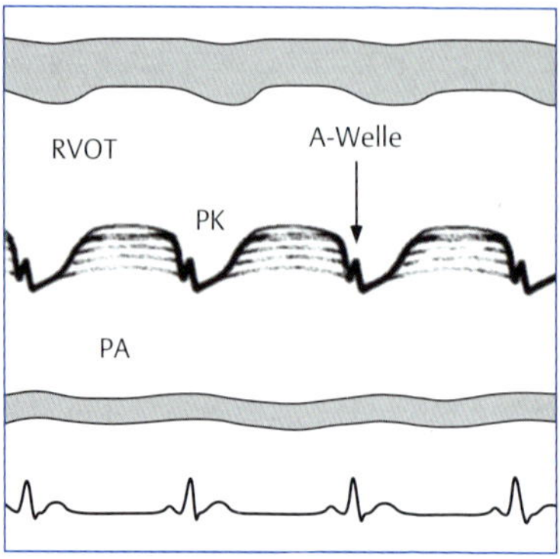

Abb. 10.**38** PS mit verdickten, bewegungseingeschränkten Klappensegeln im M-Mode (parasternale kurze Achse).

Doppler

- Farb-Doppler:
  - zunächst Orientierung über Flussverhältnisse
  - Darstellung eines turbulenten Stenoseflusses
- PW-Doppler:
  - Geschwindigkeit des Pulmonalflusses erhöht, häufig außerhalb des PW-Doppler-Messbereichs (s. Abb. 10.**39**)
  - ggf. Erfassung einer prästenotischen Geschwindigkeitsbeschleunigung oder eines turbulenten Flusses im RVOT
- CW-Doppler (s. Tab. 10.**17**):
  - V_{max} und V_{mean} erhöht
  - ΔP_{max} und ΔP_{mean} erhöht, Berechnung nach mod. Bernoulli-Gleichung (s. Abb. 10.**39**), erweiterte Bernoulli-Gleichung nehmen bei hoher V_{RVOT}
  - Berechnung der KÖF unüblich

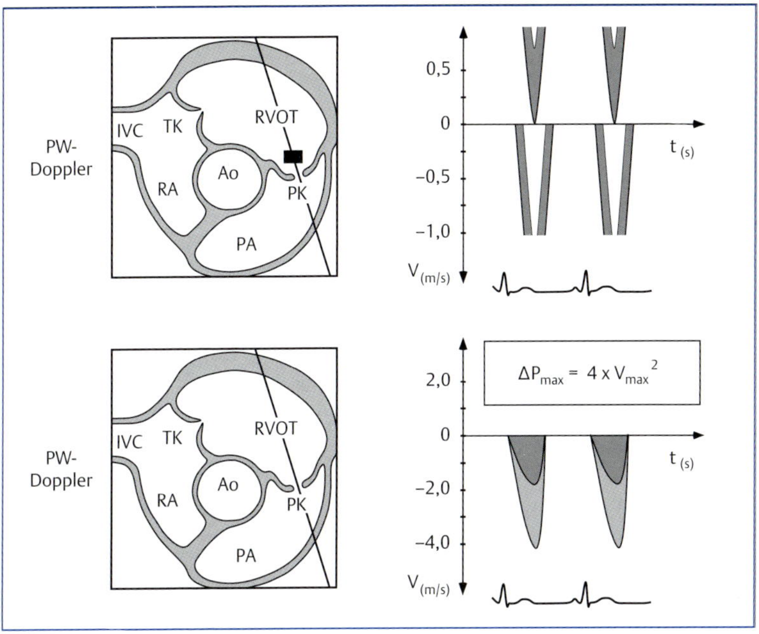

Abb. 10.**39** PS: PW-Doppler-Signal mit Aliasing (oben) und Berechnung von ΔP_{max} aus dem CW-Doppler-Signal (unten).

Tab. 10.**17** **Quantifizierung der Pulmonalklappenstenose im CW-Doppler.**

Parameter	**Quantifizierung der Pulmonalklappenstenose**			
	gering	**mäßig**	**beträchtlich**	**schwer**
V_{max} (m/s)	< 2	< 3,5	< 4,5	> 4,5
ΔP_{max} (mmHg)	< 25	25–49	50–80	> 80

Invasive Daten: Miller G. Invasive investigation of the heart. A guide to cardiac catheterization and related procedures. Oxford: Blackwell; 1989: 271-274.
Echokardiografische Daten: Nada A. Pulmonary stenosis, aortic stenosis, ventricular septal defect: Clinical course and indirect assessment. Circulation 1977; 55: 138

Procedere

- evtl. Kontrastechokardiografie
- evtl. TOE
- Rechtsherzkatheter, Pulmonalisangiografie
- ggf. Klappendilatation, selten Klappenersatz (s. Tab. 10.**18**)

Tab. 10.**18** **Indikationen zur Intervention (Valvuloplastie).**

▪ symptomatische PS mit $\Delta P > 30$ mmHg (Intervention notwendig) ▪ asymptomatische PS mit $\Delta P > 40$ mmHg (Intervention notwendig) ▪ asympotmatische PS mit ΔP 30–39 mmHg (Intervention möglich)

Bonow RO et al. ACC/AHA 2006 Guidelines for the management of patients with valvular heart disease. Circulation 2006; 114: 84-231

Beachte

- Beurteilung der Klappenmorphologie, „doming", RV-Hypertrophie
- Bestimmung von V_{max} und ΔP_{max}
- PK-Segel oft nicht gut darstellbar
- nach Ross-OP gründliche Beurteilung von Morphologie und Funktion der PK erforderlich, da Auftreten einer PS möglich

10.10 Pulmonalklappeninsuffizienz

Definition:	Schlussunfähigkeit und Undichtigkeit der PK mit Rückfluss in den RV, in erster Linie durch pulmonale Hypertonie mit Klappenringdilatation bedingt, oder rheumatisch, postendokarditisch, angeboren, nach Korrektur einer angeborenen PS oder nach Fallot-OP, im Rahmen eines Karzinoids
Symptome:	häufig keine, in schwereren Fällen und bei pulmonaler Hypertonie Zeichen der Rechtsherzinsuffizienz
Auskultation:	hochfrequentes leises Diastolikum über 2. bis 4. ICR links parasternal, lauter während Inspiration, bei deutlicher pulmonaler Hypertonie zusätzlich Graham-Steel-Geräusch
EKG:	Zeichen der Rechtsherzbelastung

2-D-Echo und M-Mode

- RV dilatiert, evtl. RV hypertrophiert
- paradoxe Septumbewegung bei Volumenbelastung des RV
- in der parasternalen und subkostalen kurzen Achse:
  - häufig keine Veränderung der Klappensegel erkennbar
  - gelegentlich PKP
  - evtl. Klappenring dilatiert
  - evtl. Flattern der TK-Segel
- in der langen Achse Anlotung der PK nicht möglich

Doppler

- Farb-Doppler:
  - zunächst Orientierung über Flussverhältnisse
  - Semiquantifizierung der PI mittels Farb-Doppler nach Jetgröße (s. Tab. 10.**19**, insgesamt wenig validierte Methode)
- PW-Doppler:
  - erhöhte Geschwindigkeit des PK-Flusses
- CW-Doppler: (s. Abb. 10.**40**)
  - bei geringer PI häufig so genannter „dip“ im Insuffizienz-Signal (bedingt durch RA-Kontraktion Anstieg des RA- und RV-Drucks), bei hohem PA-Druck kein „dip“, da durch RA-Kontraktion keine signifikante Änderung des PA/RV-Druck-Gradienten
  - Semiquantifizierung der PI nach Signal-Intensität bzw. Signal-Dezeleration (s. Tab. 10.**19**, analog Abb. 10.**26**, S. 93)
  - Bestimmung des enddiastolischen und mittleren PA-Drucks (s. Tab. 10.**20**, s.a. Abb. 22.**2**, S. 239, Tab. 22.**3** und Tab. 22.**5**, S. 236 f)

10

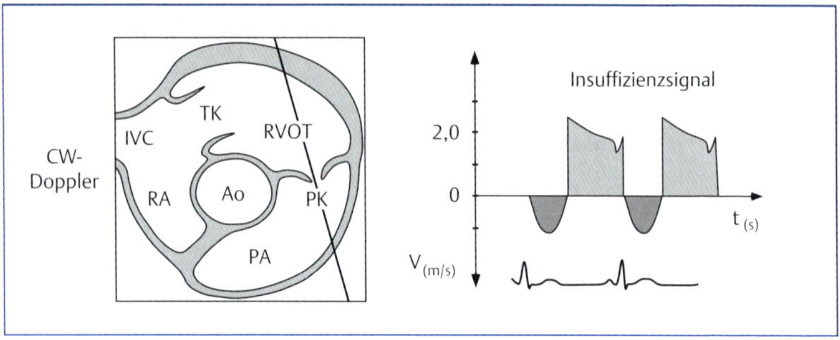

Abb. 10.**40** PI-Signal im CW-Doppler.

10

Tab. 10.**19** **Graduierung der Pulmonalklappeninsuffizienz mittels unterschiedlicher echokardiografischer Methoden.**

Parameter	Quantifizierung der Pulmonalklappeninsuffizienz		
	gering	**mäßig**	**schwer**
Klappenmorphologie	normal	normal oder pathologisch	pathologisch
RV-Größe	normal	normal oder vergrößert	vergrößert
Farb-Doppler-Jetgröße	dünn (< 10 mm) mit schmaler Vena contracta	leicht vergrößert	groß, breite Vena contracta, kurze Dauer
CW-Signalintensität im Verhältnis zum PK-Vorwärtsfluss	schwaches Signal	mäßig intensives Signal	intensives Signal
Signaldezeleration	langsam	variabel	steil, kurzes diastolisches Signal
PK-V_{max}/AoK-V_{max}	leicht erhöht	mäßig erhöht	stark erhöht

Zoghbi WA et al. Recommendations for evaluation of the severity of native valvular regurgitation with two-dimensional and Doppler echocardiography. J Am Soc Echo 2003; 16: 777

Tab. 10.**20** **Bestimmung des enddiastolischen und mittleren PA-Drucks aus dem CW-Doppler-PI-Signal (RV-Druck = PA-Druck, wenn keine Obstruktion im RVOT oder PS) (s. Kap. 22, S. 235 ff)**

enddiastolischer PA-Druck ($P_{PA\text{-}ED}$) = $4 \times PI\text{-}V_{ED}^2 + P_{RA}$	Normalbereich: 6–10 mmHg
mittlerer PA-Druck ($P_{PA\text{-}mean}$) = $4 \times PI\text{-}V_{ES}^2 + P_{RA}$	Normalbereich: 12–16 mmHg
P_{RA}-Druckabschätzung s. Tab. 22.**6**, S. 238	Normalbereich: ≤ 5 mmHg

Procedere

- evtl. TOE, insbesondere bei schwierigen Ableitungsbedingungen
- Kontrastechokardiografie zur besseren Darstellung der PI
- evtl. MRT, Rechtsherzkatheter, Pulmonalisangiografie
- ggf. Klappenraffung, -ersatz

Beachte

- geringe physiologische PI in etwa 85 % aller Menschen nachweisbar
- Beurteilung von Klappenmorphologie, RV-Größe, pulmonale Hypertonie
- Semiquantifizierung der Insuffizienz, Berechnung der PA-Drücke
- Semiquantifizierung der PI zur Kombination verschiedener Doppler-Methoden
- Indikationen zur OP wenig validiert
- nach Ross-OP gründliche Beurteilung von Morphologie und Funktion der PK erforderlich, da Auftreten einer PI möglich

10.11 Endokarditis

Definition:	infektiöse und nichtinfektiöse Entzündung des Endokards mit Bevorzugung der Herzklappen; akuter Verlauf bei Infektion einer unveränderten Herzklappe mit stark virulenten Keimen, subakuter Verlauf bei Infektion einer rheumatisch vorgeschädigten Herzklappe, bei Patienten mit prothetischen Herzklappen, ausgeprägtem MKP oder anderen angeborenen Klappenveränderungen, Kardiomyopathien, Piercing oder Tätowierung, intravenösem Drogenabusus, zentralen Venenzugängen; zur Verbesserung der Sensitivität und Spezifität bei der Diagnosestellung einer Endokarditis Anwendung der Duke-Kriterien (s. Tab. 10.**24**, S. 120)
Symptome:	zunächst unspezifisch: Müdigkeit, Nachtschweiß, Gewichtsverlust; subfebrile Temperaturen, im Verlauf hohes Fieber, Schüttelfrost, Gelenk- und Muskelschmerzen, Zeichen der Herzinsuffizienz, Kopfschmerzen, evtl. neurologische Symptome; andere Zeichen: Splenomegalie, Petechien, Osler splits, Mikroembolien
Auskultation:	nahezu immer (99 %) Herzgeräusche nachweisbar, entweder neu aufgetretene, systolische und/oder diastolische Geräusche oder Änderung eines vorbestehenden Geräuschs
EKG:	keine oder unspezifische Erregungsausbreitungsstörungen

2-D-Echo

- an betroffener Klappe unscharfe, unregelmäßig konturierte flatternde Strukturen an einem oder mehreren Segeln haftend, häufig im Gegensatz zu älteren, sklerotisch bedingten oder organisierten Auflagerungen sehr flaue Darstellung mit einzelnen flottierenden Anteilen (s. Abb. 10.**41**)
- auch perivalvuläre Strukturen betroffen, gelegentlich entlang des Insuffizienzjets
- an implantiertem Material (z.B. Klappenprothesen, Schrittmacher-Kabel, ICD-Kabel, zentralvenöse Zugänge, Conduits)
- räumliche Zuordnung und Größenangabe
- Befall der MK und TK häufiger auf der atrialen Seite, Befall der AoK und PK häufiger auf der ventrikulären Seite
- Abszesse ggf. nachweisbar als rundliche echoarme oder -freie Hohlräume in Klappenringnähe, im Bereich des Septums oder der Aortenwurzel
- bei Insuffizienz der betroffenen Klappe Dilatation der entsprechenden Herzhöhlen

- bei Verdacht auf Vorliegen einer TK-Endokarditis Anlotung des 4- und rechten 2-Kammerblicks mit Darstellung aller TK-Segel (posteriores TK-Segel nur im rechten 2-Kammerblick erkennbar)
- endokarditische Auflagerungen auf künstlichen Herzklappen häufig schwierig zu erkennen, evtl. instabile, wenig öffnende, auffällig mobile Klappenprothese mit pathologischem Bewegungsmuster

M-Mode

- unscharfe, unregelmäßig konturierte flatternde Strukturen systolisch und/oder diastolisch an Klappenechos, gelegentlich fahnenartige Echos
- oftmals noch normale Beweglichkeit der betroffenen Klappe
- an AoK diastolisch verdickte Segel, gelegentlich flatternd, häufig erst sicher erkennbar, wenn Auflagerungen diastolisch in den LVOT prolabieren oder ventrikelwärts gewachsen sind (s. Abb. 10.**42**)
- an MK verschwommene, unregelmäßig verdickte Segel, multiple Echos, diastolisches grobes Flattern, gelegentlich Prolabieren der Segel
- bei bedeutsamer Klappeninsuffizienz entsprechende Zeichen der Volumenbelastung
- bei Verdacht auf Endokarditis mehrfache Anlotung der verdächtigen Klappe, auch aus untypischen Anlotungswinkeln
- endokarditische Auflagerungen der TK und PK häufig schwer erfassbar

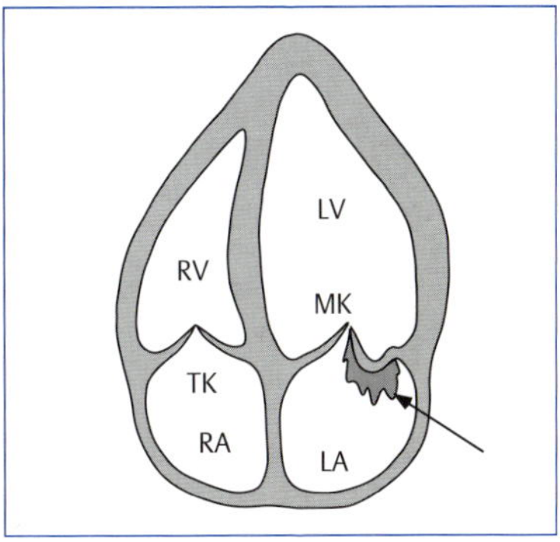

Abb. 10.**41** Endokarditische Klappenvegetation auf dem posterioren MK-Segel bei MKP.

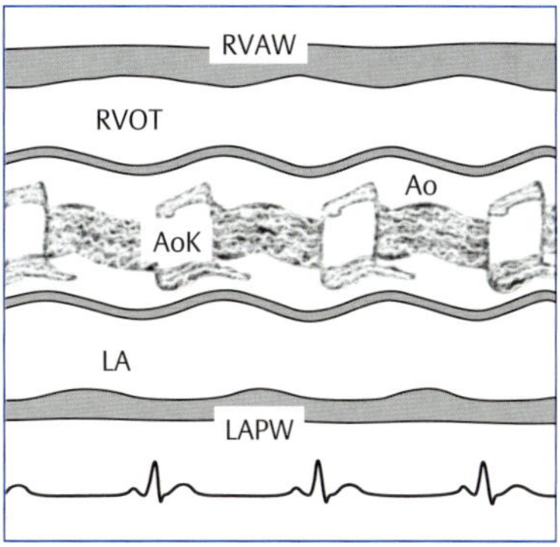

Abb. 10.**42** Endokarditische Auflagerungen auf der AoK im M-Mode.

Doppler

- Nachweis einer Insuffizienz der betroffenen Klappe mit PW-, CW- und Farb-Doppler, entsprechende Semiquantifizierung sinnvoll für Verlaufskontrollen
- bei Verdacht auf Abszess Flussverhältnisse in diesem Bereich prüfen, evtl. turbulenter Fluss mit Farb-Doppler nachweisbar

Tab. 10.**21** **Vergleich der Sensitivität und Spezifität von TTE und TOE bei Endokarditis.**

	Sensitivität (%)		Spezifität (%)	
	TTE	TOE	TTE	TOE
Nativklappenendokarditis	44	94	98	100
Klappenprothesenendokarditis	57	86	63	88

Shively BK et al. Diagnostic value of transesophageal compared with transthoracic echocardiography in infective endocarditis. J Am Coll Cardiol 1991; 18: 391-397
Daniel W et al. Comparison of transthoracic and transesophageal echocardiography for detection and abnormalities of prosthetic and bioprosthetic valve in the mitral and aortic positions. Am J Cardiol 1993; 71: 210-15

Mögliche Komplikationen

- Ausbildung von Abzesshöhlen
- Aneurysmaausbildung der Klappensegel
- Perforation der Klappensegel
- Größenzunahme der Vegetation, evtl. mit Embolie
- Auftreten einer Links- oder Rechtsherzinsuffizienz

Procedere

- TOE (2-D/3-D)
- ggf. Klappenrevision oder -ersatz (s. Tab. 10.**22**)

Tab. 10.**22** **Kriterien zur operativen Intervention.**

- mäßig bis schwere Herzinsuffizienz durch Klappendysfunktion
- instabile Prothese
- perivalvuläre Ausdehnung der Infektion: destruierende penetrierende Läsionen (Segelperforationen, Fistelbildung, Abszesse)
- Vegetationsgröße > 10 mm mit/ohne Embolien
- unkontrollierte Infektion (trotz effektiver Therapie persistierende Vegetation oder Größenzunahme, rezidivierende Embolien
- Rezidiv nach adäquater antibiotischer Therapie

Bonow RO et al. ACC/AHA 2006 Guidelines for the management of patients with valvular heart disease. Circulation 2006; 114: 84-231

Tab. 10.**23** **Indikationen zur Endokarditisprophylaxe**

- Patienten mit Klappenprothesen (mechanisch, biologisch)
- Patienten mit rekonstruierten Herzklappen unter Verwendung von Fremdmaterial in den ersten 6 Monaten nach Operation
- Patienten nach stattgehabter Endokarditis
- Patienten nach Herztransplantation und Auftreten eines Klappenfehlers
- Patienten mit angeborenen Herzfehlern:
  - nicht operierte zyanotische Herzfehler
  - pallitativ operierte Herzfehler mit systemisch-pulmonalem Shunt
  - operierte Herzfehler mit Conduits oder mit residuellen Defekten an oder in der Nachbarschaft prothetischer Patches oder Prothese
  - operierte/interventionell behandelte Herzfehler mit implantiertem Fremdmaterial für 6 Monate nach Eingriff

Guidelines on Prevention, Diagnosis and Treatment of Infective Endocarditis: ESC Clinical Practice Guidelines 2009. Eur Heart J 2009; 30: 2369-2413

Beachte

- bei Verdacht immer TOE durchführen (s. Tab. 10.**21**)
- für den Nachweis einer Endokarditis Duke-Kriterien anwenden (s. Tab. 10.**24**)
- Nachweis, räumliche Zuordnung und Größenangabe der Auflagerung; Insuffizienznachweis und Semiquantifizierung
- endokarditische Auflagerungen erst ab einer Größe von 3 mm sicher im Echobild erkennbar
- Sensitivität im 2-D-Echo niedriger als im M-Mode, daher bei unklaren Strukturen immer auch M-Mode anwenden
- bei größeren Vegetationen häufiger Embolien bzw. Komplikationen
- an TK und PK häufig größere Vegetationen
- oft falsch positive, aber auch falsch negative Befunde bei rheumatisch, sklerotisch oder thrombotisch veränderten Klappensegeln
- Differenzierung zwischen frischen und älteren Vegetationen schwer möglich, häufig nur in direktem Vergleich mit Voruntersuchungen
- Differenzierung zwischen myxomatös veränderten Segeln und endokarditischen Auflagerungen oft schwierig und häufig nur durch TOE zu klären
- erhöhtes Endokarditisrisiko bei Marfan-Syndrom, VSD, Aortenisthmusstenose, offener DB, MK-, PK- und Aok-Vitien, Klappenprothesen, i.v.-Drogenabhängigkeit, Piercing, Tätowierung
- bei Patienten mit intravenösem Drogenabusus oder liegendem zentralen Venenkatheter häufiger Befall der TK oder PK
- kurzfristige Kontrollen durchführen

Tab. 10.**24** **Endokarditisdiagnosekriterien nach Duke.**

Beurteilung	Kriterien
Sichere Diagnose	pathologische Kriterien: ▪ direkter Keimnachweis in Vegetation, intrakardialem Abszess oder embolisierter Vegetation (kulturell oder histologisch) *oder* ▪ histologischer Nachweis einer aktiven Endokarditis
	klinische Kriterien: ▪ 2 Hauptkriterien *oder* ▪ 1 Hauptkriterium und 3 Nebenkriterien *oder* ▪ 5 Nebenkriterien
Verdachts-diagnose	▪ 1 Haupt- und 1 Nebenkriterium *oder* ▪ 3 Nebenkriterien
Klinische Hauptkriterien	positive Blutkulturen*
	echokardiografische Kriterien: ▪ Nachweis einer endokarditischen Klappenauflagerung oder eines Abszesses ▪ neu aufgetretene Nahtdehiszenz einer Klappenprothese ▪ neu aufgetretene Klappeninsuffizienz (oder Verstärkung/Änderung des Geräuschcharakters)
Klinische Nebenkriterien	▪ prädisponierende Herzerkrankungen wie rheumatisch vorgeschädigte Herzklappe, MKP oder VSD oder intravenöser Drogenabusus ▪ Fieber von > 38°C ▪ vaskuläre Erscheinungen (z.B. septische Embolien) ▪ immunologische Veränderungen (z.B. Glomerulonephritis, Osler splits) ▪ echokardiografische Veränderungen, anders als unter „Hauptkriterien" beschrieben (z.B. LV- oder LA-Vergrößerung) ▪ serologischer Nachweis typischer Endokarditiserreger ▪ positive Blutkulturen, anders als unter „Hauptkriterien" beschrieben

** Nachweis von typischen Mikroorganismen in 2 separaten Blutkulturen oder wiederholt positive Blutkulturen im Abstand von mehr als 12 h oder 3 positive Blutkulturen bzw. die Mehrzahl von 4 oder mehr Blutkulturen positiv, wenn der Abstand zwischen der ersten und der letzten > 1 h beträgt.*

Modifiziert nach Durack DT et al. New criteria for diagnosis of infective endocarditis: utilization of specific echocardiographic findings. Am J Med. 1994; 96: 200-209

10.12 Herzklappenersatz

Definition: chirurgischer oder interventioneller Ersatz einer nativen Herzklappe durch eine Bioprothese oder eine mechanische Prothese bei Vorliegen einer Klappenstenose oder -insuffizienz oder anderer Klappenveränderungen oder bei Endokarditis

Bioprothesen (chirurgisch):

- Autograft: Klappenersatz aus patienteneigenem Gewebe
- Homograft: Klappenersatz aus Gewebe eines anderen Menschen
- Heterograft: Klappenersatz aus tierischem Gewebe
- gerüstragende Bioprothesen:
  - Schweineklappen (z.B. Hancock, Carpentier-Edwards, Xenomedics)
  - Rinderklappen (z.B. Carpentier-Edwards, Ionescu-Shiley, Mitroflow, Carbomedics)
- gerüstfreie Bioprothesen (z.B. Medtronic Freestyle Stentless, Edwards PRIMA Stentless, Biocor Stentless

mechanische Prothesen (chirurgisch):

- Kugelkäfigprothesen (z.B. Starr-Edwards, Smetloff-Cutter)
- Kippscheibenprothesen (z.B. Bjork-Shiley, Medtronic-Hall, Omniscience, Omnicarbon, Lillehei-Kaster)
- Doppelflügelprothesen (z.B. St. Jude Medical, Duromedics, Medtronic-Hall, Tekna, Carbomedics)

Stent-Prothesen, TAVI (interventionell):

- z.B. Corevalve, Edwards (in der Evaluierungsphase)

2-D-Echo

- Bestimmung der Größenverhältnisse aller Herzhöhlen
- Beurteilung der Kontraktilität und der globalen LV-Funktion
- Beurteilung der RV-Funktion
- Ausschluss von Thromben und Perikarderguss
- Beurteilung zunächst der nativen Herzklappen hinsichtlich Morphologie und Klappenbeweglichkeit, dann der Klappenprothese (s. Abb. 10.**43**, Abb. 10.**44**, Abb. 10.**45**)
- bei mechanischen Klappenprothesen eingeschränkte Beurteilbarkeit aufgrund von Reverberationen (Wiederholungsechos)
- bei Beurteilung der Klappenprothese speziell achten auf:
  - Klappenposition
  - Beweglichkeit der Klappensegel
  - Auflagerungen (endokarditische/thrombotische)
  - Verdickungen oder Verkalkungen der Klappensegel bei Bioprothesen

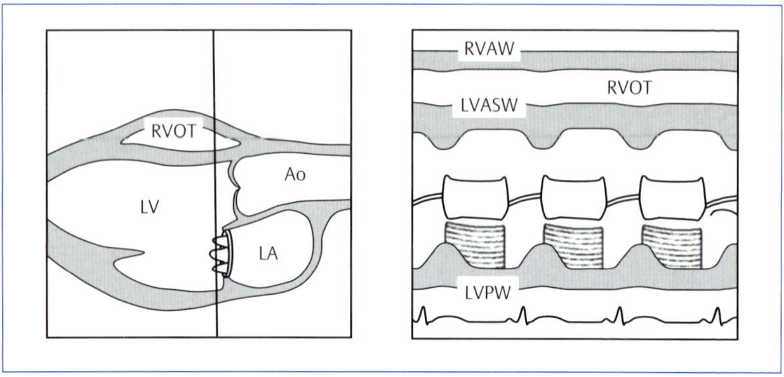

Abb. 10.**43** Bioprothese in Mitralposition.

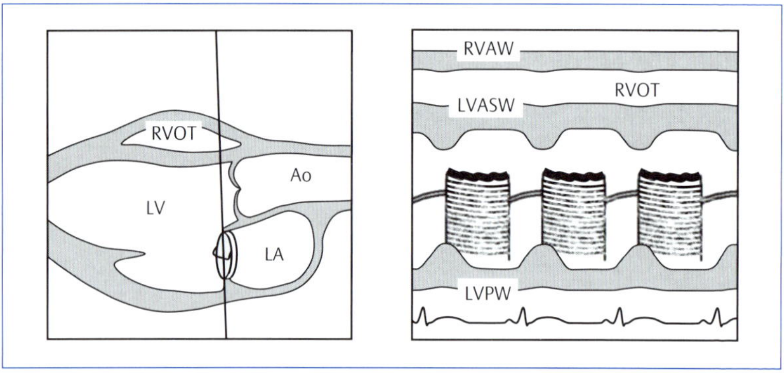

Abb. 10.**44** Kippscheibenprothese in Mitralposition.

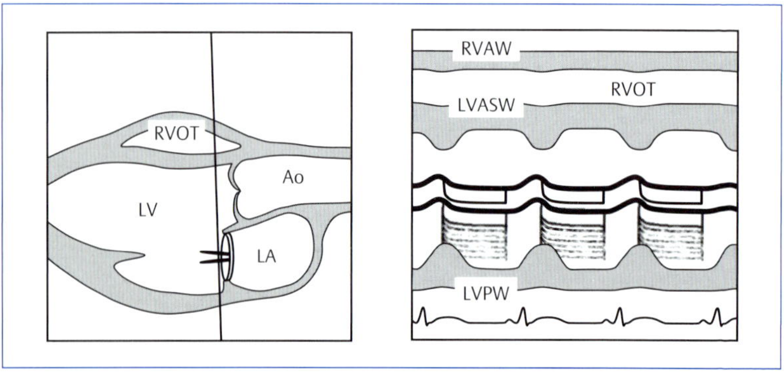

Abb. 10.**45** Doppelflügelprothese in Mitralposition.

M-Mode

- ähnliche Aussagen wie 2-D Echo, aber exaktere Beurteilung der Öffnungs- und Schließungsbewegung, besonders im Verlauf wertvoll (s. Abb. 10.**43**, Abb. 10.**44** und Abb. 10.**45**)

Doppler

- an fast allen Prothesen geringe Regurgitation nachweisbar (Normalbefund)
- Farb-Doppler
  - zunächst Orientierung über Flussverhältnisse
  - Nachweis und ggf. Semiquantifizierung einer Protheseninsuffizienz, bei mechanischen Prothesen in Mitralposition Protheseninsuffizienz, bedingt durch Reflexion des Prothesenrings, oft nicht erkennbar
  - Absuchen der Klappenprothesenumgebung nach paravalvulärem Leck
  - bei allen Aortenklappenprothesen Protheseninsuffizienz und paravalvuläres Leck gut an diastolischen Turbulenzen im LVOT erkennbar
  - bei mechanischem MKE- und TKE Farb-Doppler von apikal wegen Signalabschwächung durch Prothesenring wenig hilfreich (häufig Farbartefakte, evtl. totale Signalauslöschung)
  - nach TAVI häufig 2 geringe paravalvuläre Lecks
- PW-Doppler
  - Bestimmung der Flussgeschwindigkeiten an den nativen Herzklappen und im LVOT
  - Erfassung von Insuffizienzsignalen bei mechanischen Prothesen
  - Bestimmung der PHT bei MKE und TKE
- CW-Doppler
  - Bestimmung des ΔP_{max} und ΔP_{mean} an der Prothese (gleiches Vorgehen wie bei Nativklappen)
  - Berechnung der effektiven MKE/AKE-Öffnungfläche (s. Tab. 25.**13**, S. 270) nach der Kontinuitätsgleichung (ähnliches Vorgehen wie bei Nativklappen, s. Tab. 25.**8**, S. 267)
  - an nahezu allen Klappenprothesen erhöhte Flussgeschwindigkeiten, abhängig von Klappentyp, -größe und -position, besonders bei kleinen Prothesengrößen (in AoK-Position ≤ 25 mm, in MK-Position ≤ 28 mm) (s. Tab. 10.**25**)

Tab. 10.**25** **Interpretation von erhöhten Flussgeschwindigkeiten bei Klappenprothesen.**

	Obstruktion	Insuffizienz	Erhöhtes HZV
MK-Prothesen			
PHT (ms)	↑	↔ ↓	↔
V_{LVOT} (m/s)	↔ ↓	↓	↑
AoK-Prothesen			
MK-Einstrom	↔	↔ ↓	↑
V_{LVOT} (m/s)	↔ ↓	↑	↑

Modifiziert nach: Oh JK et al. The Echo Manual. Philadelphia: Lippincott, Williams & Wilkins; 1999

Tab. 10.**26** **Größe von physiologischen Insuffizienzjets an Klappenprothesen.**

Parameter	AoK-Prothesen	MK-Prothesen
Fläche des Insuffizienzjets (cm^2)	< 1	< 2
Länge des Insuffizienzjets (cm)	< 1,5	< 2,5

Modifiziert nach: Oh JK et al. The Echo Manuel. Philadelphia: Lippincott, Williams & Wilkins; 1999

Tab. 10.**27** **Charakteristische Regurgitationsmuster in Abhängigkeit vom Klappentyp.**

- 3 Jets (2 lateral, 1 zentral) für Doppelflügelprothesen (z.B. Duromedics, St. Jude)
- 2 Jets (ungleich) für Kippscheibenprothesen (z.B. Bjork-Shiley)
- 2 Jets (lateral gelegen) für Kugelprothesen (z.B. Starr-Edwards)
- 1 Jet (zentral) für Medtronic-Hall

Mögliche Komplikationen

- Insuffizienz (zentral oder paravalvuläres Leck) (s. Tab. 10.**28**)
- Klappendehiszenz
- Obstruktion durch thrombotische oder endokarditische Auflagerungen
- Abszessbildung
- Verkalkung, Fibrosierung, Degeneration bis zur Stenose bei Bioprothesen

Tab. 10.**28** **Kriterien für eine schwere Protheseninsuffizienz.**

Klappentyp	Insuffizienzkriterien
AoK-Prothesen	▪ PHT ≤ 250 ms ▪ restriktives MK-Flusssignal ▪ holodiastolisches Rückflusssignal in der Aorta descendens ▪ Regurgitationsfraktion ≥ 55 %
MK-Prothesen	▪ V_{max-E} ≥ 5 m/s ▪ intensives MI-CW-Doppler-Signal ▪ Regurgitationsfraktion ≥ 55 % ▪ effektive Regurgitationsfläche ≥ 0,35 cm^2 ▪ systolische Flussumkehr im PV-Signal

Modifiziert nach: Oh JK et al. The Echo Manual. Philadelphia: Lippincott, Williams & Wilkins; 1999

Kontrolluntersuchungen

- unmittelbar nach operativem Eingriff erste Doppler-Kontrolle der Prothesenfunktion, bei auffälligem Befund TOE
- zweite Kontrolle nach ca. 4 Wochen
- im Verlauf regelmäßige zunächst halbjährliche, dann jährliche Verlaufskontrollen
- Kenntnis über Klappentyp, -größe und -position notwendig (s. Tab. 10.**29**, Tab. 10.**30**)
- vor Untersuchung Auskultation, Blutdruck- und Pulsmessung
- Dokumentation und Vergleich der Befunde wichtig für Verlauf

Tab. 10.**29** **Klappenersatz in Aortenposition.**

Bioprothesen	**Carpentier-Edwards**	**Hancock**	**Mitroflow**
V_{max} (m/s)	2,37 ± 0,46	2,38 ± 0,35	2,0 ± 0,71
ΔP_{max} (mmHg)	23,18 ± 8,72	23,0 ± 6,71	17,0 ± 11,31
ΔP_{mean} (mmHg)	14,4 ± 5,7	11,0 ± 2,29	10,8 ± 6,51
Stentless Bioprothesen (25 mm)	**Biocor Stentless**	**Toronto Porcine**	
V_{max} (m/s)	2,8 ± 0,5	1,74 ± 1,19	
ΔP_{max} (mmHg)	28,65 ± 6,6	38,6 ± 11,70	
ΔP_{mean} (mmHg)	17,72 ± 6,35	24,0 ± 4,0	
mechanische Prothesen	**St. Jude Medical**	**Bjork-Shiley**	**Starr-Edwards**
V_{max} (m/s)	2,37 ± 0,27	2,62 ± 0,42	3,1 ±0,47
ΔP_{max} (mmHg)	25,5 ± 5,12	23,8 ± 8,80	38,6 ±11,70
ΔP_{mean} (mmHg)	12,5 ± 6,35	14,3 ± 5,25	24,0 ±4,0

Reisner S et al. Normal values of prosthetic valve Doppler echocardiographic parameters: A review. J Am Soc Echo. 1988; 1: 201

10

Tab. 10.**30** **Klappenersatz in Mitralposition.**

Bioprothesen	**Hancock**	**Carpentier-Edwards**	**Ionescu-Shiley**
V_{max} (m/s)	1,54 ± 0,26	1,76 ± 0,24	1,46 ± 0,27
ΔP_{max} (mmHg)	9,70 ± 3,20	12,49 ± 3,64	8,53 ± 2,91
V_{mean} (m/s)	1,07 ± 0,25	1,26 ± 0,23	0,90 ± 0,19
ΔP_{mean} (mmHg)	4,29 ± 2,14	6,48 ± 2,12	3,28 ± 1,19
PHT (ms)	128,6 ± 30,9	89,8 ± 25,4	93,3 ± 25,0
mechanische Prothesen	**St. Jude Medical**	**Bjork-Shiley**	**Starr-Edwards**
V_{max} (m/s)	1,56 ± 0,29	1,61 ± 0,30	1,88 ± 0,40
ΔP_{max} (mmHg)	9,98 ± 3,62	10,72 ± 2,74	14,56 ± 5,50
V_{mean} (m/s)	0,88 ± 0,19	0,84 ± 0,24	1,07 ± 0,28
ΔP_{mean} (mmHg)	3,49 ± 1,34	2,90 ± 1,61	4,55 ± 2,40
PHT (ms)	76,5 ± 17,10	90,2 ± 22,40	109,5 ± 26,60

Reisner S et al. Normal values of prosthetic valve Doppler echocardiographic parameters: A review. J Am Soc Echo 1988; 1: 201

Beachte

- bei Doppelflügelprothesen und Kippscheibenprothesen je nach Messort in der zentralen oder lateralen Öffnung unterschiedliche Geschwindigkeiten/Druckgradienten möglich
- Klappenringe und bewegliche Prothesenanteile bei mechanischen Prothesen echodicht, daher störende Reverberationen
- ΔP abhängig von Prothesentyp, Prothesengröße, Flussrate und Herzfrequenz (bei niedriger Herzfrequenz an AKE höhere Druckgradienten, bei hoher Herzfrequenz an MKE niedrigere Druckgradienten)
- erhöhter Druckgradient möglich durch „mismatch" (intakte Prothese, aber zu klein in Relation zur Herzgröße)
- die Berechnung der KÖF mittels Druckhalbwertzeit-Formel nicht validiert, daher nur Angabe der PHT sinnvoll
- bei neueren gerüstfreien Bioprothesen niedrigere Flussgeschwindigkeiten und Gradienten; bisher überwiegend in Aortenposition eingesetzt, echokardiografisch von einer Nativklappe kaum zu unterscheiden
- Differenzierung paravalvuläres Leck und physiologische Regurgitation häufig schwierig
- bei Verdacht auf Prothesendysfunktion oder andere o.g. Komplikationen TOE oder Durchleuchtung
- Veränderungen in Verlaufskontrollen entscheidend
- bei Z.n. TAVI häufig 2 geringe paravalvuläre Lecks nachweisbar
- Kontrolle der Klappenprothesenfunktion und Dokumentation der Messwerte unmittelbar nach OP, nach 4 Wochen und 6 Monaten, dann jährliche Kontrollen

11 Kardiomyopathien

Tab. 11.1 **WHO-Klassifikation der Kardiomyopathie.**

Kardiomyopathien	Charakteristika
Dilatative Kardiomyopathien (DCM)	Kardiale Dysfunktion bei links- oder biventrikulärer Dilatation
Hypertrophe Kardiomyopathien (HCM)	Links- oder biventrikuläre Hypertrophie, typischerweise asymmetrisch (Unterscheidung zwischen obstruktiver und nichtobstruktiver Form)
Restriktive Kardiomyopathien (RCM)	Restriktive Füllung und erhöhter diastolischer Druck eines oder beider Ventrikel bei nahezu normaler linksventrikulärer Funktion; Ursachen: ▪ Amyloidose ▪ Hämochromatose/Hämosiderose ▪ Endocarditis fibroplastica (Löffler) ▪ Karzinoid
Arrhythmogene rechtsventrikuläre Kardiomyopathie (ARVC)	Fokaler oder ausgedehnter fibrolipomatöser Umbau v.a. des rechten Ventrikels, selten auch Befall des linken Ventrikels
Unklassifizierte Kardiomyopathien	Seltene Kardiomyopathieformen, die mit keiner der oben genannten Kardiomyopathieformen vereinbar sind, z.B. Fibroelastose oder Non-compaction-Kardiomyopathie

Tab. 11.1 **WHO-Klassifikation der Kardiomyopathie (Fortsetzung).**

Kardiomyopathien	Charakteristika
Spezifische Kardiomyopathien	▪ Inflammatorische Kardiomyopathie (DCMi): wie DCM, aber mit Nachweis einer Entzündungsreaktion ▪ Ischämische Kardiomyopathie: wie DCM, bedingt durch koronare Herzkrankheit ▪ Hypertensive Kardiomyopathie: Bild der DCM oder RCM auf dem Boden einer langjährigen arteriellen Hypertonie ▪ Valvuläre Kardiomyopathie: Bild der DCM oder RCM, bedingt durch schwere Herzklappenfehler ▪ Metabolische Kardiomyopathie: bedingt durch Erkrankungen des endokrinen Systems (Diabetes mellitus, Thyreotoxikose, Hypothyreose, Phäochromozytom, Akromegalie), Speichererkrankungen (Amyloidose, Glykogenspeichererkrankungen, Hämochromatose, Morbus Fabry, Morbus Niemann-Pick) oder Mangelerkrankungen (Anämie, Magnesiummangel, Selenmangel , Kwashiorkor, Beriberi) ▪ Toxische Kardiomyopathie: bedingt durch Alkohol, Zytostatika, Strahlentherapie oder Katecholamine ▪ Schwangerschaftskardiomyopathie ▪ Weitere Erkrankungen, die mit einer Kardiomyopathie einhergehen können: Systemerkrankungen (rheumatoide Arthritis, Sklerodermie, Dermatomyositis, Lupus erythematodes, Leukämie), muskuläre oder neuromuskuläre Erkrankungen

Richardson P et al. Report of the 1999 World Health Organisation/International Society and Federation of Cardiology Task Force on the definition and classification of cardiomyopathies. Circulation 1996; 93: 841-842

11.1 Dilatative Kardiomyopathie

Definition:	Dilatation einer oder beider Ventrikel mit eingeschränkter systolischer und diastolischer Funktion. Genese: idiopathisch, toxisch, metabolisch, infektiös, ischämisch, nach Chemotherapie (s. Tab. 11.**1**).
Symptome:	in der Regel abhängig vom Ausmaß der Ventrikeldilatation und -dysfunktion, häufig Müdigkeit, Schwäche, Luftnot. Zunächst Zeichen der linksventrikulären, später der rechtsventrikulären Herzinsuffizienz, Brustschmerz
Auskultation:	evtl. Galopprhythmus, systolische Geräusche, bedingt durch MI- oder TI
EKG:	ggf. Sinustachykardie, LSB, AV-Blockierungen, unspezifische Repolarisationsstörungen, supraventrikuläre und ventrikuläre Herzrhythmusstörungen, absolute Arrhythmie bei Vorhofflimmern

2-D-Echo

- Dilatation von LV und häufig auch RV, evtl. vergrößerter LA und RA (s. Abb. 11.**1** und Abb. 11.**2**)
- verminderte Wanddicken
- regional oder global eingeschränkte LV-Kontraktilität mit Betonung inferoseptal
- häufig Schaukelbewegung des LV (s. Abb. 23.**1**, S. 243)

11

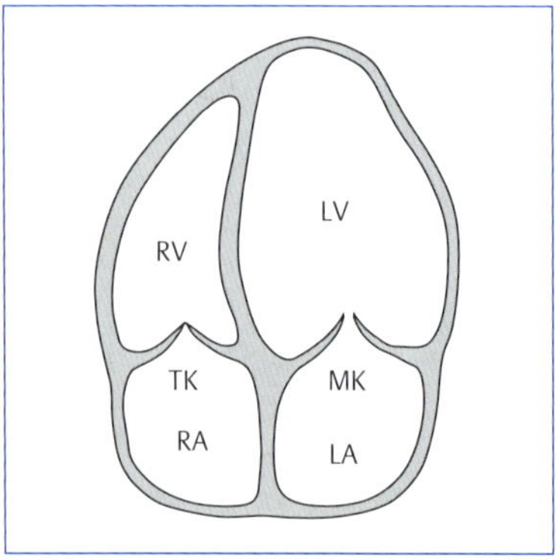

Abb. 11.**1** Deutliche Dilatation des LV und mäßige Dilatation von RV, LA und RA bei DCM.

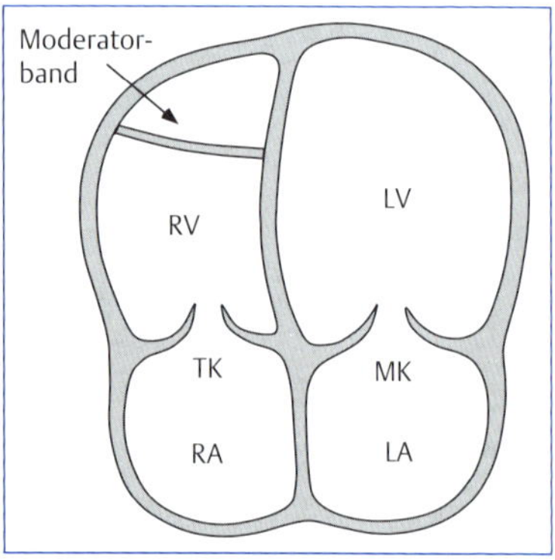

Abb. 11.**2** Deutliche Dilatation aller Herzhöhlen bei DCM.

- eingeschränkte Öffnungsbewegung der MK-Segel mit verkürzter Öffnungszeit und schneller Schließungsbewegung
- MK- und TK-Ringdilatation
- erhöhtes LV-/RV-Volumen und reduzierte LV-EF und RV-FAC (s. Abb. 20.**1**, S. 223)
- Spontanechos im LV bei herabgesetzter Blutströmungsgeschwindigkeit im LV
- Erfassung von intrakardialen Thromben
- evtl. Perikarderguss/Pleuraerguss

M-Mode

- Dilatation von LV und häufig auch RVOT (s. Abb. 11.**3**), evtl. vergrößerter LA
- evtl. verminderte Dicke der anteroseptalen und posterioren Wand
- herabgesetzte Kontraktionsamplitude und verminderte endsystolische Dickenzunahme
- FS und EF herabgesetzt
- diskordante oder biphasische Einwärtsbewegung der anteroseptalen und posterioren Wand (s. Abb. 23.**2**, S. 244)
- vergrößerter MSS-Abstand (s. Abb. 11.**3**)
- kurze MK/AoK-Öffnung durch vorzeitigen Klappenschluss
- niedrige DE-Amplitude der MK
- enddiastolische Schulterbildung im AC-Intervall der MK (s. Abb. 11.**3**)
- bei hohem enddiastolischen LV-Druck auch fehlende A-Welle (Druck im Vorhof nicht ausreichend für spätdiastolische MK-Öffnung)
- frühsystolische Schließungsbewegung und verkürzte Austreibungszeit der AoK (s. Abb. 11.**4**)

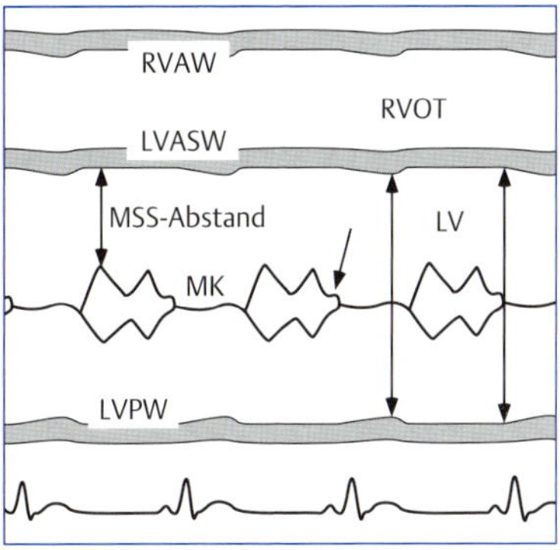

Abb. 11.**3** Deutliche LV-Dilatation mit herabgesetzter Kontraktilität, großem MSS-Abstand und enddiastolischer Schulterbildung der MK (Pfeil) bei DCM.

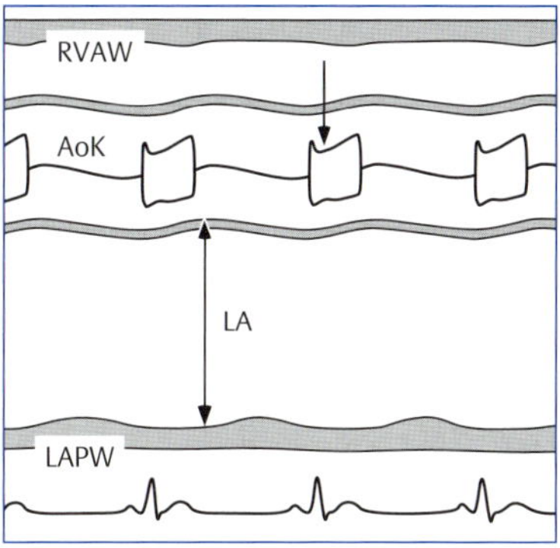

Abb. 11.**4** Frühsystolische Schließungsbewegung der AoK (Pfeil) und verkürzte Austreibungszeit bei DCM.

Doppler

- Farb-Doppler:
  - zunächst Orientierung über Flussverhältnisse
  - insgesamt geringe Farbintensität aufgrund niedriger Flussgeschwindigkeiten
  - Nachweis einer MI oder TI, seltener PI und AI, ggf. Semiquantifizierung
  - Bestimmung der Flusspropagation des MK-Einstroms (s. Abb. 20.**5**, S. 227)
- PW-Doppler:
  - niedrige Flussgeschwindigkeiten über allen Herzklappen und im LVOT
  - gestörte diastolische Füllung des LV mit umgekehrtem E/A-Verhältnis oder Pseudonormalisierung bei begleitender MI (s. Abb. 11.**5**, Abb. 11.**6** und Abb. 20.**5**, S. 227)
  - verkürzte Dezelerationszeit (s. Abb. 20.**4**, S. 226)
  - Pulmonalvenenflussprofil bei begleitender MI verändert
  - erniedrigter Tei-Index (s. Abb. 20.**6**, S. 230)
  - reduziertes SV/HZV (s. Tab. 25.**21**, S. 274)

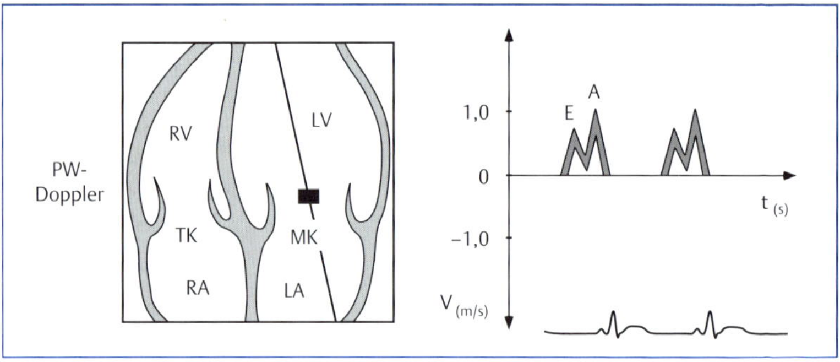

Abb. 11.**5** Pathologisches E/A-Verhältnis bei DCM.

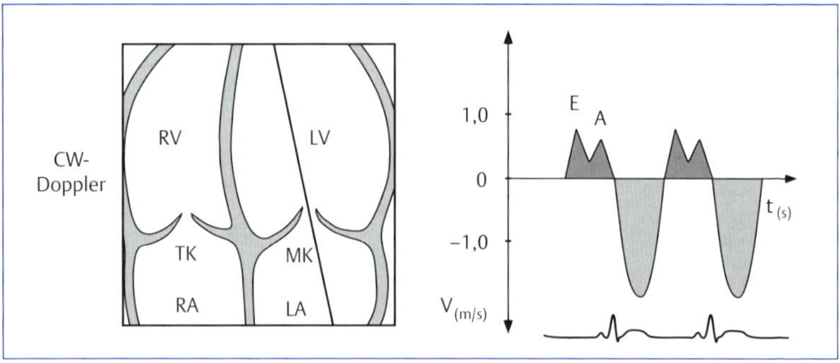

Abb. 11.**6** DCM mit MI und Pseudonormalisierung des E/A-Verhältnisses.

- CW-Doppler:
  - Nachweis einer MI oder TI, seltener PI und AI, ggf. Semiquantifizierung
  - Bestimmung der PA-Druckverhältnisse (PA_{syst}, PA_{mean}, PA_{ED} (s. Abb. 22.**1** und Abb. 22.**2**, S. 239, Tab. 22.**1**– Tab. 22.**6**, S. 236 ff)
  - Bestimmung des maximalen systolischen Druckanstiegs dP/dt_{max} (s. Abb. 20.**3**, S. 225)
- Gewebe-Doppler:
  - Messung von E′ zur Bestimmung des Füllungsindex (E/E′), ggf. erhöht (s. Tab. 20.**1**, S. 228)

Procedere

- Rechts- und Linksherzkatheter mit Koronarangiografie und Biopsie
- MRT
- CRT-Screening bei therapierefraktärer Herzinsuffizienz (s. Kap. 23.1, S. 243 ff)
- in ausgeprägten Fällen ggf. Herztransplantation

Beachte

- Beurteilung von Herzhöhlendimensionen, LV/RV-Funktion, Thromben, Perikard- und/oder Pleuraerguss
- Bestimmung der Druckverhältnisse im LV/RV
- Bestimmung der PA-Druckverhältnisse
- Semiquantifizierung von MI und TI
- regelmäßige Kontrollen der LV-Funktion
- bei zunehmender Verschlechterung evtl. biventrikuläre Schrittmacher-Stimulation (CRT), Assist-Systeme, Herztransplantation erwägen

11.2 Hypertrophe Kardiomyopathie ohne (HCM) und mit Obstruktion (HOCM)

Definition:	Hypertrophie der Herzmuskelfasern, vornehmlich des Septums (asymmetrisch), angeboren, genetische Mutation von Myosin, Troponin und Tropomyosin mit wahrscheinlich autosomal dominantem Erbgang; Hypertrophieformen unterschiedlicher Ausprägung und Lokalisation mit und ohne Obstruktion
Symptome:	häufig asymptomatisch, Dyspnoe, Angina pectoris, Müdigkeit, Palpitationen, Zeichen der Herzinsuffizienz, Präsynkopen oder Synkopen bei Belastung, erste klinische Manifestation oftmals plötzlicher Herztod, besonders nach Anstrengung
Auskultation:	3. HT, bei Obstruktion: raues, meist holosystolisches Crescendo-Decrescendo-Geräusch linksparasternal bis hin zur Herzspitze, gelegentlich Fortleitung in die Axilla, Geräusch einer begleitenden MI häufig nicht differenzierbar
EKG:	in ca. 15 % der betroffenen Patienten unauffällig, Zeichen der LV-Hypertrophie, unspezifische z.T. ausgeprägte Repolarisationsstörungen, supraventrikuläre und ventrikuläre Herzrhythmusstörungen, gelegentlich absolute Arrhythmie bei Vorhofflimmern, ventrikuläre Tachykardien, Q-Zacken und tiefe, terminal negative T-Wellen in V_1–V_4

11

2-D-Echo

- Hypertrophie, vorwiegend das linke Herz betreffend, häufig asymmetrische IVS-Hypertrophie (s. Abb. 11.**7**), aber auch globale Hypertrophie oder isolierte Hypertrophie einzelner Anteile des LV und RV, z.B. isolierte Hypertrophie der Herzspitze (s. Abb. 11.**8**)
- verkleinerte enddiastolische und endsystolische LV-Volumina, reduzierte Bewegung und systolische Dickenzunahme des IVS, evtl. Hyperkontraktilität der LVPW und der übrigen Wände
- häufig Verdickung bzw. Verkalkung des posterioren MK-Rings
- bei Obstruktion:
  - SAM-Phänomen („systolic anterior motion"), vermutlich Hypertrophie-bedingte abnorme Annäherung von einem oder beiden Papillarmuskeln an das IVS, dadurch bedingte Verlagerung der MK in den LVOT
  - bei primär nicht nachweisbarem SAM-Phänomen Provokation mit Gabe von Nitraten oder Sympathomimetika oder Valsalva-Versuch
- evtl. kleiner Perikarderguss

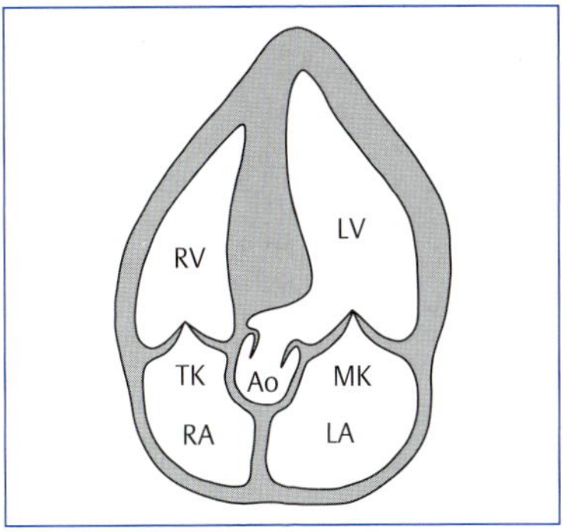

Abb. 11.**7** Hypertrophie des IVS (asymmetrische LV-Hypertrophie).

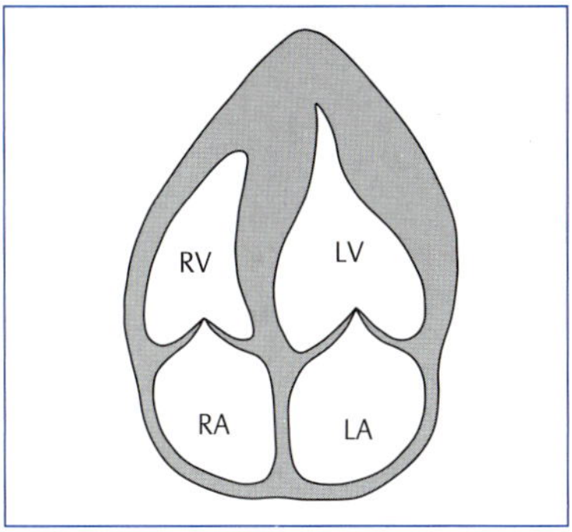

Abb. 11.**8** Hypertrophie der LV-Spitze.

M-Mode

- Dicke der anteroseptalen Wand > 15 mm (ab 13 mm verdächtig)
- Verhältnis der Dicke von LVASW und LVPW > 1,3:1 (s. Abb. 11.**9**)
- Verminderung der Kontraktionsamplitude der anteroseptalen Wand
- verminderter EF-Slope
- mesosystolische Schließungsbewegung der AoK
- evtl. Hyperkontraktilität der LVPW
- Verkleinerung des enddiastolischen und endsystolischen LV-Durchmessers
- häufig Verdickung bzw. Verkalkung des MK-Rings
- MKP
- evtl. Perikardspalt hinter der posterioren Wand
- bei Obstruktion:
  - systolische anteriore Bewegung von Teilen des MK-Apparats (SAM-Phänomen) (s. Abb. 11.**9**)
  - Abflachung der EF-Strecke des vorderen MK-Segels
  - früh- bis spätsystolische Schließungsbewegung der AoK, systolische Flatterbewegung der AoK-Segel (s. Abb. 11.**10**)

Doppler

- bei V.a. LV-Obstruktion zunächst Anwendung des Farb-Dopplers, Ort der Obstruktion häufig durch Nachweis einer Farb-Turbulenz im LVOT erfassbar, anschließend Mapping mit PW-Doppler und Messung des intrakavitären Druckgradienten mit CW-Doppler

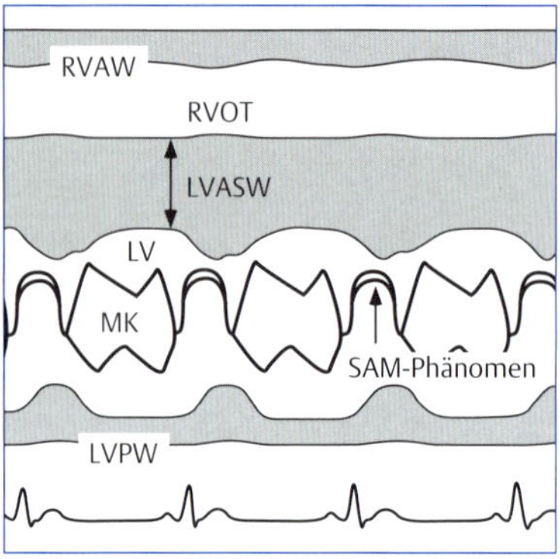

Abb. 11.**9** Septumbetonte LV-Hypertrophie und SAM-Phänomen.

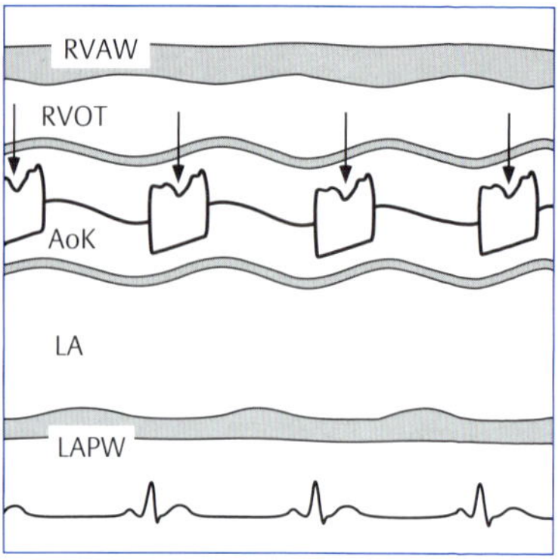

Abb. 11.**10** Mesosystolische Schließungsbewegung und Flatterbewegung der AoK.

- Farb-Doppler:
  - bei Obstruktion Nachweis einer Turbulenz im LV oder LVOT, Farbalias häufig schon mittventrikulär auftretend
  - zeitliche Zuordnung mittels Farb-Doppler-M-Mode
  - Nachweis und ggf. Semiquantifizierung einer MI
- PW-Doppler:
  - Mapping des LVOT und des gesamten LV erforderlich, besonders im Bereich hypertrophierter Anteile
  - wegen hoher Geschwindigkeit im LVOT Auftreten des Alias-Phänomens, daher Messbereich erhöhen oder Nulllinie anheben (s. Abb. 11.**11**)
  - bei Obstruktion: V_{max} erhöht, vornehmlich im LVOT oder an anderer Stelle im LV nachweisbar
  - auch ohne Obstruktion ggl. LVOT-V_{max} erhöht
  - gestörte diastolische Füllung unterschiedlicher Ausprägung, von gering gestört (verkleinerte E-Welle, umgekehrtes E/A-Verhältnis) (s. Abb. 11.**11**) bis hin zu deutlich gestört (restriktives Füllungsmuster) (s. Abb. 20.**5**, S. 227)
- CW-Doppler:
  - Bestimmung der Flussgeschwindigkeit im LVOT
  - bei Obstruktion: Nachweis eines systolischen, typischerweise säbelscheidenförmig konfigurierten Flussprofils mit Verspätung des Flussgeschwindigkeitsmaximums (spätes „time to peak") (s. Abb. 11.**11**)
  - Messung der V_{max} und Berechnung des LVOT-ΔP_{max} (LVOT-$\Delta P_{max} = 4 \times$ LVOT-${V_{max}}^2$)

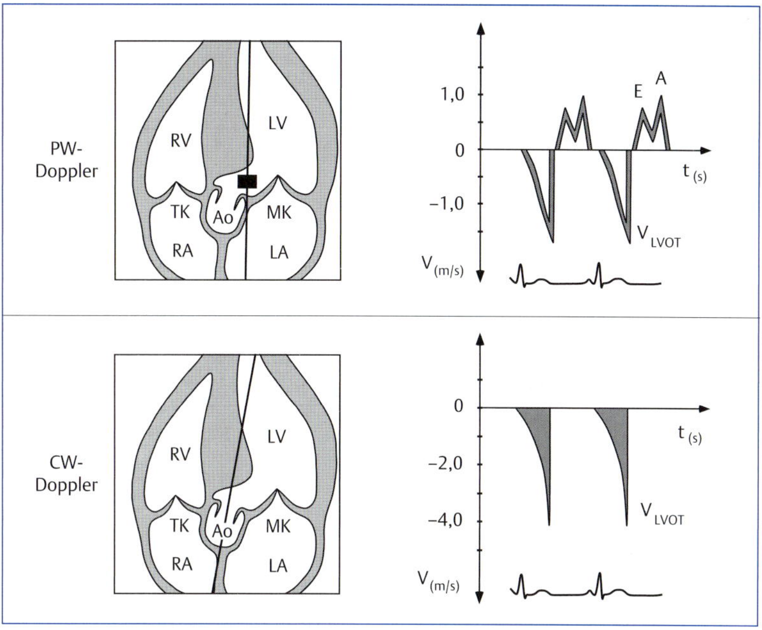

Abb. 11.**11** Nachweis eines typischen säbelscheidenförmigen Flussprofils mit hoher Geschwindigkeit bei Obstruktion im LVOT (PW- und CW-Doppler).

  - häufig Nachweis einer begleitenden MI, nicht selten Überlagerung beider Flussprofile, zur Differenzierung: MI-Fluss frühsystolisch nachweisbar, Obstruktionsjet spätsystolisch (typisch säbelscheidenförmig konfiguriert)
- Gewebe-Doppler:
  - Messung von E' zur Bestimmung des Füllungsindex (E/E'), ggf. erhöht (s. Tab. 20.**1**, S. 228)

Procedere

- bei in Ruhe niedrigem Druckgradienten evtl. dynamische Stressechokardiografie zum Nachweis einer möglichen Obstruktion (Bestimmung des intrakavitären Gradienten unmittelbar nach Belastung)
- MRT
- Linksherzkatheter
- transkoronare Septalastverödung (TASH): erzeugt Infarktnarbe im Septumbereich
- ggf. Myektomie

Beachte

- Ausmaß, Lokalisation und Symmetrie der LV-, ggf. RV-Hypertrophie, Kontraktilität, SAM-Phänomen bei HOCM
- erhöhte Flussgeschwindigkeit im LVOT, typisch säbelscheidenförmiges Flussprofil, Turbulenz im LVOT, begleitende MI
- bei asymmetrischer ausgeprägter LV-Hypertrophie und Verdacht auf Obstruktion ohne Nachweis eines Druckgradienten Provokationstest durchführen mit Valsalva-Manöver, dynamische Stressechokardiografie
- regelmäßige Verlaufskontrollen auch unter Therapie
- Spätformen der HCM gelegentlich ähnlich wie dilatative Kardiomyopathie

11.3 Restriktive Kardiomyopathie (RCM)

Definition: Myokardschädigung mit steifen, relaxationsgestörten Ventrikelwänden, infolgedessen gestörte Ventrikelfüllung, d.h. primär diastolische Funktionsstörung, myokardial oder endomyokardial bedingt, aufgrund infiltrierender, obliterierender oder fibrosierender Prozesse.
Charakteristisch restriktive Füllung und erhöhter diastolischer Druck eines oder beider Ventrikel bei nahezu normaler linksventrikulärer systolischer Funktion.
Auftreten idiopathisch oder im Rahmen von Amyloidose, Sarkoidose, Hämochromatose, Endocarditis fibroplastica (Löffler) bei hypereosinophilem Syndrom, Karzinoid, Sklerodermie, Morbus Gaucher, Morbus Hurler, Morbus Fabry, Glykogenspeicherkrankheit, Endomyokardfibrose.

Wichtigste Formen mit typischen echokardiografischen Veränderungen:

- Amyloidose
- Hämochromatose/Hämosiderose
- Sarkoidose
- Endokarditis fibroplastica (Löffler)
- Karzinoid
- M. Fabry

Amyloidose

Definition:	systemische Erkrankung mit interstitiellen Amyloidablagerungen in nahezu allen Organen, vornehmlich in Herz, Nieren, Leber, Darm, Haut, Zunge und Nervenendigungen mit Umbau der Organe zu starrem, oft bretthartem, speckig glänzendem, durchscheinendem Gewebe; Amyloid durch Spezialfärbung nachweisbar; idiopathisch, hereditär oder sekundär im Rahmen von chronisch entzündlichen oder malignen Erkrankungen; häufigste restriktive Kardiomyopathie mit Amyloidablagerungen in Myokard, Endokard und Perikard, Herzbeteiligung im Rahmen einer Amyloidose häufig prognoselimitierend, im fortgeschrittenen Stadium festes, verdicktes, gummiartiges Myokard.
Symptome:	im Vordergrund Zeichen der Rechtsherzinsuffizienz überwiegend mit peripheren Ödemen, im fortgeschrittenen Stadium auch Zeichen der Linksherzinsuffizienz, gelegentlich bei Ablagerungen in den Koronararterien Angina pectoris, orthostatische Hypotension durch Amyloidinfiltration des autonomen Nervensystems, Rhythmusstörungen
Auskultation:	protodiastolischer Galopprhythmus
EKG:	nicht selten absolute Arrhythmie bei Vorhofflimmern, generalisierte Niedervoltage, R-Verlust rechtspräkordial, Q-Zacken inferior, komplexe ventrikuläre Rhythmusstörungen, AV-Überleitungsstörungen

11

2-D-Echo und M-Mode

- häufig unspezifische Veränderungen:
  - LV normal groß oder eher klein
  - Vorhöfe vergrößert
  - Ventrikelwände verdickt, gelegentlich deutlich hypertrophiert mit Betonung des IVS (s. Abb. 11.**12** und Abb. 11.**13**)
  - verdickte Klappensegel durch Amyloidinfiltration
  - häufig auch Papillarmuskeln verdickt und Vorhofwände hypertrophiert mit verdicktem IAS
  - systolische LV-Funktion anfangs häufig normal, evtl. umschriebene Wandbewegungsstörungen, besonders des IVS
  - im weiteren Verlauf auch eingeschränkte systolische LV-Funktion mit Abnahme von FS und EF

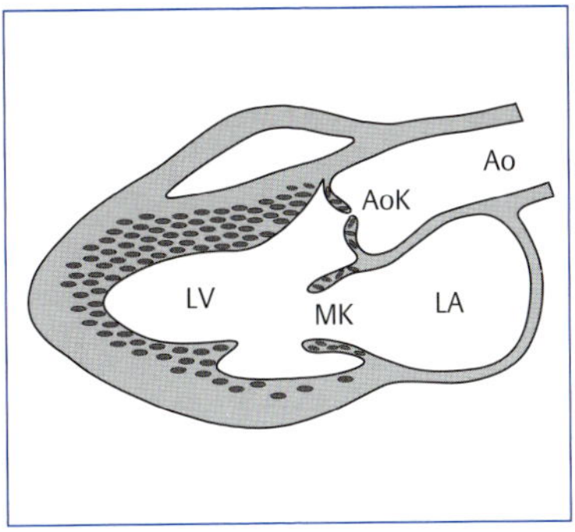

Abb. 11.**12** Infiltration und Verdickung von Myokard und Herzklappen bei Amyloidose in parasternaler langer Achse.

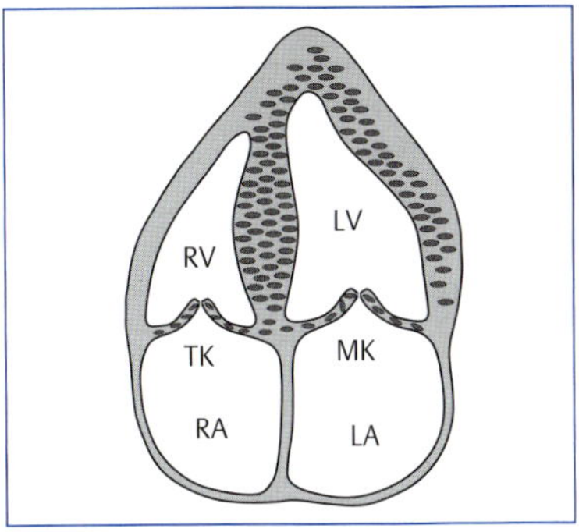

Abb. 11.**13** Infiltration und Verdickung von Myokard und Herzklappen bei Amyloidose in apikalem 4-Kammerblick.

- typische und eher spezifische Veränderungen
  - granulös, gesprenkelt erscheinendes Myokard („sparcling myocardium") mit unterschiedlicher Echodichte (s. Abb. 11.**12** und Abb. 11.**13**)
  - generalisiert verdickte Klappensegel ohne wesentliche Einschränkung der Öffnungsbewegung
  - Perikarderguss/Pleuraerguss

Doppler

- Farb-Doppler:
  - zunächst Orientierung über Flussverhältnisse
  - Nachweis von geringen Klappeninsuffizienzen, auch in fortgeschrittenen Stadien
- PW-Doppler:
  - Nachweis von Störungen der diastolischen Funktion (s. Abb. 20.**5**, S. 227 und Tab. 20.**2**, S. 229)
  - im frühen Stadium gering gestörte diastolische Funktion (Stadium I) (s. Abb. 20.**5**, S. 227)
  - im fortgeschrittenen Stadium mäßig bis deutliche gestörte diastolische Funktion (Stadium II–IV) (s. Abb. 20.**5**, S. 227)
- CW- und Farb-Doppler:
  - Nachweis von geringen Klappeninsuffizienzen
- Gewebe-Doppler:
  - Messung von E′ zur Bestimmung des Füllungsindex (E/E′), ggf. erhöht (s. Tab. 20.**1**, S. 228)

Procedere

- bei Verdacht auf Amyloidose Rektumbiopsie, Myokardbiopsie
- MRT
- Herzkatheteruntersuchung (Rechts- und Linksherzkatheter)
- Koronarangiografie bei Verdacht auf Beteiligung der Koronarien

Beachte

- auffällige Echotextur besonders im Septumbereich („sparcling myocardium“)
- kleine Ventrikel, vergrößerte Vorhöfe, deutliche Hypertrophie der Ventrikelwände und ggf. der Vorhofwände, dabei Betonung der Septen, regionale oder globale Kontraktilitätsstörungen, Klappenverdickungen
- im Doppler im frühen Stadium gering gestörte diastolische Funktion, im fortgeschrittenen Stadium zunehmende diastolische Funktionsstörung bis hin zur fixierten restriktiven diastolischen Dysfunktion
- meist nur geringe Klappeninsuffizienzen
- bei Dekompensation häufig Perikarderguss/Pleuraerguss
- mittels echokardiografischer Evaluierung morphologische, funktionelle (systolisch und diastolisch) und prognostische Information
- DD kardiale Amyloidose bei Diskrepanz zwischen EKG-Befund mit Niedervoltage, arterieller Hypotonie und Echo-Befund mit ausgeprägter Hypertrophie und Vorhofvergrößerung

Hämochromatose/Hämosiderose

Definition:	primär oder sekundär nach massiven Bluttransfusionen auftretende Eisenablagerungen in verschiedenen parenchymatösen Geweben, wie Herz, Leber, Milz, Pankreas, Haut, Knochenmark und Gonaden; hereditär oder sekundär im Rahmen von hämatologischen Erkrankungen oder exogen induziert (häufige Transfusionen, Alkoholiker) bei kardialer Beteiligung Mischung aus dilatativer und restriktiver Kardiomyopathie, typischerweise Nachweis eines dilatierten Herzens mit verdickten Ventrikelwänden mit degenerativem und fibrotischem Umbau, Eisenablagerungen subepikardial, subendokardial und im Myokard, Beteiligung des Reizleitungssystems
Symptome:	initial häufig asymptomatisch, im Verlauf biventrikuläre Herzinsuffizienz
Auskultation:	häufig unauffällig
EKG:	unspezifische Repolarisationsstörungen, supraventrikuläre Arrhythmien

2-D-Echo und M-Mode

- vergrößerte Herzhöhlen, besonders Vorhöfe
- normale oder auch verdickte LV-/RV-Wände
- regionale und globale Kontraktilitätsstörungen

Doppler

- Farb-Doppler:
  - zunächst Orientierung über Flussverhältnisse
  - Nachweis einer MI und TI, ggf. Semiquantifizierung
- PW-Doppler:
  - bei überwiegend dilatativer Komponente gering gestörte diastolische Funktion (Stadium I) (s. Abb. 20.**5**, S. 227)
  - bei vornehmlich restriktiver Komponente mäßig bis deutliche gestörte diastolische Funktion (Stadium II–IV) (s. Abb. 20.**5**, S. 227)
- CW-Doppler:
  - Nachweis einer MI und TI, ggf. Semiquantifizierung
- Gewebe-Doppler:
  - Messung von E′ zur Bestimmung des Füllungsindex (E/E′), ggf. erhöht (s. Tab. 20.**1**, S. 228)

Procedere

- bei entsprechendem Verdacht zunächst Bestimmung des Plasma-Ferritinspiegels
- MRT
- Herzkatheteruntersuchung (Rechts- und Linksherzkatheter)
- Myokardbiopsie

Beachte

- vergrößerte Herzhöhlen, besonders Vorhöfe, normale oder auch verdickte Ventrikelwände, Kontraktilitätsstörungen
- diastolische Funktionsstörung, Klappeninsuffizienzen
- schwer therapierbarer Diabetes mellitus, Symptome der Leberzirrhose und Zeichen der dilatativen und restriktiven Kardiomyopathie als Hinweis auf Hämochromatose/Hämosiderose

Sarkoidose

Definition:	systemische granulomatöse Erkrankung unbekannter Ätiologie, überwiegend Infiltration der Lungen, der Haut und des retikulären Systems, aber Befall aller übrigen Organe möglich, bei diffuser Lungenfibrose Rechtsherzinsuffizienz und -versagen, primäre Herzbeteiligung seltener, aber in ca. 20–30 % der Autopsiefälle nachgewiesen, bei 5 % klinische Manifestation einer sarkoiden Herzerkrankung granulomatöse Infiltration des Myokards, überwiegend der freien LV-Wand und des IVS, im Verlauf Übergang in fibrotisches Narbengewebe, unregelmäßiger Befall mit teils multiplen kleinen Herden, aber auch kompletter Infiltration des gesamten Myokards, gelegentlich Aneurysmabildung, häufig Beteiligung des Reizleitungssystems
Symptome:	häufig asymptomatisch, Synkopen, paroxysmale Herzrhythmusstörungen, biventrikuläre Herzinsuffizienz, plötzlicher Herztod
Auskultation:	systolisches Geräusch bei MI oder TI
EKG:	unspezifische Repolarisationsstörungen, in erster Linie Veränderungen der T-Welle, AV-Blockierungen, Schenkelblockbilder, gelegentlich Q-Zacken, komplexe ventrikuläre Rhythmusstörungen

2-D-Echo und M-Mode

- im frühen Stadium verdickte LV-Wände
- Myokartexturänderung durch lokale Infiltration in LV, RV und evtl. auch in Vorhöfen
- im Verlauf Ausdünnung der Muskulatur, Dilatation des LV
- regionale Kontraktilitätsstörungen, vorwiegend der inferioren und lateralen Wand, Aneurysmabildung
- bei Rechtsherzbeteiligung im Rahmen einer Lungenfibrose vergrößerter RV und RA, RV-Hypertrophie
- gelegentlich kleinerer Perikarderguss

Doppler

- Farb-Doppler:
  - zunächst Orientierung über Flussverhältnisse
  - Nachweis und ggf. Quantifizierung einer MI oder TI
- PW-Doppler:
  - Nachweis von Störungen der diastolischen Funktion (s. Abb. 20.**5**, S. 227)
- CW-Doppler:
  - Nachweis und ggf. Quantifizierung einer MI oder TI
  - Bestimmung der PA-Drucke (s. Kap. 22, S. 235 ff)
- Gewebe-Doppler:
  - Messung von E′ zur Bestimmung des Füllungsindex (E/E′), ggf. erhöht (s. Tab. 20.**1**, S. 228)

Procedere

- MRT
- Herzkatheteruntersuchung (Rechtsherz- und ggf. auch Linksherzkatheter)
- Myokardbiopsie

Beachte

- Dilatation des LV, bei Lungenfibrose vornehmlich des RV mit Hypertrophie, Kontraktilitätsstörungen, Aneurysmabildung, MI oder TI
- entsprechender Verdacht bei bilateraler hiliärer Lymphadenopathie und echokardiografischem Nachweis von LV-Dilatation und eingeschränkter Funktion ohne andere Ursache

Endocarditis fibroplastica (Löffler)

Definition:	Hypereosinophilie unklarer Ätiologie, evtl. reaktiv auf parasitäre, allergische, granulomatöse, hypersensitive oder neoplastische Geschehen oder im Rahmen einer Leukämie unterschiedliches Ausmaß einer akut entzündlichen eosinophilen Myokarditis mit Beteiligung des Endokards, kardiale Thromben sowie fibrinoide Veränderungen des Myokards und entzündlich veränderte Koronararterien
Symptome:	Gewichtsverlust, Fieber, Erkältung, Hautjucken, im frühen Stadium oftmals keine kardialen Symptome, im Verlauf Zeichen der biventrikulären Herzinsuffizienz, Thrombenbildung, systemische Embolien
Auskultation:	systolisches Geräusch bei MI und TI
EKG:	unspezifische Repolarisationsstörungen, Arrhythmien, besonders Vorhofflimmern, Schenkelblockbilder, Überleitungsstörungen

2-D-Echo und M-Mode

- vergrößerte Vorhöfe
- normal große, häufig eher kleine Ventrikel
- umschriebene Verdickung der LVPW
- regionale Kontraktilitätsstörungen posterolateral und apikal
- eingeschränkte Funktion der Papillarmuskeln mit Bewegungseinschränkung der MK-Segel, besonders des posterioren Segels
- auffällig echodichtes Endokard mit unregelmäßiger Struktur, gelegentlich auch Befall der Klappensegel
- ggf. Nachweis von intrakavitären Thromben, häufig wandständige Thromben im Apexbereich

Doppler

- Farb-Doppler:
  - zunächst Orientierung über Flussverhältnisse
  - Nachweis einer MI und TI, ggf. Semiquantifizierung
- PW-Doppler:
  - Nachweis von Störungen der diastolischen Funktion (s. Abb. 20.**5**, S. 227)
- CW-Doppler:
  - Nachweis einer MI und TI, ggf. Semiquantifizierung
- Gewebe-Doppler:
  - Messung von E′ zur Bestimmung des Füllungsindex (E/E′), ggf. erhöht (s. Tab. 20.**1**, S. 228)

Procedere

- TOE
- MRT
- Herzkatheteruntersuchung (Rechts- und Linksherzkatheter)
- Koronarangiografie
- Myokardbiopsie

Beachte

- vergrößerte Vorhöfe, kleine Ventrikel, evtl. Herzspitze ausfüllender Thrombus, echodichtes Endokard mit auffälliger Echotextur, Verdickung der LVPW mit umschriebener Kontraktilitätsstörung, Bewegungseinschränkung der MK-Segel, häufiger des posterioren MK-Segels
- diastolische Funktionsstörung, MI und TI

Karzinoid

Definition:	metastasierender Karzinoid-Tumor mit Ursprung überwiegend in Appendix, aber auch im Ileum, Magen, Duodenum, übrigen Gastrointestinaltrakt oder in den Bronchien; Produktion und Ausschüttung von Serotonin, Bradykinin oder ähnlichen Substanzen, charakterisiert durch „flushing“ der Haut, Diarrhoe und Bronchokonstriktion; nach Metastasierung in Leber Auftreten der karzinoiden Herzerkrankung bedingt durch hohe zirkulierende Serotoninmengen, die nicht durch Lunge, Leber und Gehirn inaktiviert werden. fibröse Plaquebildung vornehmlich im rechten Herzen unter Einbeziehung des gesamten Endokards mit TK und PK, der Intima der V. cava, der PA und des Koronarsinus, aufgrund fibrösen Anteils in den Plaques Bewegungseinschränkung der Klappensegel mit resultierender Klappenstenose oder -insuffizienz; selten Beteiligung des linken Herzens (ca. 7 %)
Symptome:	typische Symptomtrias „flushing“ der Haut, Diarrhoe und Bronchokonstriktion, aber auch Zeichen der Rechtsherzinsuffizienz
Auskultation:	diastolisch-systolische Geräusche bei kombinierten TK- und PK-Vitien
EKG:	keine typischen Veränderungen, evtl. Niedervoltage, gelegentlich unspezifische Repolarisationsstörungen, Schenkelblockbilder

2-D-Echo und M-Mode

- Dilatation des RA und RV
- verdickte, echodichte TK- und PK-Segel mit eingeschränkten Öffnungsbewegungen
- bei karzinoidbedingter PS im Vergleich zur angeborenen Stenose häufig keine poststenotische Dilatation

Doppler

- Farb-Doppler:
  - zunächst Orientierung über Flussverhältnisse
  - Nachweis und ggf. Semiquantifizierung von TI und/oder PI, je nach Ausprägung der Herzbeteiligung alle Schweregrade möglich, isolierte Klappeninsuffizienzen möglich, aber auch kombiniert mit Klappenstenosen
- PW-Doppler:
  - bei Vorliegen einer TS oder PS erhöhte Geschwindigkeiten über TK und PK
- CW-Doppler:
  - bei Vorliegen einer TS oder PS Bestimmung des ΔP_{max} und ΔP_{mean}
  - Nachweis von TI und/oder PI, ggf. Semiquantifizierung

Procedere

- TOE
- MRT
- Herzkatheteruntersuchung (Rechtsherzkatheter)
- ggf. operativer TK-Ersatz, TK- und /oder PK-Valvuloplastie

Beachte

- vergrößerter RA und RV, verdickte, echodichte Klappensegel, TI und PI oder kombinierte TK- und PK-Vitien
- isolierte Vergrößerung des rechten Herzens und Befall der TK und PK deuten auf Karzinoid-Syndrom mit Herzbeteiligung hin

Morbus Fabry

Definition:	seltene X-chromosomal vererbte Speicherkrankheit; durch vermehrte Glykosphingolipidspeicherung zunehmender Funktionsverlust der Zellen, Gewebsveränderungen, Fibrose, Ischämie bis zu schweren Endorganschäden; besonders betroffen: Gefäßendothelien aller Typen renaler Zellen, Kardiomyozyten sowie Zellen des peripheren und zentralen Nervensystems; bei kardialer Beteiligung hypertrophe infiltrative Kardiomyopathie, Klappenveränderungen, Reizleitungsstörungen und ggf. KHK
Symptome:	Schweregrad der Symptome stark variabel; kardiale Manifestation meist erst jenseits des 30. Lebensjahrs, bei Frauen später als bei Männern; breites Symptomenspektrum: kardial häufig asymptomatisch, Dyspnoe, Angina pectoris, Müdigkeit, Palpitationen, Präsynkopen, Synkopen, Zeichen der Herzinsuffizienz, häufiger Schmerzen in Händen und Füßen, Hautveränderungen, Wärmeintoleranz bis zur verminderten Schweißbildung, verminderte Speichel-/Tränenproduktion, Angiokeratome, Hornhauttrübungen, kolikartige Oberbauchschmerzen, TIA, kryptogener Insult
Auskultation:	häufig unauffällig, ggf. 3. HT, Systolikum bei einer begleitenden MI
EKG:	häufig unauffällig, verlängertes PR-Intervall, Reizleitungsstörungen. Zeichen der LV-/RV-Hypertrophie, unspezifische Repolarisationsstörungen, supraventrikuläre und ventrikuläre Herzrhythmusstörungen, Vorhofflimmern

2-D-Echo

- häufig konzentrische Hypertrophie, vorwiegend das linke Herz betreffend, auch lokalisierte Hypertrophie einzelner Anteile des LV, aber auch des RV, selten asymmetrische LV-Hypertrophie
- verkleinerte enddiastolische und endsystolische LV-Volumina
- global oft normale LV-Funktion, selten schwere globale Hypokinesie, aber auch segmentale Wandausdünnung und Bewegungsstörungen möglich bei zunehmender Fibrose
- Wandstärke in betroffenen LV-/RV-Anteilen bis 16 mm
- vergrößerter LA
- verdickte MK-Segel
- MKP

11

- prominente Papillarmuskeln
- erhöhte Muskelmasse
- keine LV-Obstruktion

M-Mode

- Dicke der anteroseptalen und posterioren Wand bis 16 mm
- ggf. verdickte MK- und selten AoK-Segel
- Nachweis eines MKP
- Verminderung der Kontraktionsamplitude der anteroseptalen Wand und Wandbewegungsstörung posterobasal
- verminderter EF-Slope
- ggf. Verkleinerung des enddiastolischen und endsystolischen LV-Durchmessers
- erhöhte Muskelmasse

Doppler

- Farb-Doppler:
  - Nachweis und ggf. Semiquantifizierung einer MI bzw AI, meist gering bis mäßig
- PW-Doppler:
  - gestörte diastolische Füllung unterschiedlicher Ausprägung, von gering gestört (verkleinerte E-Welle, umgekehrtes E/A-Verhältnis) (s. Abb. 11.**11**, S. 137) bis hin zu deutlich gestört (restriktives Füllungsmuster) (s. Abb. 20.**5**, S. 227)
- CW-Doppler:
  - Nachweis und ggf. Semiquantifizierung einer MI bzw. AI, meist gering bis mäßig
- Gewebe-Doppler
  - reduzierte Myokardgeschwindigkeit laterobasal
  - erniedrigte E' lateral, aber normales E/E'
  - erniedrigter systolischer Strain
  - doppelgipfliges frühdiastolisches Signal im Strain rate

Procedere

- MRT
- Bestimmung der α-Galaktosidase-A-Aktivität in Leukozyten, Nachweis des Gendefekts
- interdisziplinäre Betreuung

Beachte

- breites Symptomspektrum, häufig Schmerzen in Händen und Füßen und verminderte Tränen- und Speichelproduktion, Hypohidrose
- Familienanamnese wegweisend
- häufig ausgeprägte konzentrische LV-Hypertrophie
- gelegentlich schwer zu differenzieren von HCM
- bei frühzeitiger Enzymersatztherapie Schäden reversibel und bessere Prognose
- regelmäßige Verlaufskontrollen unter Therapie

11.4 Arrhythmogene rechtsventrikuläre Dysplasie (ARVD)

Definition:	partieller oder kompletter Ersatz des rechtsventrikulären Muskelgewebes durch Fett- oder Bindegewebe mit fokaler oder generalisierter Dilatation des rechten Ventrikels und eingeschränkter systolischer/diastolischer Funktion, häufig verbunden mit tachykarden Rhythmusstörungen rechtsventrikulären Ursprungs, Genese häufig unklar, in einem Drittel der Fälle angeboren mit autosomal dominantem Erbgang, häufiger Männer betroffen
Symptome:	abhängig von der Ausprägung, gelegentlich keine Symptome, bei stärkerer Ausprägung Palpitationen, Schwindel, Synkopen, Zeichen der rechtsventrikulären Herzinsuffizienz, plötzlicher Herztod
Auskultation:	systolisches Geräusch, bedingt durch TI
EKG:	Repolarisationsstörungen in den rechtspräkordialen Ableitungen (häufig T-Negativierungen), tachykarde linksschenkelblockartig konfigurierte Rhythmusstörungen

2-D-Echo

- unterschiedlich ausgeprägte Dilatation von RV, im Verlauf auch Dilatation von RA (s. Abb. 11.**14**), gelegentlich auch normal große Herzhöhlen, besonders im Anfangsstadium (zur Bestimmung der RV- und RA-Dimensionen s. Abb. 1.**23**, S. 9)
- bei RV-Dilatation ausgeprägtes Moderatorband in RV-Spitze (s. Abb. 11.**14**)
- reduzierte RV-FAC (s. Abb. 21.**1**, S. 233)
- in der Regel normal großer oder im Verhältnis eher kleiner linker Ventrikel, gelegentlich aber im Verlauf auch eingeschränkte LV-Funktion
- regional oder global eingeschränkte Kontraktilität des RV
- in einzelnen Regionen oder im gesamten RV ausgedünntes Myokard
- kleine fokale Aneurysmen in der freien Wand des RV (s. Abb. 11.**14**)
- TK-Ringdilatation

M-Mode

- unterschiedlich ausgeprägte Dilatation des RVOT
- ausgedünnte Wand des RVOT
- Kontraktionsamplitude im RVOT herabgesetzt
- im Verlauf evtl. LV-Dilatation mit entsprechend herabgesetzter Funktion

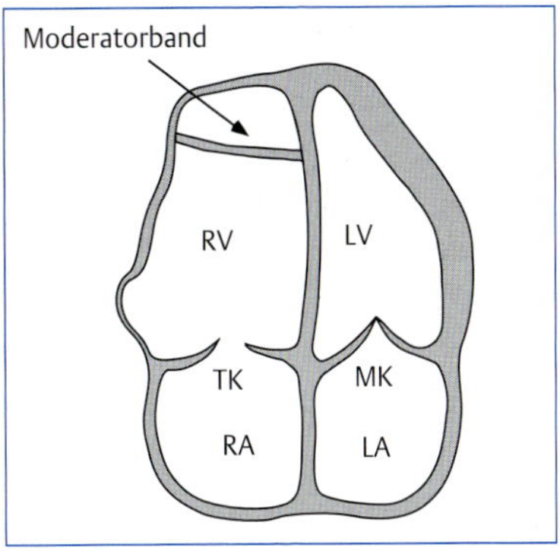

Abb. 11.**14** Deutliche RV-Dilatation mit ausgedünnter Muskulatur und aneurysmatischen Aussackungen; Darstellung des Moderatorbandes und mäßige Dilatation des RA.

Doppler

- Farb-Doppler:
  - zunächst Orientierung über Flussverhältnisse
  - im rechten Herzen geringe Farbintensität aufgrund niedriger Flussgeschwindigkeiten
  - Nachweis einer TI, ggf. Semiquantifizierung
- PW-Doppler:
  - niedrige Flussgeschwindigkeiten über der TK
  - gestörte diastolische Füllung des RV mit umgekehrtem E/A-Verhältnis oder Pseudonormalisierung bei begleitender TI
- CW-Doppler:
  - Nachweis einer TI, seltener PI, ggf. Semiquantifizierung
  - Bestimmung der PA-Druckverhältnisse (PA_{syst}, PA_{mean}, PA_{ED} (s. Abb. 22.**1** und Abb. 22.**2**, S. 239, s. Kap. 22, S. 235 ff)
- Gewebe-Doppler:
  - reduzierte Myokardgeschwindigkeiten im TK-Anulus

Procedere

- 3-D-Echo (reduzierte RV-EF) (s. Tab. 11.**2**)
- TOE
- MRT
- invasive Diagnostik mit Rechts- und Linksherzkatheter und Biopsie
- ggf. medikamentöse Therapie der Rhythmusstörungen und Implantation eines Defibrillators
- in ausgeprägten Fällen ggf. Herztransplantation

11

Beachte

- Beurteilung von Größe und Funktion des RV (gelegentlich schwierig, da freie Wand des RV nicht optimal darstellbar und RV-Spitze oft abgeschnitten)
- Beurteilung der diastolischen RV-Funktion
- Bestimmung der pulmonalen Druckverhältnisse
- antiarrhythmische Therapie, ggf. ICD oder Herztransplantation erwägen

Tab. 11.**2** **Synopse der echokardiografischen Parameter der wesentlichen Kardiomyopathieformen.**

	Echokardiografische Parameter				
	LA	**LVED**	**LV-Hypertrophie**	**LVEF**	**RVEF**
DCM	↑	↑	↔ ↓	↓	↔ ↓
HCM	↑	↔ ↓	↑	↔	↔
RCM	↔ ↑	↔	↔ ↑	↔ ↓	↔
ARVD	↔	↔	↔	↔	↓

11.5 Tako-Tsubo-Kardiomyopathie/stressinduzierte Kardiomyopathie

Definition:	Synonym: „Apical Ballooning"-Syndrom, „Broken-Heart"-Syndrom, stressinduziertes transientes linksventrikuläres Herzspitzenaneurysma, reversible linksventrikuläre Dysfunktion, normaler Befund der Koronararterien, Syndrom benannt nach der Form eines „tako-tsubos" (japanisches Wort für Oktopus-Fangtopf, kugeliges Gefäß mit schmalem Hals), Auftreten des Tako-Tsubo-Syndroms in Verbindung mit starkem psychischem oder körperlichem Stress, häufig nach traumatisierenden Ereignissen, plötzlich auftretend, gehäuft bei Frauen, gute Prognose mit kompletter Rückbildung der LV-Dysfunktion in ca. 97 % der Fälle, evtl. Katecholamin-Toxizität und extremer LV-Druckanstieg als Ursache möglich. Auftreten auch im Dobutamin-Stressecho beschrieben, mit unauffälligem Koronarangiografiebefund
Symptome:	ähnlich wie beim Herzinfarkt: akutes Auftreten von Brustschmerz, evtl. mit Ausstrahlung, vegetative Symptomatik, Schwindel, Synkopen, Palpitationen, evtl. Zeichen der Herzinsuffizienz, Dyspnoe
Auskultation:	evtl. 3. HT, Tachykardie, Systolikum einer begleitenden MI
EKG:	in ca. 90 % der betroffenen Patienten EKG-Veränderungen wie beim Herzinfarkt, supraventrikuläre und ventrikuläre Herzrhythmusstörungen, gelegentlich Vorhofflimmern, ventrikuläre Tachykardien
Labor:	Erhöhung von Herzenzymen (CK, CK-MB, Troponin I oder T)

2-D-Echo

- Nachweis von vorwiegend apikalen LV-Kontraktilitätsstörungen
- gut darzustellen in apikalen Anlotebenen
- typischerweise Vorliegen einer Akinesie der Herzspitze, je nach Ausprägung auch der angrenzenden mittleren Segmente und Hyperkontraktilität der mittleren/basalen Segmente (s. Abb. 11.**15**)
- ggl. auch umschriebenes Aneurysma der Herzspitze (apical ballooning), ggf. auch mittventrikuläre Wandbewegungsstörung unter Aussparung der apikalen Region (atypische Tako-Tsubo-Kardiomyopathie)
- globale Kontraktilitätsstörungen (gering, mäßig, deutlich eingeschränkt)
- keine typische Wandverdünnung wie beim Infarkt und keine Zunahme der Echogenität

11

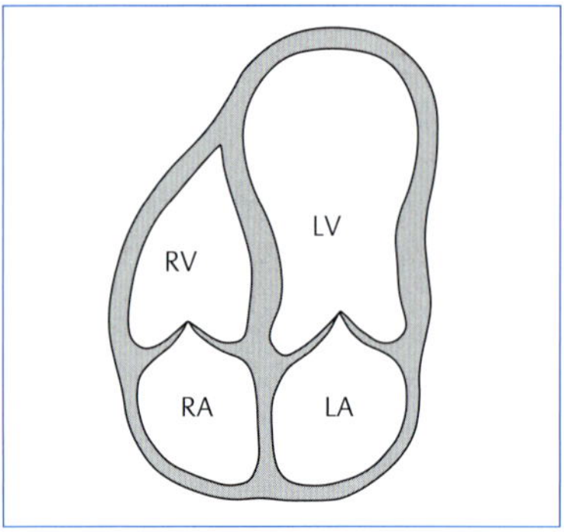

Abb. 11.**15** Tako-Tsubo-Kardiomyopathie.

- evtl. LV und LA vergrößert
- Suche nach möglichen Komplikationen (wie beim Myokardinfarkt, aber seltener)
- Nachweis von Thromben (selten), Herzspitze zoomen (möglichst groß darstellen)
- evtl. Dysfunktion der Papillarmuskeln und der MK (MI)
- evtl. SAM-Phänomen der MK bei Hyperkontraktilität der basalen Segmente
- quantitative Erfassung der globalen LV-Funktion durch Umfahren der ED- und ES-Konturen (Volumen- und EF-Bestimmung) (s. Abb. 1.**19**, S. 7)
  - Volumen vergrößert
  - EF erniedrigt

M-Mode

- evtl. LA und LV-Dimensionen vergrößert
- evtl. FS erniedrigt, MSS-Abstand erweitert
- regionale Kontraktilitätsstörung mit Hypokinesie, Akinesie oder Dyskinesie der mittleren anteroseptalen Wand (apikales Segment nicht darstellbar)
- evtl. Hyperkontraktilität der basalen anteroseptalen und posterioren Wand
- bei Obstruktion (SAM-Phänomen) (s. Abb. 11.**9**, S. 136)

Doppler

- systolische LV-Funktion eingeschränkt (s. Kap. 20, S. 222 ff):
  - V_{LVOT} erniedrigt
  - HZV erniedrigt
- gestörte diastolische Füllung (s. Abb. 20.**5**, S. 227)
- ggf. Nachweis einer begleitenden MI (LV-Dilatation oder Papillarmuskeldysfunktion)

- ggf. Shuntfluss auf Ventrikelebene bei Ventrikelseptumruptur
- ggf. LV-Obstruktion mit typischem säbelscheidenförmigen Flusssignal im LVOT (wie bei HOCM, s. Abb. 11.**11** S. 137)

Procedere

- Gabe von Linksherz-Echokontrast, wenn apikale Segmente nicht ausreichend gut darstellbar
- MRT
- rasche invasive Diagnostik mit Koronarangiografie und LV-Angiografie

Beachte

- typischerweise nach starkem psychischem oder körperlichem Stress, häufig nach traumatisierenden Ereignissen auftretend
- typisches Kontraktilitätsmuster (Tako-Tsubo-Form): Hypo-, A- oder Dyskinesie der Herzspitze oder auch der mittventrikulären Anteile und Hyperkontraktilität in den basalen Abschnitten
- unterschiedlich schwere Ausprägung der Kontraktilitätsstörungen möglich: von kleiner umschriebener Hypokinesie der Herzspitze bis zu ausgeprägtem Aneurysma der gesamten Vorderwand mit global hochgradig eingeschränkter LV-Funktion
- Komplikationen wie bei akutem Myokardinfarkt möglich, aber selten
- bei Vorderwandaneurysma neben Myokardinfarkt auch an akute Myokarditis denken
- evtl. Anwendung von Echokontrast zur besseren Darstellung der Herzspitze
- rasche invasive Diagnostik

11.6 Non-compaction-Kardiomyopathie

- unklassifizierte Kardiomyopathieform
- seltene angeborene Erkrankung des Herzens, charakterisiert durch veränderte Struktur der myokardialen Wand
- fehlende Kompaktierung (Verfestigung) der Myokardwände bedingt durch intrauterinen Entwicklungsstopp, überwiegend isoliert den linken Ventrikel betreffend, in ca. 50 % auch Beteiligung des rechten Ventrikels
- pathognomonisch: Kombination aus ausgeprägter prominenter Trabekularisierung des Myokards mit tiefen, dazwischen liegenden Recessus mit Verbindung zum Cavum
- unterschiedlich schwere Ausprägung und klinische Verläufe:
  - bei ausgeprägten Formen bereits in der Kindheit Bild der DCM mit schwerer Herzinsuffizienz, Herzrhythmusstörungen
  - bei weniger ausgeprägten Formen klinische Manifestation häufig erst im Erwachsenenalter durch Zeichen der Herzinsuffizienz oder Auftreten von Herzrhythmusstörungen

Typische echokardiografische Veränderungen

- extrem verdickte Wände, bestehend aus zwei Lagen von Myokardanteilen (Layers): dünner, kompakter Anteil auf der epikardialen Seite und dicker, nicht kompaktierter Anteil, endokardial liegend
- Verhältnis nicht kompaktiertes zu kompaktem Myokard > 2
- im nicht kompaktierten Anteil prominente Trabekularisierung des Myokards (mindestens 4 prominente Trabekel)
- multiple tiefe intertrabekuläre Recessus mit Verbindung zum LV- bzw. RV-Cavum, Nachweis von Blutfluss zwischen LV-, RV-Cavum und Recessus im Farb-Doppler oder mittels Echokontrast
- überwiegend apikale und mittlere Segmente der inferioren und lateralen Wand betroffen (80 %), seltener septale Wand und basale Segmente
- Hypokinesie bis Akinesie der veränderten Myokardwände bis zur globalen LV-Kontraktilitätsminderung

Procedere

- Anwendung von Echokontrastmittel zur besseren Darstellung der Recessus
- 3-D-Echo zur besseren Identifizierung der Trabekel
- Gewebe-Doppler mit Nachweis einer diastolischen Dysfunktion
- Speckle Tracking zum Nachweis einer Dyssynchronie (Basis und Apex rotieren gleichsinnig)
- TOE
- MRT
- Linksherz-/Rechtsherzkatheter und Myokardbiopsie
- Therapie der Herzinsuffizienz, Antikoagulation zur Verhinderung von Thrombenbildung in den tiefen Recessus, Therapie der Herzrhythmusstörungen, ggf. Implantation eines ICD

11.7 Inflammatorische Kardiomyopathie/Myokarditis

- Kardiomyopathieform bei vorliegender oder nach stattgehabter Myokarditis, Bild wie DCM, aber mit Nachweis von Entzündungsreaktion/Virusbefall
- unterschiedliche Formen möglich, abhängig von Entzündungsreaktion und Virusbefall
  - akute Entzündung ohne/mit Virusnachweis
  - chronische Entzündung ohne/mit Virusnachweis (Viruspersistenz)
- Sicherung der Diagnose nur durch Myokardbiopsie möglich (Immunhistologie/Molekularbiologie)
- Myokarditis als Komplikation einer zunächst harmlosen Virusinfektion, häufige Erreger: Coxsackie-B- und -A-Viren, Parvovirus B19, Adenoviren, Enteroviren, Echo-Viren, Influenza-Viren u.a, seltener Bakterien und andere Erreger
- unterschiedliche Schweregrade der Erkrankung und entsprechend klinische Verläufe
- bei leichten Verläufen häufig unspezifische Symptome (reduzierte Belastbarkeit, Schwäche, Dyspnoe, thorakale Schmerzen, Palpitationen) mit spontaner Ausheilung; selten auch fulminant oder akut auftretend (plötzlicher Herztod, schwere Herzinsuffizienz), ggl. chronisch oder chronisch rezidivierend mit dauerhafter Herzschädigung, übergehend in dilatative Kardiomyopathie
- im EKG Repolarisationsstörungen, Blockbilder, Rhythmusstörungen, im Labor Anstieg von Entzündungsparametern und Herzenzymen
- therapeutisch in der Regel körperliche Schonung, unspezifische Behandlung der Entzündung und Herzinsuffizienz, neuere spezifische Behandlung mit Interferon bei Viruspersistenz

11

Echokardiografische Veränderungen

- bei inflammatorischer Kardiomyopathie und ausgeprägter Myokarditis im 2-D-Echo, M-Mode und Doppler Veränderungen wie bei DCM, je nach Schwere der Erkrankung unterschiedlich ausgeprägt (s. Kap. 11.1, S. 130 ff)
- bei Myokarditis bei leichten Verläufen in Ruhe häufig normaler Befund, unter Belastung im Stressecho ggl. fehlende Kontraktilitätsreserve (kein Anstieg oder Abfall der EF, Anstieg des PA-Drucks)
- evtl. im 2-D-Echo auffällige Myokardtextur (inhomogen, aufgelockert, echogen)
- evtl. im M-Mode verdickte, aufgetriebene Herzwände (Wanddicke ≥ 12 mm)
- evtl. regionale Kontraktionsstörungen (häufig septal und inferior) bei erhaltener globaler LV-Funktion

- ggl. regionale Relaxationsstörungen oder gestörte systolische und diastolische Funktion (s. Kap. 20.1 und 20.2, S. 222 ff)
- ggl. gestörter Füllungsindex (E/E') oder regionale Störung im Gewebe-Doppler (reduzierte Geschwindigkeiten und pathologisches E'/A'-Verhältnis), bes. bei Jugendlichen gut zu verwenden

Procedere

- 3-D-Echo
- Gewebe-Doppler mit Nachweis einer diastolischen Dysfunktion
- Speckle Tracking
- MRT
- Linksherz-/Rechtsherzkatheter und Myokardbiopsie
- Therapie der Herzinsuffizienz, je nach Biopsie-Ergebnis ggf. spezifische Therapie, Therapie der Herzrhythmusstörungen, ggf. Implantation eines ICD, CRT

12 Arterielle Hypertonie

Definition:	wiederholt gemessene diastolische Blutdruckwerte über 90 mmHg, primäre (essenzielle) oder sekundäre (renal, endokrin oder anders bedingte) Hypertonie als wichtigster Risikofaktor für koronar-, zerebro- und renovaskuläre Erkrankungen Herzbeteiligung: Koronarsklerose, eingeschränkte Koronarreserve durch Mikroangiopathie, Linksherzhypertrophie, ggf. diastolisch und später systolisch eingeschränkte LV-Funktion
Symptome:	häufig asymptomatisch, sonst unspezifische Symptome wie Kopfschmerz, Tinnitus, Schwindel, Müdigkeit, Angina pectoris, bei ausgeprägter Hypertonie im Verlauf Zeichen der Linksherzinsuffizienz
Auskultation:	unspezifisch, ggf. systolisches Geräusch bei MI, evtl. 3. HT
EKG:	Zeichen der Linksherzhypertrophie, Repolarisationsstörungen, evtl. LSB

2-D-Echo

- vermehrte Muskelmasse bei meist konzentrischer Hypertrophie mit zunächst guter Kontraktilität, häufig auch nur Hypertrophie des basalen IVS (s. Abb. 12.**1**)
- Bestimmung der LV-Wanddicke und Berechnung der LV-Muskelmasse (s. Abb. 1.**20**, S. 7)
- Graduierung der LV-Hypertrophie nach Muskelmasse (s. Tab. 12.**1**, s.a. Tab. 24.**6**, S. 256)
- ggf. LA vergrößert
- LV zunächst eher klein
- bei dekompensiertem Cor hypertonicum zunehmende LV-Dilatation mit Wandverdünnung und globaler Kontraktilitätsminderung

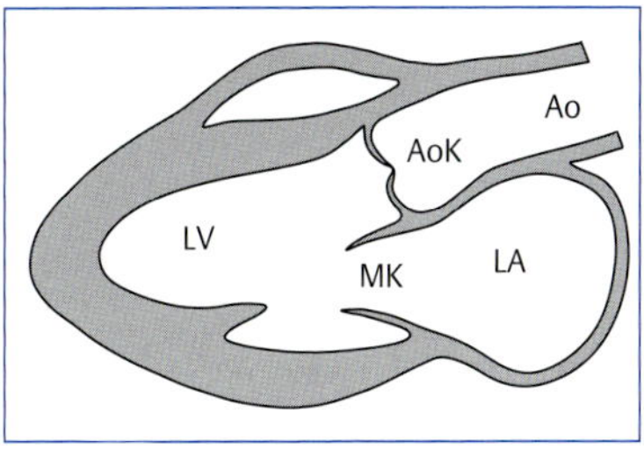

Abb. 12.**1** LV-Hypertrophie und LA-Dilatation bei arterieller Hypertonie.

M-Mode

- vermehrte Muskelmasse mit zunächst guter Kontraktilität
- Bestimmung der Wanddicke von anteroseptaler und posteriorer Wand (s. Abb. 12.**2** und Tab. 12.**1**)
- Graduierung der LV-Hypertrophie nach Stärke von anteroseptaler und posteriorer Wand (enddiastolisch) (s. Tab. 12.**1** und s.a. Tab. 24.**19**, S. 263)
- ggf. FS erhöht
- ggf. LA vergrößert
- LV zunächst eher klein
- im Verlauf Kontraktilitätsstörung anteroseptal und posterior
- bei dekompensiertem Cor hypertonicum zunehmende LV-Dilatation mit Wandverdünnung und globaler Kontraktilitätsminderung

Tab. 12.**1** **Referenzwerte für anteroseptale und posteriore Wanddicke im M-Mode (enddiastolisch) und für Muskelmasse im 2-D-Echo.**

	Frauen		**Männer**	
	Normalbereich	Hypertrophie	Normalbereich	Hypertrophie
M-Mode				
Wanddicke anteroseptal (cm)	0,6–0,9	> 0,9	0,6–1,0	> 1,0
Wanddicke posterior (cm)	0,6–0,9	> 0,9	0,6–1,0	> 1,0
2-D-Echo				
LV-Masse (g)	66–150	> 150	96–200	> 200
LV-Index (g/m^2)	44–88	> 88	50–102	> 102

*Graduierung der Hypertrophie (s. Tab. 24.**6** und s. Tab. 24.**7**, S. 256 f, sowie Tab. 24.**19** und Tab. 24.**20**, S. 263)*

Modifiziert nach: Lang R et al. Recommendations for chamber quantification. J Am Soc Echo 2005; 18: 1440-1463

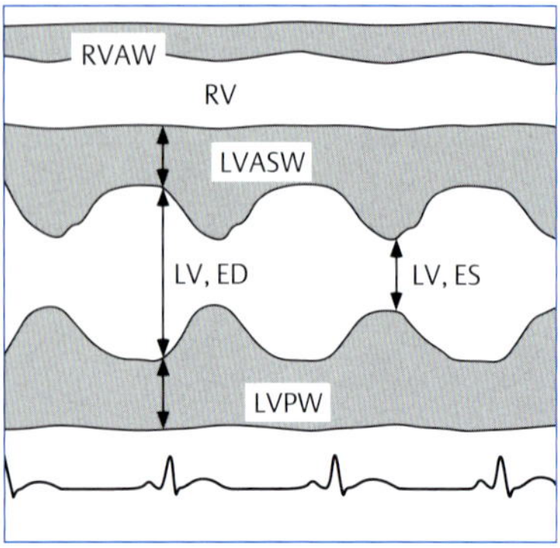

Abb. 12.**2** Konzentrische Hypertrophie der LVASW und der LVPW bei arterieller Hypertonie.

Doppler

- Farb-Doppler:
  - Übersicht über Flussverhältnisse
  - ggl. Alias-Phänomen im LVOT
  - ggf. Nachweis und Quantifizierung einer MI
- PW-Doppler:
  - V_{LVOT} ggl. erhöht, bei Dekompensation erniedrigt
  - häufig gering gestörte diastolische Funktion (s. Abb. 11.**1**, S. 130), im Verlauf auch deutlicher gestörte diastolische Funktion (s. Kap. 20.2, S. 226 ff)
- CW- und Farb-Doppler:
  - ggf. Nachweis und Quantifizierung einer MI
  - Valsalva-Manöver zum Ausschluss einer LV-/LVOT-Obstruktion
- Gewebe-Doppler:
  - Messung von E′ zur Bestimmung des Füllungsindex (E/E′), ggf. erhöht (s. Tab. 20.**1**, S. 228)

Procedere

- Speckle Tracking
- Provokationstest zum Nachweis einer LV-/LVOT-Obstruktion (Valsalva-Manöver)
- evtl. MRT
- Herzkatheter mit Koronarangiografie zum Ausschluss einer KHK oder ggf. Nachweis von Mikrozirkulationsstörungen

Beachte

- Schwere der Hypertrophie, Differenzierung symmetrisch/asymmetrisch, LV-Größe und Funktion; LA-Größe (s. Tab. 12.**2**)
- diastolische Funktionsstörung, MI
- DD: AS, hypertrophe (obstruktive) Kardiomyopathie, infiltrative Kardiomyopathie oder Morbus Fabry
- dekompensiertes Cor hypertonicum echokardiografisch kaum von einer DCM differenzierbar
- bei juveniler arterieller Hypertonie auch Vorliegen einer postduktalen Aortenisthmusstenose möglich

Tab. 12.**2** **Befunde des linken Ventrikels bei hypertrophen Herzerkrankungen unterschiedlicher Genese.**

	maximale end-diastolische Wanddicke	EF	systolische Strain-rate	diastolische Funktion	LVOT-Gradient	typischer Echobefund
Sportlerherz	14 mm	normal	normal/supranormal	normal	nein	leichte LV-Dilatation
HOCM	> 20 mm	normal	stark reduziert	Relaxationsstörung	ja	asymmetrische Hypertrophie
Hypertonie	15 mm	normal	leicht reduziert	Relaxationsstörung	nein	basaler Septumwulst
Amyloidose	14 mm	normal	stark reduziert	pseudonormal/Restriktion	nein	„sparkling myocardium“
Friedreich-Ataxie	15 mm	normal	leicht reduziert	normal	nein	„sparkling texture“
Morbus Fabry	16 mm	normal	mäßig reduziert	Relaxationsstörung	nein	prominenter Papillarmuskel
Non-Compaction	25 mm	reduziert	mäßig/stark reduziert	Relaxationsstörung	nein	Trabekularisierung

Weidemann F et al. Verschiedene Formen der linksventrikulären Hypertrophie. Herz 2011, DOI: 10.1007/s00059-010-3416-1

12

13 Erkrankungen mit Rechtsherzbelastung: Pulmonale Hypertonie, chronisches Cor pulmonale, akutes Cor pulmonale (Lungenembolie)

Definition: primäre (ohne ersichtliche Ursache) oder sekundäre Erhöhung des PA-Drucks aufgrund erhöhten pulmonalen Widerstands

Ursachen:

- behinderter Pulmonalvenenfluss durch Druckerhöhung im LA oder LV (MK-Vitien, Linksherzinsuffizienz, Vorhoftumore), konstriktive Perikarditis, Pulmonalveneneinengung
- erschwerter Lungengefäßdurchfluss durch Lungenparenchymerkrankungen, chronisch-obstruktive Lungenerkrankung, Asthma bronchiale
- akute oder chronisch-rezidivierende Lungenembolien
- PA-Verengung durch primäre Endothelhyperplasie der Pulmonalgefäße
- Hypoventilation
- erhöhter Blutfluss durch angeborene Vitien mit Links-Rechts-Shunt und im Verlauf Eisenmenger-Syndrom
- andere seltene Formen

Symptome: überwiegend Dyspnoe, Zyanose, eingeschränkte Belastbarkeit, Müdigkeit, Schwäche, Zeichen der Rechtsherzinsuffizienz, zusätzliche Symptome der Grunderkrankung, bei akuter Lungenembolie plötzlich einsetzende Symptome, besonders ausgeprägte Dyspnoe, Thoraxschmerzen, Entwicklung eines akuten oder im Verlauf chronischen Cor pulmonale

Auskultation: evtl. 3. HT, akzentuierter 2. Pulmonalton, Systolikum bei funktioneller TI und Diastolikum bei funktioneller PI

EKG: SI-QIII-Typ, Zeichen der Rechtsherzbelastung, inkompletter oder kompletter RSB, T-Negativierung in V_1–V_6, bei akuter Lungenembolie Lagetypwechsel mit neu aufgetretenem S_I-Q_{III}-Typ

2-D-Echo

- RV vergrößert mit Verhältnis enddiastolische Fläche RV/LV > 0,6 im apikalen 4-Kammerblick s. (s. Abb. 13.**1**)
- evtl. RV hypertrophiert (RV-Wanddickenbestimmung s. Abb. 1.**24**, S. 9)
- RV hypokinetisch (global und/oder regional)

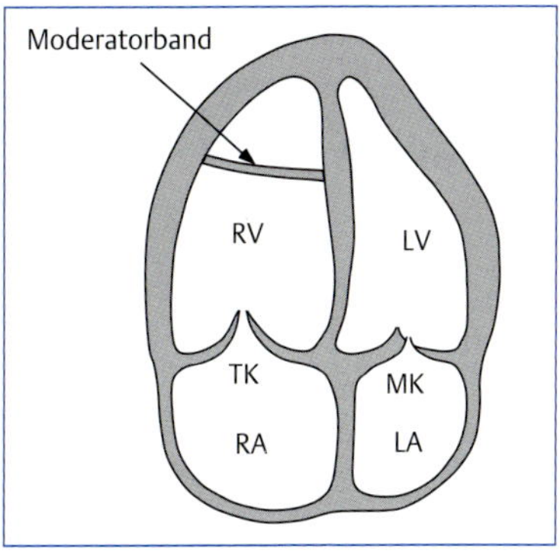

Abb. 13.**1** Dilatation von RA und RV bei pulmonaler Hypertonie.

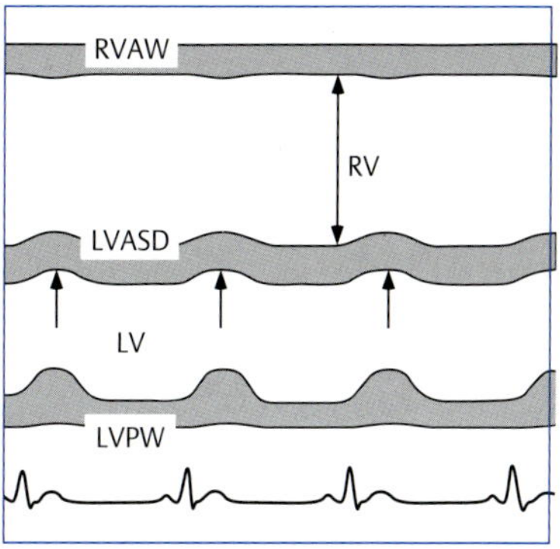

Abb. 13.**2** RV-Dilatation und paradoxe Septumbewegung bei RV-Belastung.

- RV-FAC reduziert (s. Abb. 21.**1**, S. 233)
- bei ausgeprägt vergrößertem RV in parasternaler langer Achse auch Darstellung der TK
- TK-Ring ggf. dilatiert (> 3 cm)
- RA vergrößert (s. Abb. 13.**1**)
- evtl. LV klein und verdrängt, in parasternaler kurzer Achse D-förmig konfiguriert (D-shape) (s. Abb. 13.**5**)
- pathologischer Exzentritätsindex > 1, gemessen in parasternaler kurzer Achse (s. Abb. 22.**4**, S. 240)
- ggf. paradoxe Septumbewegung durch Volumenbelastung des RV
- evtl. Dilatation des Truncus pulmonalis
- dilatierte VCI und/oder fehlende Atemvariabilität (s. Abb. 22.**5**, S. 240) und dilatierte Lebervenen
- ggf. Nachweis von Thromben in PA oder rechten Herzhöhlen
- Erfassung einer ggf. zugrunde liegenden LV-, MK- oder AoK-Erkrankung

M-Mode

- RVOT vergrößert (parasternal > 30 mm)
- evtl. Hypertrophie (parasternal freie Wand > 5 mm) (s. Abb. 10.**37**, S. 110)
- LV klein
- abgeflachte bis paradoxe Septumbewegung und RV-Dilatation durch Volumenbelastung des RV (s. Abb. 13.**2**)

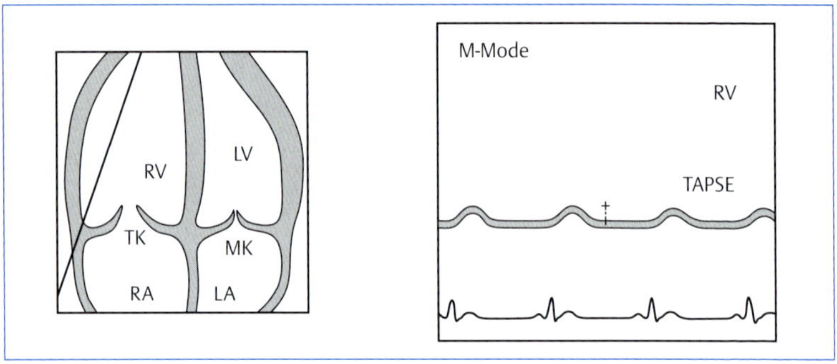

Abb. 13.**3** Reduzierte TAPSE bei Rechtsherzbelastung.

- reduzierte systolische TK-Anulusbewegung (TAPSE = Tricuspid Anular Plane Systolic Excursion), Bestimmung der TAPSE durch Legen des M-Mode-Strahls in den lateralen TK-Anulus (s. Abb. 13.**3**, s.a. Tab. 21.**1**, S. 234)
- mesosystolische Schließungsbewegung der PK (W-Form, allerdings oft nicht optimal darstellbar)
- dilatierte VCI und/oder fehlende Atemvariabilität (s. Abb. 22.**5**, S. 240)

Doppler

- Farb-Doppler:
  - zunächst Übersicht über Flussverhältnisse
  - Nachweis einer TI und PI, ggf. Semiquantifizierung
  - ggf. Nachweis eines offenen Foramen ovale (durch erhöhten RA-Druck)
- PW-Doppler: (s. Abb. 22.**3**, S. 239)
  - verkürzte RVET im RVOT-Flusssignal
  - Zunahme der RV-Präejektionsperiode im Verhältnis zur RV-Ejektionzeit (s. Abb. 23.**4**, S. 246)
  - verkürzte AT (< 100 ms) im RVOT (Messpunkt unmittelbar vor der PK) (s. Tab. 13.**1**, s.a. Abb. 22.**3**, S. 239 und Tab. 22.**4**, S. 237)
  - erhöhter mittlerer PA-Druck
  - Abschätzung des mittleren PA-Drucks aus der AT (je kürzer die AT, desto höher der mittlere PA-Druck) (s. Abb. 13.**4** und Tab. 13.**1**, s.a. Abb. 22.**3**, S. 239 und Tab. 22.**4**, S. 237)
  - evtl. pathologisches E/A-Verhältnis des TK-Flussprofils
  - evtl. Tei-Index erhöht (Bestimmung des Tei-Index s. Abb. 20.**6** und Tab. 20.**3**, S. 230)
  - atriale Flussumkehr im Flussprofil der V. hepatica (s. Abb. 1.**41**, S. 19)

13

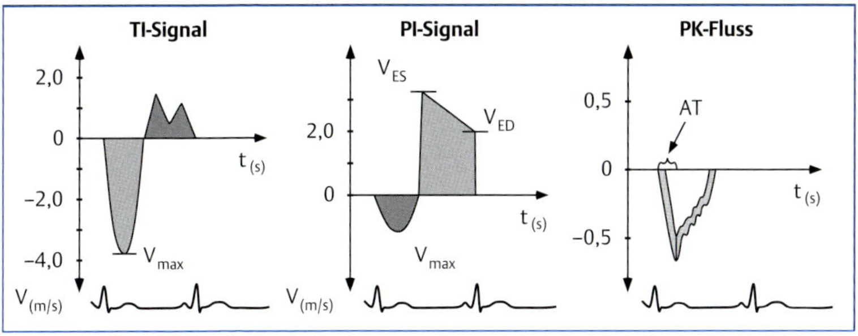

Abb. 13.**4** Doppler-Signale zur Bestimmung der PA-Druckverhältnisse.

- CW-Doppler:
  - Nachweis einer TI und PI, ggf. Semiquantifizierung (s. Kap. 10.7, S. 103 ff und Kap. 10.10, S. 113 ff)
  - erhöhter systolischer und mittlerer PA-Druck
  - Berechnung des systolischen und mittleren PA-Drucks und des RV-Drucks aus dem TI- und PI-Signal (s. Abb. 13.**4**, Tab. 13.**1** und Tab. 13.**2**, s.a. Tab. 22.**1**, Tab. 22.**2**, Tab. 22.**3** und Tab. 22.**6**, S. 236 ff)
  - erhöhter diastolischer PA-Druck
  - Berechnung des enddiastolischen PA-Drucks aus dem PI-Signal (s. Abb. 13.**4** und Tab. 13.**1**, s.a. Abb. 10.**40**, S. 114, Abb. 22.**2**, S. 239 und Tab. 22.**5** und Tab. 22.**6**, S. 237 f)
  - ggf. Nachweis eines offenen Foramen ovale (durch erhöhten RA-Druck) (s. Kap. 14, S. 173 ff)
- Gewebe-Doppler:
  - Reduktion der maximalen systolischen Geschwindigkeit in freier RV-Wand, Septum und TK-Anulus (Messung von S') (s. Abb. 2.**1**, S. 21)
  - Erhöhung des RV-Füllungsindex E/E' (Messung von E' im TK-Anulus)
  - verlängertes elektrosystolisches Delay (ESD) im TK-Anulus (s. Abb. 23.**7**, S. 247)

3-D-Echo

- Darstellung des RV in verschiedenen Anlotebenen zur besseren Beurteilung der RV-Strukturen
- Bestimmung der RV-EF (spezielle Auswerte-Software erforderlich)

Tab. 13.**1** **Bestimmung des systolischen, mittleren und enddiastolischen RV-/PA-Drucks (RV-Druck = PA-Druck, wenn keine Obstruktion im RVOT oder PS) (s. Abb. 13.4, s.a. Kap. 22, S. 235 ff).**

systolischer PA-Druck ($P_{PA\text{-}syst}$) = $4 \times TI\text{-}V_{max}^2 + P_{RA}$	Normalbereich 15–30 mmHg
mittlerer PA-Druck ($P_{PA\text{-}mean}$) = $4 \times TI\text{-}V_{mean}^2 + P_{RA}$	Normalbereich 12–16 mmHg
PA-Druck ($P_{PA\text{-}mean}$) = $4 \times PI\text{-}V_{ES}^2 + P_{RA}$	Normalbereich < 20 mmHg
mittlerer PA-Druck ($P_{PA\text{-}mean}$) Abschätzung aus PK-AT	Normalbereich 12–16 mmHg
enddiastolischer PA-Druck ($P_{PA\text{-}ED}$) = $4 \times PI\text{-}V_{ED}^2 + P_{RA}$	Normalbereich 6–10 mmHg
P_{RA}-Druckabschätzung s. Tab. 22.**6**, S. 238	Normalbereich ≤ 5 mmHg

Tab. 13.**2** **Graduierung der pulmonalen Hypertonie anhand des mittleren Pulmonalarteriendrucks.**

	Mittlerer Pulmonalarteriendruck (mmHg)
geringe pulmonale Hypertonie	20–30
mäßige pulmonale Hypertonie	31–40
schwere pulmonale Hypertonie	> 40

Hinweise auf eine akute Lungenembolie

13

- RV-Dilatation mit Verdrängung des LV (paradoxe Septumbewegung, pathologischer Exzentritäts-Index, D-Shape) und normaler RV-Wanddicke ohne vorbestehende Erkrankung mit Rechtsherzbelastung (s. Abb. 13.**5**, s.a. Abb. 22.**4**, S. 240)
- mäßiggradige bis schwere Hypokinesie des RV
- McConnell-Zeichen (normale Kontraktilität der RV-Spitze bei deutlicher Hypokinesie der restlichen RV-Wände) (s. Abb. 13.**6**)
- PA-Druck normal bis mäßig erhöht, bei sehr hohen PA-Drücken (syst. PA-Druck > 60 mmHg) Vorliegen einer akuten Lungenembolie als alleinige Ursache eher unwahrscheinlich

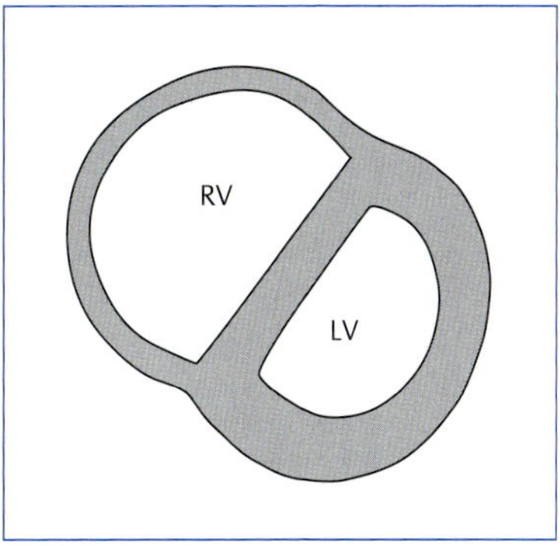

Abb. 13.**5** D-förmig konfigurierter LV (systolisch) bei Rechtsherzbelastung (parasternale kurze Achse).

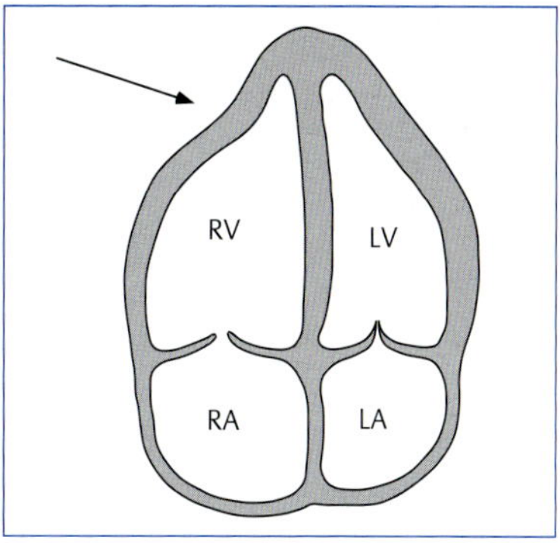

Abb. 13.**6** McConnell-Zeichen als Hinweis auf eine akute Lungenembolie.

Indikationen zu Lysetherapie

- Nachweis von Thromben
- Score nach Wacker > 2,25 (s. Tab. 13.**3**)

Procedere

- Kontrastechokardiografie zur Schweregradbestimmung der TI und PI (verbesserte Signaldarstellung) und zum Ausschluss von Shuntvitien
- Rechtsherzkatheter
- bei Verdacht auf Lungenembolie Spiral-CT, MRT, Lungenszintigrafie und ggf. Pulmonalisangiografie
- ggf. Antikoagulation oder Lysetherapie

Tab. 13.**3** **Schweregradeinteilung der Rechtsherzbelastung nach echokardiografischen Kriterien (Rechtsherz-Score nach Wacker).**

Kriterien	**Bewertungsgrade**		
	1	**2**	**3**
RV-Größe (Beurteilung visuell und Messung im apikalen 4-Kammerblick: enddiastolisch in Höhe der Spitzen der geöffneten TK-Segel)	RV < LV RV < 30 mm	nicht Bewertungsgrade 1 und 3	RV > LV RV ≥ 40 mm
Kontraktionskraft der freien RV-Wand (Beurteilung visuell im apikalen 4-Kammerblick)	in allen Abschnitten Normokinesie	basal und mittig Hypokinesie	basal und mittig Akinesie
Bewegung des IVS (Beurteilung visuell parasternal unter Einbeziehung des M-Mode)	systolisch zum LV	systolisch partiell zum RV	systolisch vollständig zum RV
RA-Größe (Beurteilung visuell im apikalen 4-Kammerblick)	RA ≤ LA	RA > LA (geringfügig)	RA > LA (deutlich)
Ermittlung des Rechtsherz-Scores nach Wacker durch Addition der entsprechenden Bewertungsgrade und Division durch 4; Indikation zur Lysetherapie: Score-Wert von > 2,25			

Wacker P, Wacker R. Thrombolytische Therapie der akuten Lungenembolie. Herz 2005; 30: 261-268

Beachte

13

- Beurteilung von RA- und RV-Größe und von RV-Kontraktilität und -Wanddicke
- ggf. Nachweis von Thromben
- Erfassung einer TI und PI
- Darstellung der PK und PA oft nur partiell möglich
- Bestimmung der PA-Druckverhältnisse
- Abschätzung des Schweregrades der pulmonalen Hypertonie
- bei Nachweis einer pulmonalen Hypertonie immer nach Ursache suchen
- gleiche echokardiografische Kriterien bei pulmonaler Hypertonie aufgrund fulminanter Lungenembolie oder rezidivierender Lungenembolien
- bei akutem Auftreten von systolischem PA-Druck > 60 mmHg bzw. mittlerem PA-Druck > 40 mmHg Rechtsherzversagen (RV toleriert akut keine weitere Druckerhöhung)

14 Offenes Foramen ovale/Vorhofseptumaneurysma

Definition:	ovale Öffnung des IAS, die sich normalerweise nach der Geburt durch Verklebung der kulissenartigen Ränder verschließt, in 20–25 % fehlende oder unvollständige Verklebung; gelegentlich Kombination mit einem Vorhofseptumaneurysma, eine Variante, bei der das Septum überlang und besonders dehnbar ist und sich in den RA oder LA oder abhängig von jeweiligen Druckverhältnissen in einen der beiden Vorhöfe wölbt oder ausgeprägte Mobilität aufweist (schlackernde Bewegung)
Symptome:	in der Regel keine, auffallend durch embolisches Ereignis, häufig TIA und Hirninfarkt
Auskultation:	unauffällig
EKG:	unauffällig

2-D-Echo und M-Mode

- bei offenem Foramen ovale unauffällig, kein sichtbarer Defekt
- bei Vorhofseptumaneurysma abnormes Vorwölben (> 1,5 cm in Länge und Wölbung) des IAS von Mittellinie in RA oder LA oder abwechselnd in beide Vorhöfe unterschiedlicher Ausprägung, am besten erkennbar im 4-Kammerblick von apikal oder subkostal, evtl. deutlicher nach Valsalva-Manöver (s. Abb. 14.**1**)
- bei Vorliegen eines Vorhofseptumaneurysmas mehrere Defekte unterschiedlicher Lokalisation möglich

Doppler

- Farb-Doppler:
  - zunächst Orientierung über Flussverhältnisse
  - nach Valsalva-Manöver gelegentlich transseptaler turbulenter Farbfluss nachweisbar, Anlotung von apikal, subkostal oder parasternal (kurze Achse)

- PW-Doppler:
  - wegen niedriger Flussgeschwindigkeiten PW-Doppler sinnvoller als CW-Doppler
  - Valsalva-Manöver notwendig, um typisches transseptales PW-Signal zu erfassen, dabei Anlotung von subkostal oder parasternal (kurze Achse)
- CW-Doppler:
  - transseptaler Fluss kaum erfassbar

Procedere

- Kontrastechokardiografie zunächst ohne Valsalva-Manöver, dann mindestens zwei weitere Injektionen mit Valsalva-Manöver, bei Vorliegen eines offenen Foramen ovale unmittelbar nach Valsalva-Manöver sofortiger Echokontrastmittelübertritt durch das offene Foramen ovale von RA in LA (s. Abb. 14.**2**), Auftreten von Echokontrast in LA nach 3 s bzw. 3 Herzzyklen spricht für Lungenpassage und gegen ein offenes Foramen ovale
- TOE mit Kontrast und Farb-Doppler
- Antikoagulation, interventioneller oder operativer Verschluss bei nachgewiesenen rezidivierenden paradoxen Embolien

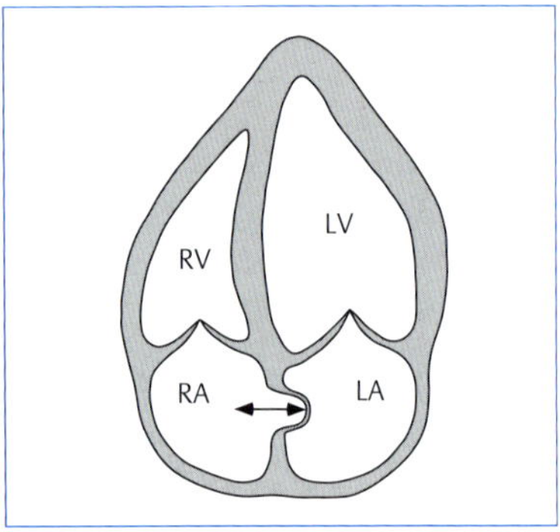

Abb. 14.**1** Vorhofseptumaneurysma.

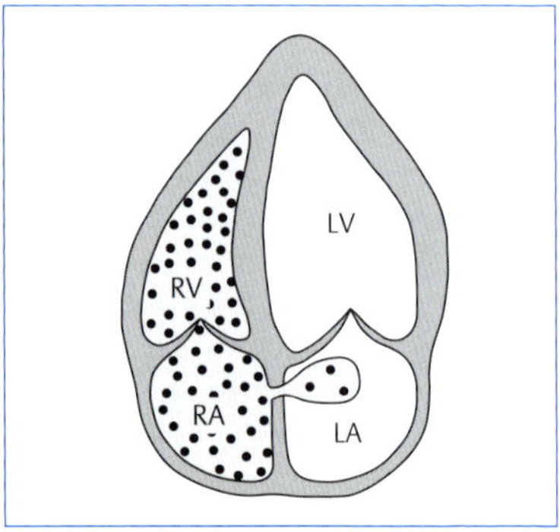

Abb. 14.**2** Nachweis eines offenen Foramen ovale durch Kontrastmittelübertritt nach Valsalva-Versuch.

14

Beachte

- offenes Foramen ovale transthorakal im Gegensatz zum ASD-Shunt nur nach Valsalva-Manöver in Verbindung mit Echokontrastanwendung, selten mit dem Farb-Doppler nachweisbar
- Unterscheidung zwischen offenem Foramen ovale und kleinem ASD von transthorakal oftmals schwierig, in unklaren Fällen TOE, ggf. invasive Diagnostik
- bei Kombination mit Vorhofseptumaneurysma langes, vorwölbendes Septum erkennbar, evtl. Nachweis von Thromben im Aneurysma
- bei Auftreten von TIA, Hirninfarkt oder einer peripheren Embolie offenes Foramen ovale oder Vorhofseptumaneurysma mit Defekten als Ursache für paradoxe Embolie möglich, wenn andere Quellen ausgeschlossen sind
- bei nachgewiesenen rezidivierenden paradoxen Embolien Antikoagulation, Katheterverschluss mittels Okkluder, ggf. auch operativer Verschluss

15 Angeborene Herzfehler

15.1 Vorhofseptumdefekt

Definition: Öffnung im IAS mit unterschiedlicher Lokalisation (s. Abb. 15.**1**):

- **Sinus-venosus-Defekt** (10 %), hoch sitzend in der Nähe der Einmündung der V. cava superior oder tief sitzend im Bereich der Einmündung der V. cava inferior
- **ASD vom Secundum-Typ** (70 %), auch als ASD II bezeichnet, in der Fossa-ovalis-Region gelegen, morphologisch rund, oval oder schlitzförmig
- **ASD vom Primum-Typ** (ASD I, inkompletter AVSD)
- **ASD mit MS** einhergehend (als Lutembacher-Syndrom bekannt, nur noch selten gebräuchlich)
- überwiegend Links-Rechts-Shunt spätsystolisch und frühdiastolisch, mit zunehmendem Druckanstieg im kleinen Kreislauf auch Ausbildung eines Rechts-Links-Shunts (Eisenmenger-Reaktion)

Symptome: zunächst häufig lange asymptomatisch, als Kind ggf. leichte Ermüdbarkeit und belastungsabhängige Luftnot und Zyanose, gelegentlich körperliche Retardierung, häufige pulmonale Infekte, im Erwachsenenalter zunehmend Auftreten von Arrhythmien, Entwicklung einer pulmonalen Hypertonie und Rechtsherzinsuffizienz

Auskultation: systolisches Austreibungsgeräusch p.m. 2. ICR links parasternal bei erhöhtem Fluss (Shuntvolumen) durch eine normale Pulmonalklappe, bei großem Shuntvolumen evtl. zusätzlich protomesodiastolisches Geräusch durch relative Trikuspidalklappenstenose, fixiert gespaltener 2. HT, P2 nicht akzentuiert, mit zunehmendem Alter Entwicklung einer pulmonalen Hypertonie, im Zuge dieser Entwicklung Abnahme des systolischen Austreibungsgeräuschs über der Pulmonalklappe, dafür zunehmende Akzentuierung von P2

EKG: beim ASD vom Secundum-Typ inkompletter oder kompletter RSB, evtl. Zeichen der Rechtsherzbelastung, beim ASD vom Primum-Typ überdrehter Linkstyp, linksanteriorer Hemiblock, Zeichen der RV-Hypertrophie, inkompletter oder kompletter RSB

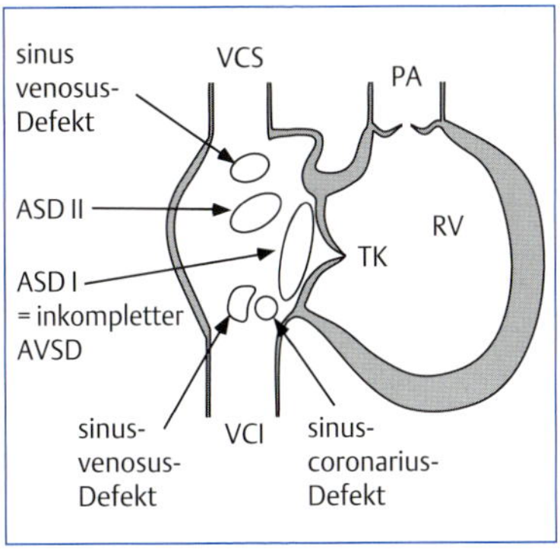

Abb. 15.**1** Anatomische Variationen von Vorhofseptumdefekten.

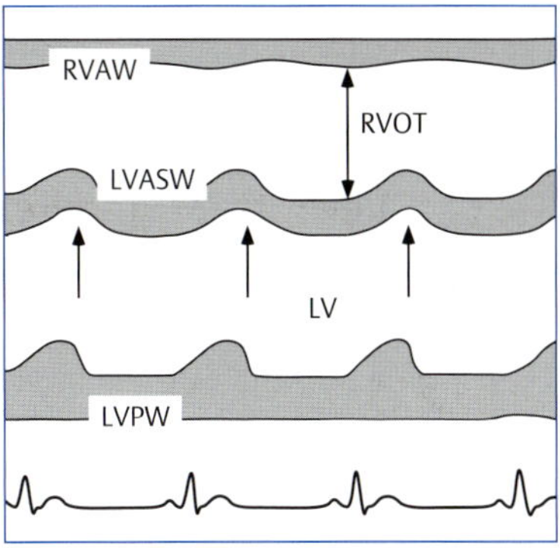

Abb. 15.**2** Paradoxe Septumbewegung bei ASD (Pfeile).

2-D-Echo und M-Mode

- RA und evtl. auch LA vergrößert
- RV vergrößert
- abgeflachte bis paradoxe IVS-Bewegung
- abhängig von der Defektgröße sichtbarer Defekt im ISA, von subkostal gut erkennbar, Lokalisation des ASD bei größeren Ostium-secundum-Defekten möglich, Sinus-venosus-Defekt von subxiphoidal bei schlanken Patienten erkennbar
- Pulmonalarterie weit (PA_{ED} > 22 mm)
- häufig MKP
- im M-Mode paradoxe IVS-Bewegung (s. Abb. 15.**2**)

Doppler

- Farb-Doppler:
  - zunächst Orientierung über Flussverhältnisse
  - Absuchen des IAS nach Farb-Turbulenzen
  - evtl. Farb-Doppler durch Kontrastanwendung verstärken
  - Nachweis und ggf. Semiquantifizierung einer TI und PI
- PW-Doppler:
  - Absuchen des IAS in kleinen Schritten in kurzer Achse, 4-Kammerblick apikal und subkostal
  - Nachweis eines Links-Rechts-Shunts, nach Eisenmenger-Reaktion eines Rechts-Links-Shunts, evtl. eines gekreuzten Shunts
  - Bestimmung des Shuntvolumens Qp/Qs (s. Tab. 25.**22**, S. 275)

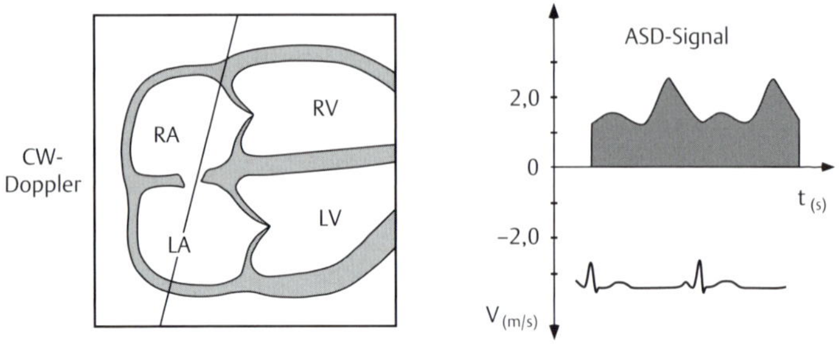

Abb. 15.**3** Nachweis eines ASD mit Links-Rechts-Shunt im CW-Doppler (subkostaler 4-Kammerblick).

  - erhöhte Flussgeschwindigkeit über der TK und PK
  - PA-Drücke erhöht
- CW-Doppler:
  - Absuchen des IAS (s. Abb. 15.**3**)
  - Nachweis von relativ hohen Flussgeschwindigkeiten über TK und PK
  - Nachweis und ggf. Semiquantifizierung einer TI und PI
  - PA-Drücke erhöht

Procedere

- Kontrastechokardiografie zum Nachweis eines Echokontrastmittelübertritts von rechts nach links oder gekreuzt, ggf. auch Auswaschphänomen (negativer Kontrasteffekt), gut darzustellen von subkostal oder apikal im 4-Kammerblick (s. Abb. 15.**4**), aber auch von parasternal in kurzer Achse (s. Abb. 15.**5**)
- Farb-Doppler mit Kontrast zur Signalverstärkung
- bei Verdacht TOE/3-D-Echo
- MRT
- Rechtsherzkatheter mit Oxymetrie
- in Abhängigkeit von Defektlage und Defektgröße interventioneller Verschluss mittels Okkluder oder operativer Korrektur

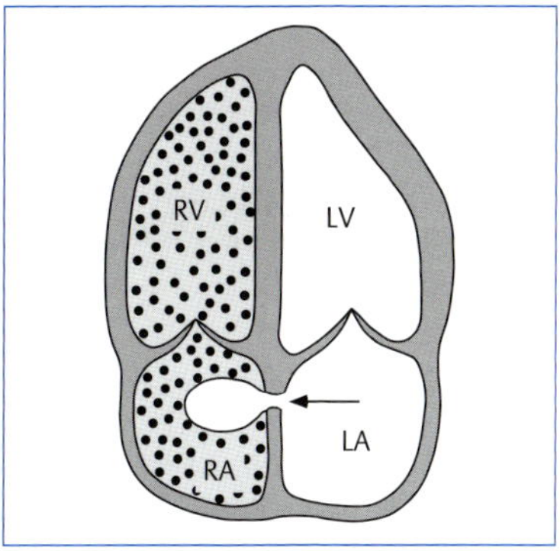

Abb. 15.**4** Auswaschphänomen nach Gabe von Kontrastmittel bei ASD mit Links-Rechts-Shunt.

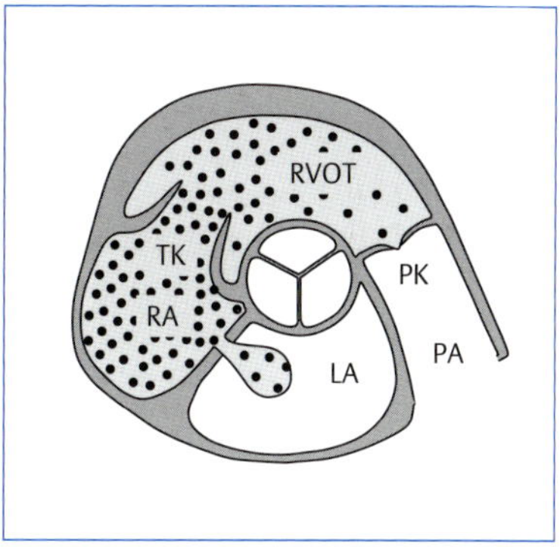

Abb. 15.**5** Transseptaler Echokontrastmittelübertritt von RA in LA bei kleinem ASD (parasternale kurze Achse).

Beachte

- ASD häufig in Kombination mit fehlmündenden Pulmonalvenen (nur im TOE nachweisbar)
- Nachweis und Lokalisation des Defekts im 2-D-Bild oft schwierig, am besten darstellbar von subkostal
- wegen niedriger Flussgeschwindigkeiten und schlechten Winkels Shuntfluss im Farb-Doppler parasternal und apikal oft nicht sicher erkennbar
- Bestimmung des Shuntvolumens
- Bestimmung der Reagibilität einer pulmonalen Hypertonie vor geplantem Verschluss
- Unterscheidung zwischen offenem Foramen ovale und kleinem ASD von transthorakal oftmals schwierig, in unklaren Fällen TOE, ggf. invasive Diagnostik

15.2 Atrioventrikulärer Septumdefekt

Definition: Fehlbildung der AV-Klappen und mangelhafte Ausbildung oder komplettes Fehlen des AV-Septums, dadurch persistierende gemeinsame AV-Klappe sowie unterschiedlich ausgeprägte Defekte auf Vorhof- und/oder auf Kammerebene
Einteilung in:

- partieller atrioventrikulärer Septumdefekt (Ostium-primum-Defekt mit „cleft" (Spalt) im anterioren Mitralsegel) (s. Abb. 15.**6**)
- intermediate-type-atrioventrikulärer Septumdefekt mit intraatrialer und kleiner zusätzlicher interventrikulärer Kommunikation sowie „cleft" im anterioren Mitralsegel bei zwei getrennten AV-Klappenöffnungen
- kompletter atrioventrikulärer Septumdefekt mit Kommunikation auf Vorhof- und Ventrikelebene sowie einer gemeinsamen AV-Klappenöffnung (s. Abb. 15.**7**); Patienten mit kompletten AV-Kanal erreichen nicht operiert kaum das Erwachsenenalter

Symptome: abhängig von der Größe der interventrikulären Kommunikation und dem Ausmaß der Klappeninsuffizienz, bei komplettem atrioventrikulärem Septumdefekt frühzeitige Entwicklung einer fixierten pulmonalen Hypertonie mit Symptomen der Rechtsherzinsuffizienz, bei partiellem oder intermediate-type-atrioventrikulärem Septumdefekt Symptomatik wie bei einem ASD durch das immer bei bestehender Mitralinsuffizienz hohe Shuntvolumen, bei kleiner oder von Trikuspidalklappengewebe gedeckter interventrikulärer Kommunikation gering eingeschränkte Leistungsfähigkeit

Auskultation: gespaltener 2. HT in Abhängigkeit vom pulmonalarteriellen Druck, Akzentuierung von P2, ggf. 3. HT als protodiastolischer Füllungston, raues, holosystolisches Geräusch im 3.–4. ICR linksparasternal, mitunter weiches, hochfrequentes, holosystolisches Geräusch mit p. m. über der Herzspitze durch begleitende Mitralinsuffizienz

EKG: P-dextrokardiale und/oder P-sinistrokardiale, AV-Block I. Grades, biventrikuläre Hypertrophiezeichen

Inkompletter atrioventrikulärer Septumdefekt

2-D-Echo und M-Mode

- Vergrößerung von RA und LA
- Echolücke im AV-Klappen-nahen Anteil des IAS, mitunter zusätzliche Echolücke in der Zentralregion des IAS
- im Gegensatz zum kompletten atrioventrikulären Septumdefekt Lücke auf Kammerebene in der Regel von Trikuspidalklappengewebe gedeckt
- beide AV-Klappen stehen auf einer Ebene
- Vergrößerung des RV durch Volumenbelastung und/oder Druckbelastung
- in parasternaler kurzer Achse und in 4-Kammerblick erkennbarer „cleft" im anterioren Mitralsegel (s. Abb. 15.**6**)
- deutlich erweiterter RVOT und PA
- schmaler LVOT

Doppler

- Farb-Doppler:
  - zunächst Orientierung über Shuntverhältnisse
  - auf Vorhofebene Links-Rechts-Shunt
  - auf Kammerebene gelegener Defekt in der Regel partiell von Trikuspidalklappengewebe gedeckt, ggf. auch kleiner Links-Rechts-Shunt
  - später bidirektionaler Shunt bei Entwicklung einer pulmonalen Hypertonie
  - Nachweis einer MI, ggf. Semiquantifizierung
- PW-Doppler:
  - erhöhter pulmonalarterieller Fluss
  - bei pulmonaler Hypertonie Verkürzung der AT (s. Tab. 22.**4**, S. 237)

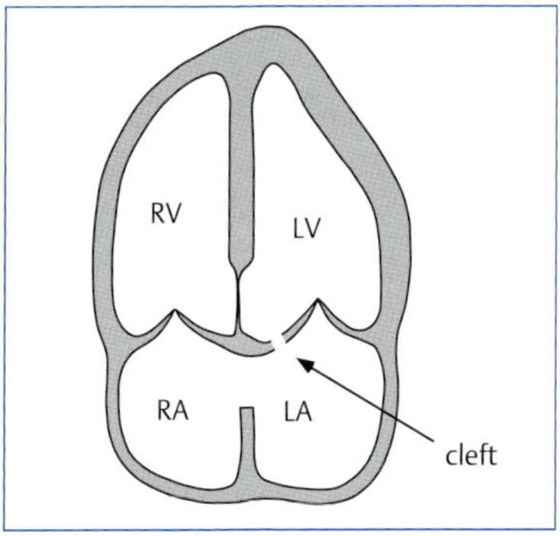

Abb. 15.**6** Inkompletter AVSD.

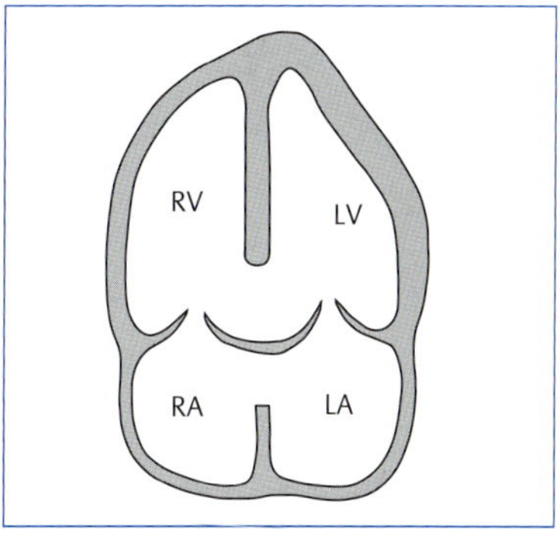

Abb. 15.**7** Kompletter AVSD.

- CW-Doppler:
  - Nachweis einer MI durch „cleft" im anterioren Mitralsegel
  - ggf. Semiquantifizierung
  - Berechnung des Druckgradienten zwischen linkem und rechtem Ventrikel bei bestehender interventrikulärer Kommunikation (s. Abb. 15.**10**, S. 185)
  - mittlerer und enddiastolischer Pulmonalarteriendruck ermittelbar bei bestehender PI (s. Abb. 22.**2** und Tab. 22.**3**, S. 236 sowie Tab. 22.**5** und Tab. 22.**6**, S. 237 f)
  - Ermittlung des systolischen und mittleren Drucks im RV bei physiologischer oder ausgeprägter TI (s. Tab. 22.**1** und Tab. 22.**2**, S. 236, Tab. 22.**6**, S. 238)

Procedere

- Kontrastechokardiografie
- evtl. TOE/3-D-Echo
- MRT
- invasive Diagnostik mit Oxymetrie und Druckmessung sowie Bestimmung der Reagibilität eines evtl. erhöhten pulmonalarteriellen Widerstandes
- bei nicht ausgeprägter Fixierung des pulmonalarteriellen Widerstandes operative Korrektur

15.3 Ventrikelseptumdefekt

Definition:	Öffnung im IVS mit Links-Rechts-Shunt im membranösen (häufiger) oder muskulösen Anteil des IVS gelegen (s. Abb. 15.**8**), 20–30 % aller angeborenen Herzfehler, Auswirkungen abhängig von Größe des Defekts und Zustand der Pulmonalgefäße, häufig spontaner Verschluss in den ersten 3 Lebensjahren, spätestens bis zum 10. Lebensjahr, anschließend wenig wahrscheinlich, bei Mehrzahl der Patienten mit VSD, die das Erwachsenenalter erreichen, verschlossener oder kleiner und klinisch unauffälliger Defekt, bei kleiner Gruppe von Patienten erhöhter pulmonaler Widerstand und Entwicklung einer Eisenmenger-Reaktion mit Shuntumkehr, hier eingeschränkte Lebenserwartung
Symptome:	abhängig von Defektgröße Leistungseinschränkung, Entwicklungshemmung, häufige, teilweise schwere Lungeninfektionen (rezidivierende Bronchitiden, Pneumonien), sekundäre Herzerkrankungen (Endokarditis), im Verlauf Zeichen der Herzinsuffizienz, nach Shuntumkehr Auftreten einer Zyanose, zunehmende Dyspnoe
Auskultation:	gespaltener 2. HT, lautes holosystolisches Geräusch links parasternal, p.m. je nach Defektlokalisation mehr nach basal oder apikal verlagert
EKG:	Zeichen der Linksherz- oder biventrikulären Hypertrophie, bei pulmonaler Hypertonie RSB und Zeichen der Rechtsherzbelastung

2-D-Echo und M-Mode

- nur große Defekte ohne Kontrast sichtbar, bei entsprechendem Verdacht Gabe von Echokontrast, gute Darstellung der membranösen Defekte parasternal in der langen, oft auch in der kurzen Achse direkt unterhalb der Aortenklappenebene (s. Abb. 15.**9**) oder im 4-Kammerblick von apikal oder subkostal
- Nachweis eines Auswaschphänomens (negativer Kontrasteffekt, s. Abb. 15.**9**), aber auch Kontrastmittelübertritt von rechts nach links oder gekreuzt möglich
- LA und RA sowie LV und RV bei kleinen und auch großen Defekten zunächst normal groß
- LA und LV im Verlauf und bei großen Defekten vergrößert, Hyperkinesie des LV
- Vergrößerung des RVOT durch Volumenbelastung

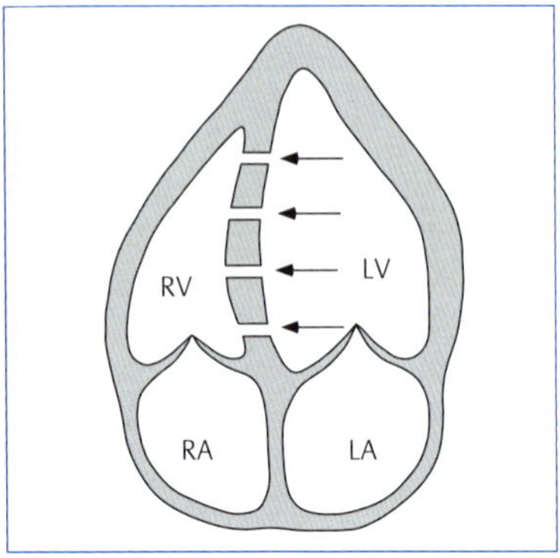

Abb. 15.**8** VSD: verschiedene Lokalisationen (apikaler 4-Kammerblick).

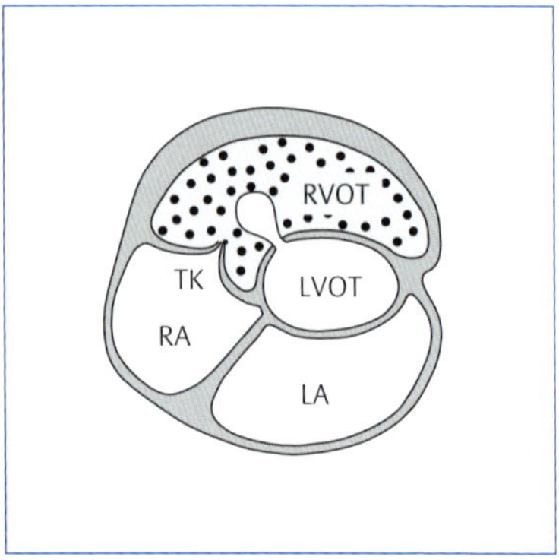

Abb. 15.**9** Auswaschphänomen bei VSD (parasternale kurze Achse).

- Vergrößerung und Hyperkinesie des RV erst bei Druckbelastung oder bei apikalem VSD
- PA evtl. erweitert

Doppler

- Farb-Doppler:
  - zunächst Orientierung über Flussverhältnisse
  - Darstellung des Shuntflusses
  - evtl. Nachweis einer MI und TI
  - bei Anwendung von Rechtsherzkontrastmittel kontrastverstärktes Farb-Doppler-Signal
- PW-Doppler:
  - Absuchen des IVS in kleinen Schritten
  - PA-Drücke erhöht
  - Berechnung des Shuntvolumens Qp/Qs (s. Tab. 25.**22**, S. 275)
- CW- und Farb-Doppler:
  - Bestimmung der V_{max} des VSD-Jets (s. Abb. 15.**10**)
  - Berechnung der Druckgradienten zwischen RV und LV

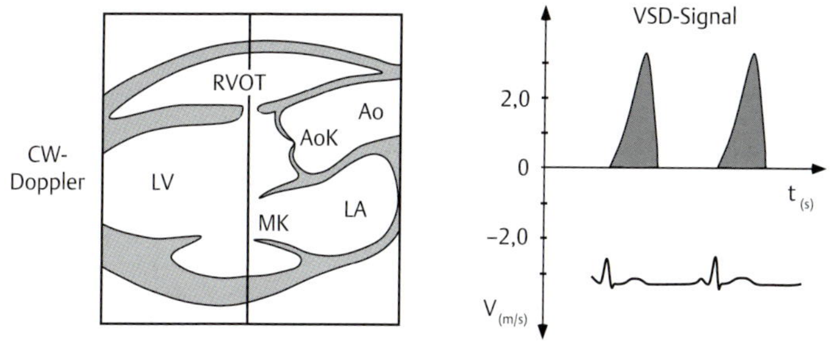

Abb. 15.**10** Nachweis eines Shunt-Flusses im CW-Doppler bei VSD im membranösen Anteil des IVS.

Procedere

- Kontrastechokardiografie, Farb-Kontrastechokardiografie
- TOE
- MRT
- Rechtsherzkatheter mit Oxymetrie
- operative Korrektur, wenn keine Eisenmenger-Reaktion, zunehmend auch kleinerer Defekte im Erwachsenenalter, evtl. auch interventioneller Verschluss durch Okkluder

Beachte

- Nachweis des Defekts im 2-D-Bild oft schwierig
- Lokalisation des Defekts aber im Farb-Doppler mit hoher Sensitivität und Spezifität möglich
- Bestimmung des Shuntvolumens mittels PW- und CW-Doppler möglich
- Ausschluss pulmonale Hypertonie, da interventionelle oder operative Korrektur bei Vorliegen einer Eisenmenger-Reaktion kontraindiziert

15.4 Offener Ductus Botalli

Definition: Offenbleiben der physiologischerweise nach 2–3 Wochen verschlossenen fetalen Verbindung zwischen Aorta und PA, Rückfluss des Blutes aus der Aorta über die Lungenarterie in den kleinen Kreislauf, somit Links-Rechts-Shunt, zunächst keine Zyanose, abhängig von Größe der Verbindung im Verlauf Entwicklung einer pulmonalen Hypertonie mit Eisenmenger-Reaktion

Symptome: Dyspnoe, häufig keine Beschwerden, bei weit offenem Ductus Botalli körperliche Retardierung möglich, nicht selten sekundäre kardiale Erkrankungen (Endokarditis) mit Verschlechterung der Prognose

Auskultation: lautes kontinuierliches bzw. pansystolisches Geräusch (Maschinengeräusch) mit p.m. infraklavikulär links mit pulmonaler Fortleitung

EKG: Zeichen der Volumenbelastung des LV, später Zeichen der Druckbelastung des RV

2-D-Echo und M-Mode

- direkte Darstellung in parasternaler kurzer Achse oder von suprasternal möglich (s. Abb. 15.**11**)
- breite PA (> 22 mm)
- LA und LV vergrößert
- hyperkinetischer LV

Doppler

- PW-, CW- und Farb-Doppler:
  - in parasternaler kurzer Achse oder von suprasternal Darstellung eines Links-Rechts-Shunts (typisches kontinuierliches, systolisch/diastolisches Fluss-Signal) (s. Abb. 15.**11**)
  - RV-PA-Drücke erhöht (s. Tab. 22.**1**–Tab. 22.**6**, S. 236 ff)
  - Berechnung des systolischen und diastolischen PA-Drucks bei Kenntnis des systolischen und diastolischen Blutdrucks möglich

Procedere

- Kontrastechokardiografie, kontrastverstärktes Farb-Doppler-Signal, zumeist bei Links-Rechts-Shunt Auswaschphänomen (negativer Kontrasteffekt, s. Abb. 15.**9**, S. 184), ggf. Nachweis eines Echokontrastmittelübertritts
- TOE

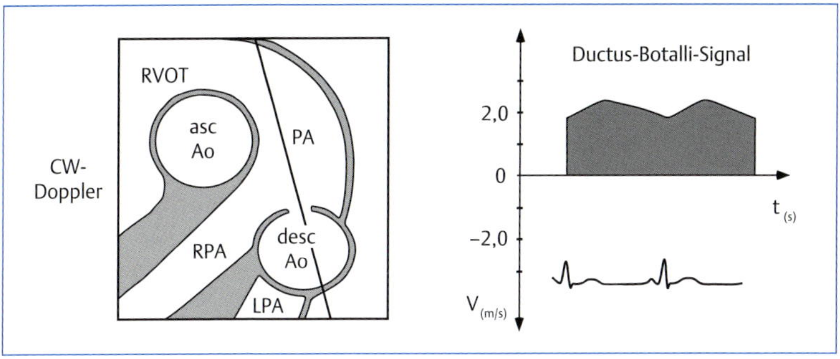

Abb. 15.**11** Ductus Botalli: Nachweis eines holosystolisch/holodiastolischen Shunt-Flusses im CW-Doppler.

- Herzkatheteruntersuchung mit Oxymetrie
- in der Regel interventioneller Verschluss mittels coil möglich

Beachte

- auch kleine Shunts mittels Farb-Doppler diagnostizierbar
- breite PA, vergrößerter LA und LV, ggf. Darstellung der Verbindung im 2-D-Bild
- Darstellung des Shuntflusses mit dem Doppler, Bestimmung des Shuntvolumens, Ausschluss einer pulmonalen Hypertonie
- rascher interventioneller oder operativer Verschluss nach Ausschluss einer pulmonalen Hypertonie und einer Eisenmenger-Reaktion

15.5 Ebstein-Anomalie

Definition:	Verlagerung eines oder mehrerer hypoplastischer TK-Segel in den RV, oberhalb der TK gelegene Ventrikelanteile gehören funktionell zum RA (Atrialisierung), in 75 % Kombination mit offenem Foramen ovale oder einem ASD, in selteneren Fällen auch mit anderen Anomalien, gelegentlich mit WPW-Syndrom verbunden, Lebensdauer abhängig von Zustand des RV, von dem Vorliegen eines Rechts-Links-Shunts auf Vorhofebene und dem Vorhandensein von supraventrikulären Rhythmusstörungen, in einigen Fällen wird hohes Lebensalter erreicht
Symptome:	Dyspnoe, Müdigkeit, Zyanose, Synkopen, Arrhythmien, Zeichen der Rechtsherzinsuffizienz, plötzlicher Herztod
Auskultation:	gespaltener 1. HT, betonter und gespaltener 2. HT, systolisches Geräusch bei TI und ASD
EKG:	RSB oder Δ-Welle bei WPW-Syndrom, supraventrikuläre oder ventrikuläre Arrhythmien

2-D-Echo und M-Mode

- in den RV versetzte TK mit verformten, hypoplastischen Segeln, gelegentlich Fehlen eines Segels, übrige Segel entsprechend ausgeprägter, im Vergleich zur MK verspäteter Klappenschluss, verzögerter Abfall des EF-Slopes, abnorme anteriore Stellung der TK während der Diastole
- apikaler oder subkostaler 4-Kammerblick zur Diagnosesicherung: Vorliegen einer Ebstein-Anomalie, wenn der Abstand zwischen MK-Ebene und in den RV versetzter TK-Ebene mehr als 20 mm beträgt (s. Abb. 15.**12**, Abb. 15.**13**)
- evtl. Darstellung eines ASD, meist vom Ostium-secundum-Typ
- RVOT im M-Mode erweitert
- paradoxe IVS-Bewegung bei Volumenbelastung des RV (s. Abb. 15.**2**, S. 177)

Doppler

- Farb-, PW- und CW-Doppler:
  - Nachweis und ggf. Quantifizierung einer TI, gelegentlich auch einer TS
  - evtl. Nachweis eines offenen Foramen ovale, ASD, überwiegend mit Rechts-Links-Shunt

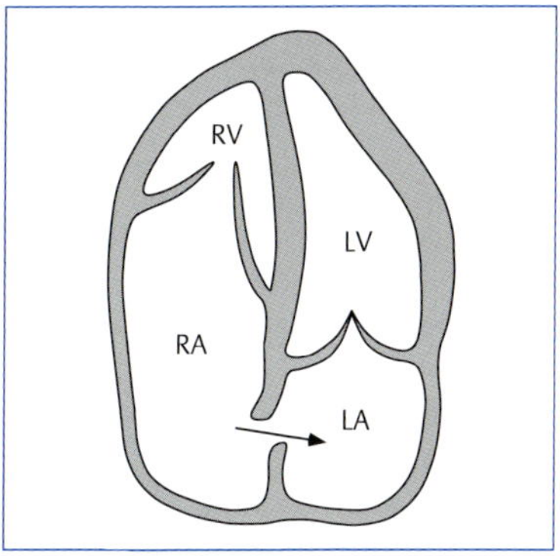

Abb. 15.**12** Ebstein-Anomalie: leichte Form (apikaler 4-Kammerblick).

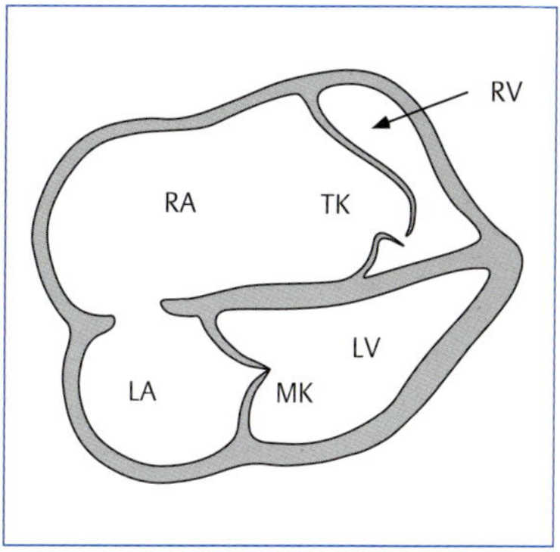

Abb. 15.**13** Ebstein-Anomalie: schwere Form (subkostaler 4-Kammerblick).

Procedere

- Kontrastechokardiografie
- TOE/3-D-Echo
- MRT
- Rechtsherzkatheter mit Oxymetrie
- elektrophysiologische Untersuchung bei Vorliegen eines WPW-Syndroms, ggf. Ablation des Bündels
- evtl. operative Korrektur (Klappenrekonstruktion, -ersatz, ASD-Verschluss)

Beachte

- unterschiedliche Ausprägungen der Anomalie mit fließenden Übergängen von geringer bis deutlicher Veränderung möglich
- TK-Morphologie, Position der Klappenebene, Größe des RV
- Nachweis und Semiquantifizierung einer TI
- auf zusätzliche bestehende Fehlbildungen (PFO oder ASD) achten

15.6 Fallot-Tetralogie

Definition:	▪ Fehlstellung des Konusseptums, dadurch subaortaler VSD ▪ über VSD reitende Aorta ▪ Stenose des rechtsventrikulären Ausflusstrakts (infundibulär, valvulär, supravalvulär) ▪ reaktive RV-Hypertrophie Lebenserwartung unterschiedlich, je nach Balance zwischen Shuntvolumen und rechtsventrikulärer Ausflussbahnobstruktion, gelegentlich Erreichen des Erwachsenenalters bis zum 50. Lebensjahr ohne Therapie möglich
Symptome:	Zyanose (stark erniedrigte O_2-Sättigung), Trommelschlegelfinger, Hockerstellung, Leistungsminderung, körperliche Retardierung, Synkopen, Zeichen der biventrikulären Herzinsuffizienz, Herzrhythmusstörungen, plötzlicher Herztod
Auskultation:	gespaltener 2. HT, früh-systolischer Ejektionsklick über Ao, lautes systolisches Geräusch p.m. 2–4. ICR links parasternal, fortgeleitet bis in Axilla und Halsregion
EKG:	Rechtstyp, Zeichen der Rechtsherzbelastung, RSB, Rhythmusstörungen

2-D-Echo und M-Mode

- Ao über IVS gelegen, Ao-Wurzel und ascAo erweitert (s. Abb. 15.**14**)
- unterbrochener, nach anterior verlagerter aortoseptaler Übergang
- RV-Hypertrophie (s. Abb. 15.**15**)
- verengter horizontal gelegener RVOT
- PS (infundibulär, valvulär, supravalvulär)
- PA hypoplastisch (wenn darstellbar)
- perimembranöser VSD unterhalb der AoK gelegen

15

Doppler

- Darstellung des Shuntflusses durch VSD
- Bestimmung des Gesamtausflussbahn-Gradienten an der RVOT-Stenose
- Bestimmung von valvulärem und infundibulärem Druckgradienten der Stenose (wenn möglich)

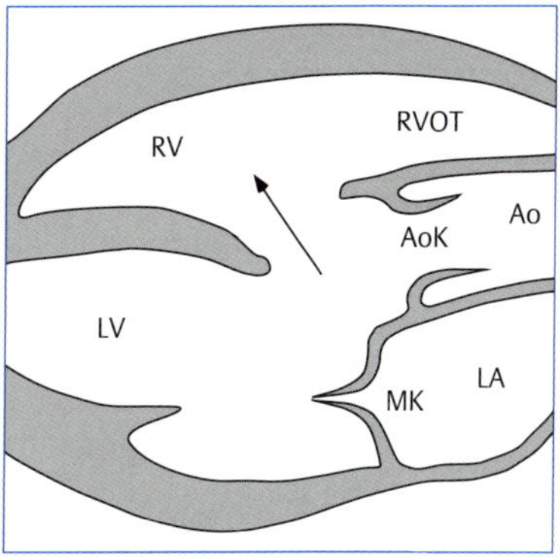

Abb. 15.**14** Fallot-Tetralogie (parasternale lange Achse).

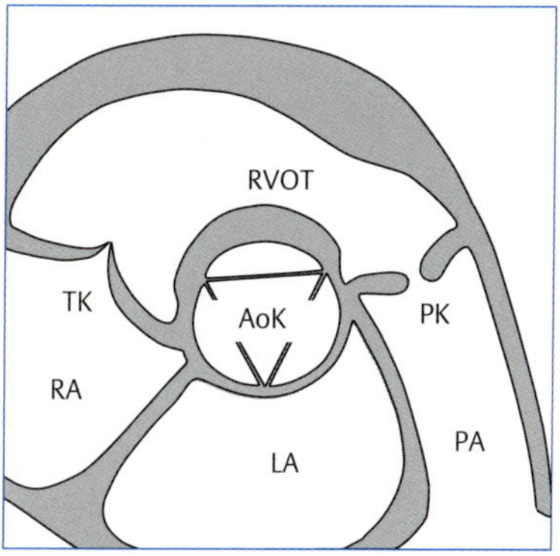

Abb. 15.**15** Fallot-Tetralogie (parasternale kurze Achse).

Procedere

- Kontrastechokardiografie, Farb-Kontrastechokardiografie
- TOE/3-D-Echo
- MRT
- invasive Diagnostik mit Oxymetrie und Druckmessung
- Korrektureingriff oder Palliativoperation zur Verbesserung der Lungenperfusion (Waterston-Shunt: Verbindung zwischen Aorta ascendens und rechter Pulmonalarterie; modifiziert Blalock-Taussig-Shunt: Verbindung zwischen linker oder rechter A. subclavia und zugehöriger Pulmonalarterie)

Beachte

- RV-Hypertrophie, VSD mit Kontrast, Bestimmung des ΔP_{max} über der PK
- evtl. Korrektureingriff oder Palliativoperation zur Verbesserung der Lungenperfusion
- im Erwachsenenalter vielfach Patienten mit vorausgegangener Palliativoperation zur Verbesserung der Lungenperfusion

15.7 Korrigierte Transposition der großen Gefäße

Definition:	Ventrikelinversion, dadurch bestehende atrioventrikuläre und ventrikuloarterielle Diskordanz, morphologisch linker Ventrikel pumpt systemvenöses Blut in Pulmonalkreislauf, pulmonalvenöser, morphologisch rechter Ventrikel versorgt Systemkreislauf, dadurch regelrechte Zirkulation des Bluts, eingeschränkte Lebenserwartung von ca. 40–50 Jahren, limitiert durch Funktonseinschränkung des RV als Systemventrikel und durch assoziierte Fehlbildungen
Symptome:	zunächst häufig asymptomatisch, bei Insuffizienz der systemischen AV-Klappe (Trikuspidalklappe) Symptomatik einer MI, bei Stenose im LVOT klinisches Bild einer PS, bei assoziiertem VSD Symptombild des VSD, Herzrhythmusstörungen
Auskultation:	abhängig von den beteiligten Fehlbildungen, Insuffizienz der linksseitigen AV-Klappe mit holosystolischem Geräusch 4. ICR links parasternal, PS mit systolischem Austreibungsgeräusch 3.–4. ICR rechts parasternal, akzentuierter 2. Herzton im 2. ICR links parasternal
EKG:	umgekehrtes Verhalten des QRS-Komplexes in den Brustwandableitungen, AV-Blockierungen, supraventrikuläre und ventrikuläre Rhythmusstörungen

2-D-Echo und M-Mode

- 4-Kammerblick von apikal oder subkostal zur Beurteilung am günstigsten (s. Abb. 15.**16**)
- LV in typischer Form:
  - MK mit angrenzenden Chordae, anterioren und posterioren Papillarmuskeln und typischem Trabekelwerk in Position des RV, angrenzend an RA
  - PA aus LV abgehend, parallel zur Ao, die aus dem RV entspringt
- RV in typischer Form:
  - TK und Halteapparat sowie Moderatorband in der Spitze in Position des LV, angrenzend an LA
  - zuführende Venen münden regelrecht in entsprechende Vorhöfe
- Ao und PA zeigen keinen gekreuzten, sondern parallelen Verlauf
- Differenzierung korrigierte Transposition der großen Gefäße (l-TGA) (s. Abb. 15.**16**) von kompletter Transposition der großen Gefäße (d-TGA) (s. Abb. 15.**17**):
  - bei d-TGA atrioventrikuläre Konkordanz und ventrikuloarterielle Diskordanz, d.h. Parallelschaltung von Lungen- und Systemkreislauf

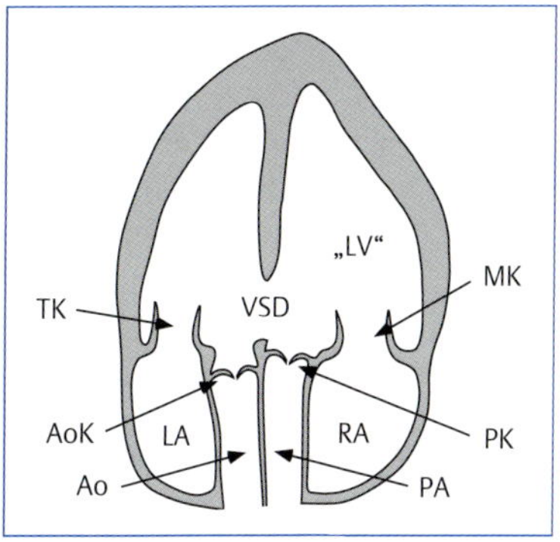

Abb. 15.**16** Anatomisch korrigierte Transposition der großen Arterien.

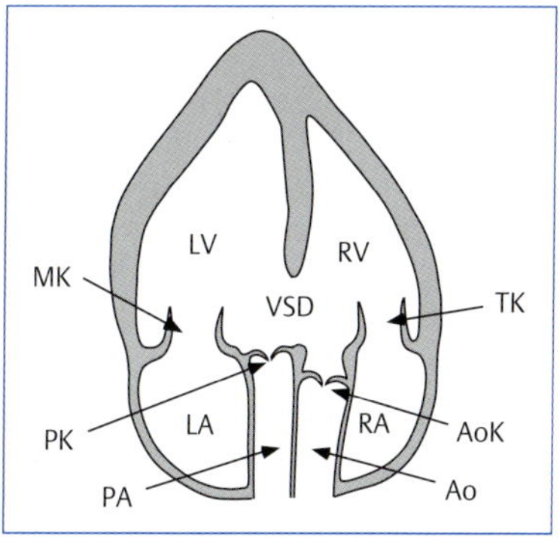

Abb. 15.**17** Transposition der großen Arterien (Befund bei Erwachsenen nicht zu erheben, da Patienten ohne operative Korrektur nicht überlebensfähig sind).

- d-TGA nur im Neugeborenen-/Säuglingsalter nachzuweisen, ohne Operation nicht bis ins Erwachsenenalter überlebensfähig
- frühzeitige Operation der d-TGA in Neugeborenen-/Säuglingsalter
- früher: hämodynamische Korrektur (Schaffung einer atrioventrikulären Diskordanz) mittels Mustard- oder Senning-OP
- heute: anatomische Korrektur (arterielle Switch-OP)
- bei Zustand nach Mustard-/Senning-OP:
  - Überkreuzung der Blutströme im Vorhofbereich
  - Echo: freier pulmonal- und systemvenöser Abfluss
  - anatomisch rechter Ventrikel als Systemventrikel
  - Echo: im Verlauf eingeschränkte Ventrikelfunktion, Trikuspidalinsuffizienz
- bei Zustand nach arterieller Switch-OP
  - anatomisch normales Herz
  - Echo: Anastomosestellen an Pulmonalarterie und Aorta

15

Doppler

- Farb-, PW- und CW-Doppler:
  - Detektion eines intraventrikulären Shunts sowie Ermittlung des Druckgradienten zwischen linkem und rechtem Ventrikel
  - Ermittlung des Druckgradienten in der Ausflussbahn zwischen linkem Ventrikel und Pulmonalarterie (von transthorakal schwierig einstellbar)
  - Beurteilung einer Insuffizienz der systemischen AV-Klappe

Procedere

- Kontrastechokardiografie
- TOE/3-D-Echo
- MRT
- invasive Diagnostik mit Oxymetrie und Druckmessung

Beachte

- LV in typischer Form mit MK und entsprechendem Halteapparat anstelle der üblichen RV-Position, RV mit TK entsprechend in linker Position
- relativ hohe Lebenserwartung bei korrigierter Transposition der großen Gefäße

15.8 Truncus arteriosus communis

Definition:	fehlende Septierung des Gefäßbulbus mit singulärem Gefäß aus beiden Ventrikeln in Kombination mit großem VSD, verschiedene Formen der Pulmonalarterienaufspaltung, häufig Kombination mit fehlenden zentralen Pulmonalarterien und Lungenperfusion über MAPCAs (main aorto pulmonary collateral arteries)
Symptome:	variabel von Lungenstauung bis generalisierte Zyanose, körperliche Retardierung
Auskultation:	unspezifisch
EKG:	Zeichen der Rechtsherzbelastung

2-D-Echo und M-Mode

- apikale lange Achse zur Darstellung des großen VSD am günstigsten
- reitender Truncus über dem IVS
- LA, LV und RV meistens vergrößert
- M-Mode unspezifisch

Doppler

- Farb-, PW- und CW-Doppler:
  - biphasischer Shuntfluss auf Ventrikelebene

Procedere

- Kontrastechokardiografie
- TOE/3-D-Echo
- MRT
- Links- und Rechtsherzkatheter mit Oxymetrie
- „korrigierende" oder palliative Operation
  - Typ I mit Homograft-Implantat in PA-Position
  - Typen II und III mit partieller oder kompletter Unifokalisierung

Beachte

- reitender Truncus, großer VSD
- frühzeitige operative Korrektur
- im Erwachsenenalter in der Regel „korrigierend" oder palliativ operiert

15.9 Singulärer Ventrikel

Definition:	hämodynamisch ein Ventrikel unterschiedlicher Morphologie mit Double-Inlet-Anteil (zwei AV-Klappen) und Double- oder Single-Outlet-Anteil (rudimentäre Outlet Chamber), Gefäße in Normal- oder Transpositionsstellung
Symptome:	Zyanose, Herzinsuffizienz
Auskultation:	unspezifisch
EKG:	Zeichen der Linksherzhypertrophie oder variable Hypertrophiemuster

2-D-Echo und M-Mode

- 4-Kammerblick von apikal oder subkostal zur Beurteilung am günstigsten
- zumeist zwei Vorhöfe und AV-Klappen, fehlendes IVS
- M-Mode erschwert interpretierbar
- Beurteilung von:
  - AV-Klappenfunktion
  - Outlet Chamber
  - Gefäßstellung

Procedere

- Kontrastechokardiografie
- TOE/3-D-Eco
- MRT
- selektive Ventrikulografie mit Oxymetrie

Beachte

- partiell oder komplett fehlendes IVS
- frühzeitige operative Korrektur

15.10 Cor triatriatum sinistrum/dextrum

Definition: seltene Fehlbildung mit Trennung eines Vorhofs durch eine fibromuskuläre Membran in einen proximalen und einen distalen Anteil, nicht selten Kombination mit ASD/offenem Foramen ovale

- DD: rudimentäres Chiari-Netzwerk (kongenitales Überbleibsel der rechten Klappe des Sinus venosus, Vorkommen ca. 2 %, in der Regel ohne pathologische Bedeutung, ggf. vergesellschaftet mit einem offenen Foramen ovale oder einem Vorhofseptumaneurysma)
- DD: Eustach'sche Klappe (Valvula venae cavae inferioris), die einer normalen Struktur an der Einmündung der VCI entspricht, Relikt aus dem Fetalkreislauf, bei Säuglingen noch prominent, in einigen Fällen im Erwachsenenalter persistierend, dann unterschiedlich ausgeprägt, in der Regel ohne Bedeutung, in seltenen Fällen Stenosierung der MK oder TK
- DD: Sinus coronarius (Koronarsinus), an der Hinterfläche des Herzens, in Höhe der AV-Klappenebene gelegene Sammelvene, die den größten Teil der Herzvenen aufnimmt und in den rechten Vorhof mündet

Symptome: zumeist keine, ggf. wie bei MS oder TS

Auskultation: zumeist keine, ggf. wie bei MS oder TS

EKG: unspezifisch

2-D-Echo und M-Mode

- 4-Kammerblick von apikal oder subkostal zur Darstellung der Membran am günstigsten, bei Cor triatriatum sinistrum auch in der langen Achse von parasternal möglich
- bei Cor triatriatum sinistrum (s. Abb. 15.**18**) münden Lungenvenen in proximalen Vorhofanteil, MK und Vorhofohr liegen im distalen Anteil, Membran kann Blutfluss aus Lungenvenen in LV behindern (restriktive Membran) und zu einer funktionellen (Pseudo-) MS führen
- bei Cor triatriatum dextrum (s. Abb. 15.**19**) münden Hohlvenen in proximalen Vorhofanteil, TK und Vorhofohr liegen im distalen Anteil, auch hier funktionelle (Pseudo-) TS durch Verlegung der TK durch Membran möglich
- im rechten Vorhof Differenzierung von Eustachscher Klappe und Chiari-Netzwerk
- M-Mode erschwert interpretierbar

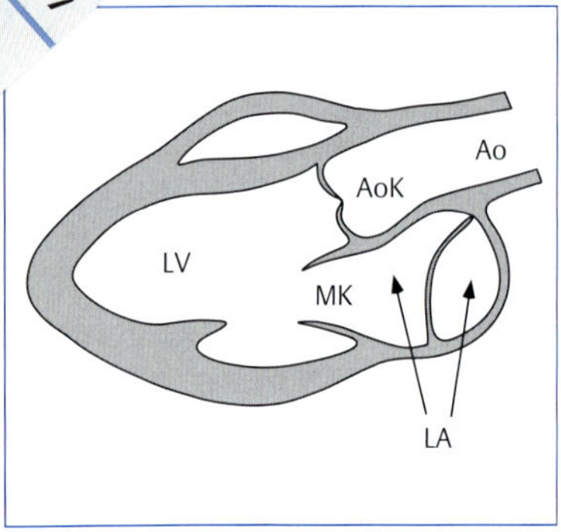

Abb. 15.**18** Cor triatriatum sinistrum (parasternale lange Achse).

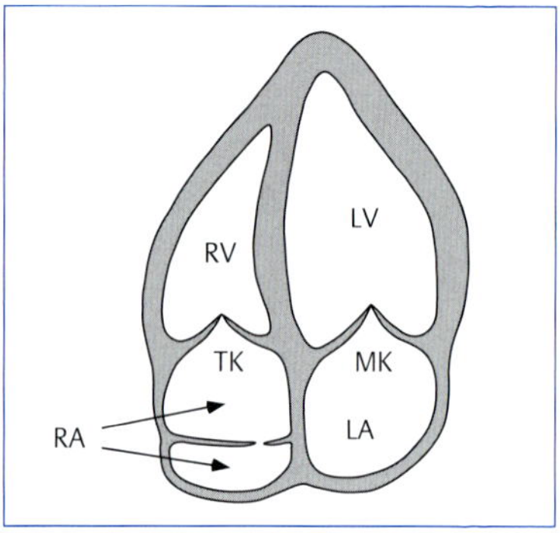

Abb. 15.**19** Cor triatriatum dextrum (apikaler 4-Kammerblick).

Doppler

- Farb-Doppler
  - ggf. turbulenter Fluss im Membranbereich des LA bzw. RA
  - Darstellung eines Shuntflusses bei ASD oder offenem Foramen ovale
- PW-Doppler
  - Flusssignale mit erhöhter Geschwindigkeit im LA oder RA
- CW-Doppler
  - Nachweis von erhöhten Flussgeschwindigkeiten im Bereich der Obstruktion
  - Darstellung eines Shuntflusses bei ASD oder offenem Foramen ovale

Procedere

- Kontrastechokardiografie
- TOE/3-D-Echo
- MRT
- operative Korrektur bei hämodynamisch wirksamer Obstruktion

Beachte

- Trennung von LA oder RA durch fibromuskuläre Membran, Pseudo-MS bzw. Pseudo-TS, häufig ASD oder offenes Foramen ovale
- Differenzierung von der Eustachschen Klappe und Chiari-Netzwerk

15.11 Aortenisthmusstenose

Definition: angeborene Stenose der Ao im Isthmusbereich, häufigste Form der Coarctatio aortae, prä-, juxta- und postduktale Form (s. Abb. 15.**20**)

- bei der infantilen Form (präduktaler Typ) Lokalisation der Stenose distal des Abgangs des Ductus Botalli, regelmäßig offener Ductus Botalli, oft zusätzliche Fehlbildungen, Rechts-Links-Shunt, Zyanose in der unteren Körperhälfte, rasche kardiale Dekompensation im Säuglingsalter, frühe operative Korrektur
- bei der Erwachsenenform (postduktaler Typ) Lokalisation der Stenose kaudal des Abgangs des Ductus Botalli, obliterierter Ductus Botalli, Kollateralbildung, keine Mischzyanose, oft erhebliche Druckerhöhung der oberen Körperhälfte, nicht selten bikuspide AoK

Symptome: Ausprägung der Symptome abhängig von der Lokalisation der Stenose: Symptome des arteriellen Hochdrucks, Zeichen der Linksherzinsuffizienz, gehäuft hypertensive zerebrale Blutungen, abgeschwächte bis fehlende Pulse der unteren Körperhälfte, periphere Durchblutungsstörungen

Auskultation: lautes systolisches Geräusch links bis in den Rücken auskultierbar

EKG: Zeichen der LV-Hypertrophie, P-mitrale

2-D-Echo und M-Mode

- 2-D-Echo:
  - Darstellung der Enge und poststenotische Dilatation (nur von suprasternal möglich)
  - evtl. Darstellung der Enge und poststenotischen Dilatation von suprasternal
  - vermehrte Pulsation der Ao
  - evtl. bikuspide AoK (s. Abb. 10.**1**, S. 74)
  - Dilatation der Aorta
- M-Mode:
  - LV-Hypertrophie
  - LA vergrößert

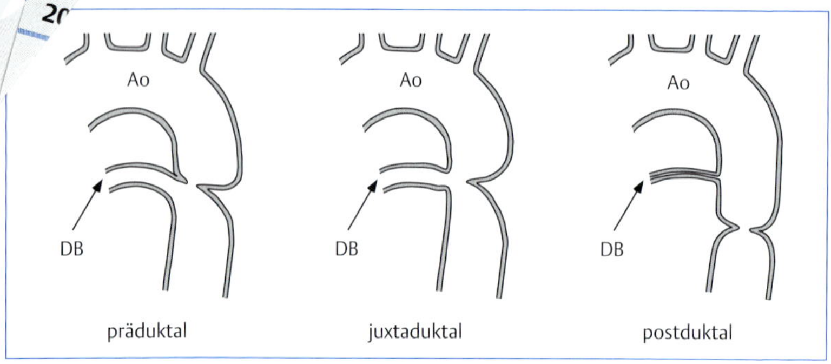

Abb. 15.**20** Formen der Aortenisthmusstenose. DB: Ductus Botalli.

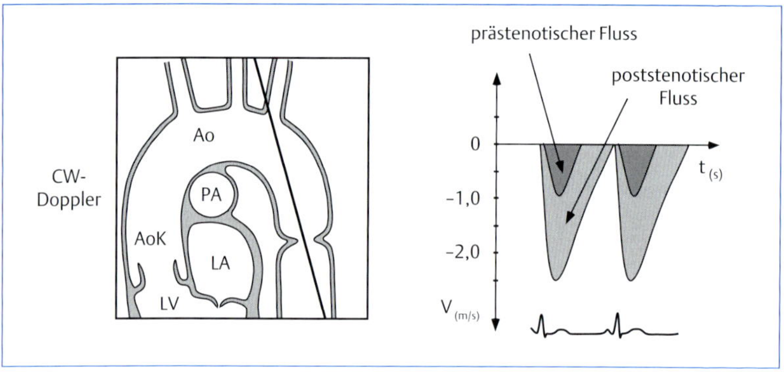

Abb. 15.**21** CW-Doppler-Signal bei Aortenisthmusstenose.

Doppler

15

- Farb-Doppler:
  - zunächst Orientierung über Flussverhältnisse
  - Turbulenzen im Obstruktionsbereich
- PW-Doppler:
  - im Bereich der Obstruktion erhöhte Flussgeschwindigkeit und turbulentes Flusssignal
  - Bestimmung der prästenotischen Flussgeschwindigkeit
- CW-Doppler:
  - Bestimmung des V_{max} bzw. ΔP_{max} und V_{mean} bzw. ΔP_{mean} im stenotischen Bereich (s. Abb. 15.**21**)

Procedere

- TOE/3-D-Echo
- MRT
- Angiografie
- evtl. Ballon-Angioplastie, operative Korrektur (Koarktektomie oder Interponat)
- Stentimplantation

Beachte

- Darstellung der Stenose, Bestimmung des ΔP_{max}
- Erfassung der strukturellen Veränderungen durch prästenotische Druckerhöhung
- bei Bestimmung des ΔP_{max} prästenotische Flussgeschwindigkeit einbeziehen
- bikuspide AoK als möglicher Hinweis auf bestehende Aortenisthmusstenose
- LV-Funktion beurteilen
- bei entsprechendem Verdacht während echokardiografischer Untersuchung Messung des Blutdrucks an beiden Armen und Beinen
- Gefahr der Aortenruptur, intrakraniellen Blutung, Endokarditis oder Aortitis
- bei juveniler arterieller Hypertonie immer Aortenisthmusstenose ausschließen

15.12 Bikuspide Aortenklappe

- relativ häufige Anomalie der AoK, häufigste angeborene Anomalie überhaupt
- bei Geburt normal funktionierende bikuspide AoK kann verschiedene Möglichkeiten der Entwicklung zeigen, von normaler Funktion bis ins hohe Lebensalter bis hin zur frühzeitig progredienten fibrokalzifizierenden Obstruktion der Klappe
- bei der häufigsten Form besteht eine Raphe zwischen dem rechten und linken AoK-Segel, seltener Verwachsung der Kommissur zwischen akoronarem und rechtskoronarem AoK-Segel, eine echte bikuspide Klappe liegt selten vor
- durch zunehmende Fibrosierung der AoK-Segel Entwicklung von AS und AI
- nicht selten vergesellschaftet mit anderen aortalen Anomalien wie AS, AI und Aortenisthmusstenose
- Näheres s. Kap. 10.1, S. 73 ff (AS)

15.13 Angeborene Klappenstenosen

- anormale Segel- bzw. Taschenanlage, verdickte, verklebte Strukturen
- konisch zulaufende „En-dome"-Stenose mit verklebten Segeln
- typischerweise als isolierte angeborene Anomalie auftretend
- Erwachsenenalter wird erreicht, Lebenserwartung ist abhängig vom Grad der Obstruktion und Fortschreiten des Prozesses
- echokardiografische Untersuchung wie bei erworbenem Klappenstenosen, allerdings Differenzierung zwischen angeborener und erworbener Stenose häufig schwierig

15.14 Angeborene Klappeninsuffizienzen

- seltene angeborene Vitien
- Lebenserwartung abhängig vom Ausmaß der Insuffizienz
- relativ niedriges Endokarditisrisiko, dennoch Prophylaxe empfohlen
- echokardiografische Untersuchung wie bei erworbenem Klappenvitium, allerdings Differenzierung zwischen angeborener und erworbener Insuffizienz schwierig
- angeborene MI häufig verbunden mit Endokardkissendefekten oder anderen Anomalien
- angeborene PI selten schwerwiegend, wird lange relativ gut toleriert, da RV gut an Volumenbelastung adaptiert, Lebenserwartung 60–70 Jahre, im Verlauf Entwicklung einer Rechtsherzinsuffizienz

15.15 Situs inversus mit Dextrokardie

- Verlagerung des Herzens zur rechten Thoraxseite, häufig Bestandteil eines Situs inversus visceralis, meist ohne pathologische Bedeutung
- bei komplettem Situs inversus oft strukturell und funktionell normales Herz
- keine Einschränkung der Lebenserwartung, jedoch scheinen erworbene Herzerkrankungen häufiger aufzutreten
- oftmals zufällige Entdeckung dieser Anomalie, Angina pectoris oder Symptome des Herzinfarkts werden von den Patienten rechtsthorakal und in den rechten Arm ausstrahlend angegeben
- echokardiografisch durchführbare Untersuchung von rechtsthorakal mit gleichen Anlotebenen wie von linksthorakal, dabei spiegelbildliche Darstellung
- kein gehäuftes Auftreten anderer Anomalien

15.16 Eisenmenger-Reaktion

Definition:	Umkehrung eines Links-Rechts-Shunts über einen Pendel-Shunt in einen Rechts-Links-Shunt bedingt durch zunehmende irreversible pulmonale Hypertonie durch pulmonale Gefäßobstruktion, Auftreten möglich u.a. bei ASD, VSD und offenem Ductus Botalli
Symptome:	Auftreten einer Zyanose, zunehmende Dyspnoe, Schwäche
Auskultation:	Abnahme der fixierten Spaltung des 2. HT, dabei P2 akzentuiert, Änderung des Shuntgeräuschs und Abnahme des relativen Stenosegeräuschs über der TK und PK
EKG:	Zeichen der Rechtsherzbelastung, Rechtsherzhypertrophie

2-D-Echo und M-Mode

- wie bei zugrunde liegendem Vitium

Doppler

- Farb-, PW- und CW-Doppler:
  - Shuntfluss als Pendelfluss oder von rechts nach links über interatriales oder interventrikuläres Septum nachweisbar
  - Abnahme der Flussgeschwindigkeit über TK und PK, neu aufgetretene PI
  - Farb-Doppler durch Kontrastanwendung verstärken

Procedere

- Kontrastechokardiografie
- Herzkatheter mit Oxymetrie
- keine operative Korrektur des bestehenden Vitium mehr möglich (kontraindiziert)
- ggf. Herz-Lungen-Transplantation

Beachte

- Nachweis des Shuntflusses und Bestimmen der Shuntrichtung durch Kontrast- und Farbkontrastechokardiografie
- operative Korrektur des Vitiums bei Nachweis einer Eisenmenger-Reaktion kontraindiziert

16 Erkrankungen der Aorta

16.1 Dilatation und Aneurysma der thorakalen Aorta

Definition:	Dilatation der thorakalen Aorta ab Weite der Aorta über 40 mm; Aneurysma ab ≥ 50 mm; 25 % der Aortenaneurysmen Aorta ascendens, Aortenbogen und Aorta descendens betreffend ▪ verschiedene Formen: A. sacciforme (sackartig), A. fusiforme (diffus), A. cuneiforme (kahnförmig), A. serpentinum (geschlängelt), A. spurium (falsches Aneurysma); angeboren bei Marfan-Syndrom, erworben bei Artherosklerose, arterieller Hypertonie, nach Trauma, Infektion (Lues u.a.), Aortenaneurysmen der Lues überwiegend im aszendierenden Anteil gelegen, Ehlers-Danlos, Osteogenesis imperfecta
Symptome:	kompressionsbedingte Schmerzen, Rückenschmerzen, bei drohender Ruptur häufig Zunahme der vorbestehenden Schmerzen, abhängig von Größe und Lokalisation: Husten, Dyspnoe, Stridor, Hämoptysen, wiederholte Pneumonien durch Kompression der Bronchien bei Aneurysmen der deszendierenden Aorta, Dysphagie durch Kompression des Ösophagus, obere Einflussstauung durch Kompression der SVC, bei Ruptur massiver Vernichtungsschmerz, in der Regel tödlicher Verlauf
Auskultation:	unspezifisch, gelegentlich Schwirren über dem Aneurysma, bei Beteiligung der AoK diastolisches Geräusch wie bei AI
EKG:	unverändert, evtl. Außenschichtveränderungen

2-D-Echo und M-Mode

- Anlotebenen zur Darstellung der Ao:
  - parasternale lange und kurze Achse
  - apikale lange Achse und apikaler 5-Kammerblick
  - suprasternale lange und kurze Achse
  - subkostal
- Darstellung dilatierter Ao-Anteile, weite Ao-Wurzel (s. Abb. 1.**22**, S. 8), ggf. verdrängter LA
- Nachweis von Spontanecho und/oder Thromben im Aneurysma

- im M-Mode ggf. Dilatation der Ao-Wurzel, großer echofreier Raum hinter dem LA ggf. mit Kompression

Doppler

- Farb-, PW- und CW-Doppler
  - evtl. Darstellung von Turbulenzen in dilatierten Ao-Anteilen
  - Nachweis und Semiquantifizierung einer oft begleitenden AI

Procedere

- TOE/3-D-Echo
- Rö-Thorax, CT-Thorax, MRT, Angiografie
- operative Resektion ab 50 mm Durchmesser des Aneurysmas, bei Marfan-Syndrom ab 45 mm

Beachte

- Aorta von transthorakal nur sehr begrenzt einsehbar
- vergrößerte Ao-Wurzel, Kompression des LA
- stets verschiedene Anlotebenen zur Darstellung der Ao wählen, insbesondere suprasternale Anlotung
- bei entsprechendem Verdacht TOE anschließen
- bei Nachweis einer Aortendilatation regelmäßige echokardiografische Kontrolluntersuchungen
- OP-Indikation auch bei Aneurysma < 50 mm, wenn rasche Progredienz
- bei Aneurysma > 50 mm OP-Indikation, bei Marfan-Syndrom bereits ab > 45 mm

16.2 Aortendissektion

Definition: umschriebene Kanalisation der Gefäßwand durch Einriss der Intima mit Einblutung in die Aortenwand, Zerstören der Media und Lösen von Adventitia, im Verlauf distaler Wiedereintritt in ursprüngliches Gefäßlumen, bedrohliches Krankheitsbild mit hoher Letalität, in den meisten Fällen akut auftretend, prädisponierend sind arterielle Hypertonie, Marfan-Syndrom, Arteriosklerose, Aortenisthmusstenose, bikuspide AoK, Thoraxtrauma, Schwangerschaft

- Klassifikation nach DeBakey: (s. Abb. 16.**1**)
  - Typ 1: Dissektion der ascAo, des Aortenbogens und der descAo
  - Typ 2: Dissektion auf ascAo begrenzt
  - Typ 3: Dissektion auf descAo begrenzt
- Klassifikation nach Stanford (s. Abb. 16.**1**)
  - A: DeBakey Typ I und Typ II
  - B: DeBakey Typ III

Symptome: massiver Brustschmerz mit Ausstrahlung in den Rücken, häufig als reißend, heftig ziehend empfunden, vasovagale Reaktionen wie Schweißausbruch, Schwindel, Übelkeit, neurologische Symptome, Synkopen, bei ausgeprägtem Befund Schock, Kreislaufversagen

Auskultation: diastolisches Geräusch bei AI

EKG: unspezifische Repolarisationsstörungen, Zeichen der LV-Hypertrophie

2-D-Echo

- Ao dilatiert (s. Abb. 16.**2**)
- evtl. Darstellung des wahren und falschen Lumens
- evtl. Darstellung von flottierenden Intimaanteilen, dünne Membran (< 5 mm) (s. Abb. 16.**2**)
- evtl. LV-Muskulatur hypertrophiert
- MK-Segelflattern bei AI
- evtl. Perikarderguss als Hinweis auf gedeckte Ruptur

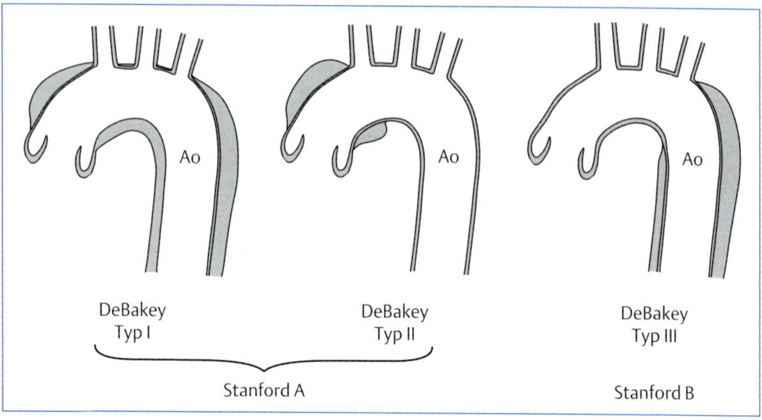

Abb. 16.**1** Aortendissektion: Klassifikation nach DeBakey und Stanford.

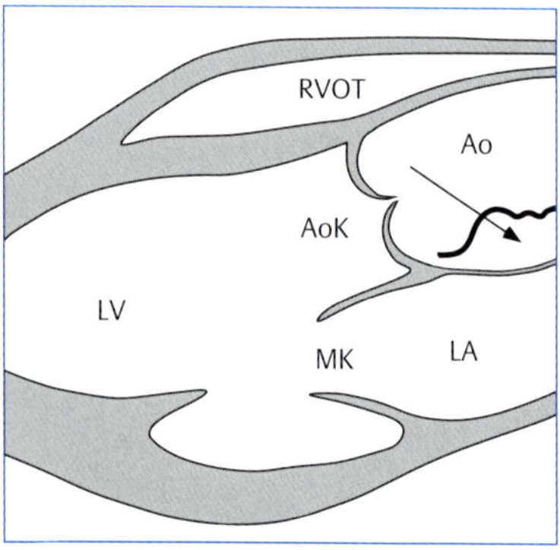

Abb. 16.**2** Aortendissektion: Dilatation der Aortenwurzel und Darstellung flottierender Intimaanteile.

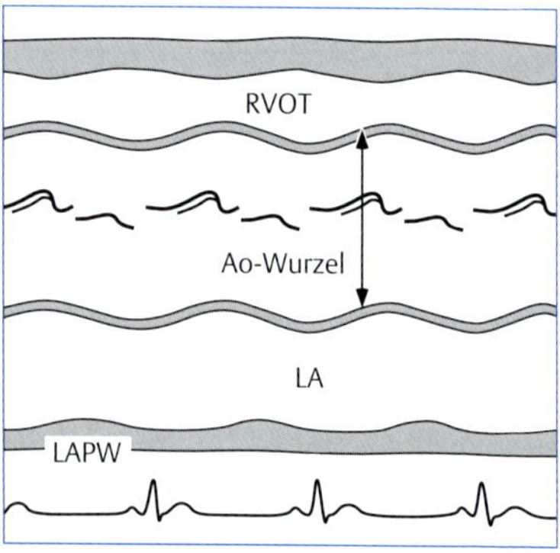

Abb. 16.**3** Aortendissektion: Dilatation der Aortenwurzel und Darstellung flottierender Intimaanteile.

M-Mode

- Ao-Wurzel dilatiert (s. Abb. 16.**3**)
- evtl. Doppelkontur an der anterioren und/oder posterioren Ao-Wand
- evtl. Darstellung von flottierenden Intimaanteilen (s. Abb. 16.**3**)
- evtl. septale und posteriore LV-Wand hypertrophiert

Doppler

- Farb-Doppler:
  - farbkodierte Darstellung des wahren und falschen Lumens
  - Nachweis einer AI
- PW- und CW-Doppler:
  - ggf. Nachweis und Quantifizierung einer AI
  - Registrierung von atypischen Flusssignalen in der Ao

Hinweise auf Komplikationen

- Aortenruptur
  - freie Flüssigkeit um Aorta, Pleuraerguss, Perikarderguss
- Perikardtamponade
  - Kollaps von RA und RV, evtl. auch LA, LV
  - erhöhte respiratorische Variation der MK und TK-Einstromgeschwindigkeit
- Aorteninsuffizienz
  - zentraler Insuffizienzjet (bedingt durch Aortenwurzeldilatation)
- LV-Kontraktionsstörungen
  - Verlegung der Koronarostien durch Dissektionsmembran

Procedere

- TOE/3-D-Echo
- Rö-Thorax, CT-Thorax, MRT, Angiografie
- rasche chirurgische Intervention bei Stanford A (DeBakey Typ I und II), in seltenen Fällen auch bei Stanford B (DeBakey Typ III)

Beachte

- Aorta von transthorakal nur sehr begrenzt einsehbar
- Dilatation bzw. Aneurysma der Ao-Wurzel, Darstellung von flottierenden Intimaanteilen, Darstellung des wahren und falschen Lumens, begleitender Perikarderguss, AI, LV-Hypertrophie
- bei entsprechendem Verdacht sofort TOE anschließen und bei Bestätigung chirurgische Intervention
- regelmäßige echokardiografische Kontrollen bei Entschluss zum konservativen Vorgehen (z.B. bei unkompliziertem DeBakey Typ III bzw. Stanford B)

16.3 Sinus-Valsalvae-Aneurysma

Definition:	Dilatation eines oder mehrerer Sinus valsalvae der Aortenwand, die in den RVOT, den RV oder RA (bei Befall des akoronaren Segels) prolabieren, selten auch in den LV oder LA, rechter Sinus häufiger betroffen, angeborene Fehlbildung, gelegentlich kombiniert mit VSD oder AoK-Anomalien, in einigen Fällen auch erworben durch Trauma oder degenerativ, nach infektiöser Endokarditis, Lues, im Rahmen eines Marfan-Syndroms, gelegentlich Ruptur
Symptome:	unspezifisch, bei Ruptur Brustschmerz
Auskultation:	nicht spezifisch, evtl. systolisch-diastolisches Geräusch über der AoK
EKG:	häufig unverändert, gelegentlich AV-Block III

2-D-Echo und M-Mode

- im 2-D-Echo:
  - Vorwölben des rechts-koronaren Sinus in den RVOT oder RV (s. Abb. 16.**4**)
  - nach Ruptur ggf. Unterbrechung der Sinuswand und Flatterbewegungen des rechtskoronaren AoK-Segels (s. Abb. 16.**5**) oder des akoronaren AoK-Segels in den RA (Darstellung in kurzer Achse in Diastole)
- im M-Mode nur begrenzte Darstellbarkeit

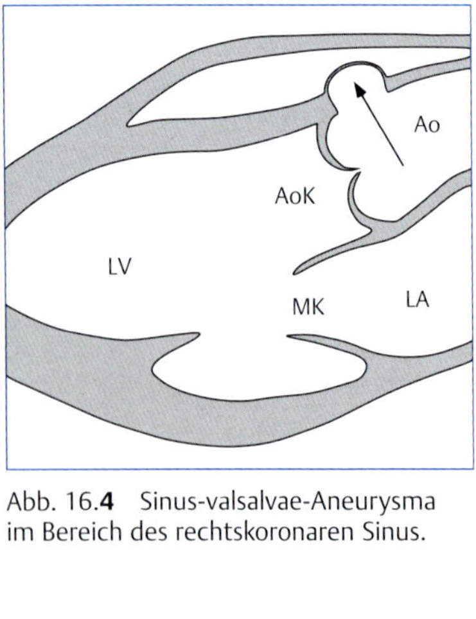

Abb. 16.**4** Sinus-valsalvae-Aneurysma im Bereich des rechtskoronaren Sinus.

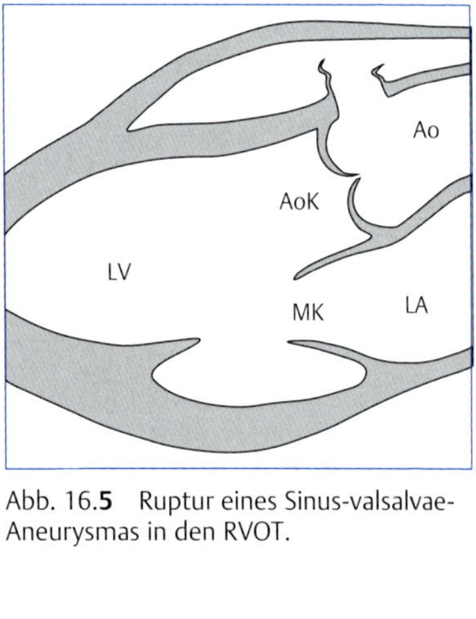

Abb. 16.**5** Ruptur eines Sinus-valsalvae-Aneurysmas in den RVOT.

16

Doppler

- Farb-, PW- und CW-Doppler:
  - turbulenter Fluss im Bereich des Aneurysmas nachweisbar
  - ggf. systolisch-diastolisches Flusssignal
  - ggf. Shuntfluss nach rechts nachweisbar
  - ggf. Nachweis und Semiquantifizierung einer AI

Procedere

- Kontrastechokardiografie
- TOE/3-D-Echo
- MRT
- Herzkatheteruntersuchung
- bei Ruptur operativer Verschluss

Beachte

- Darstellung des Aneurysmas, Veränderung der AoK-Segel, evtl. Darstellung und Semiquantifizierung einer AI
- bei Verdacht, wenn transthorakal nur eingeschränkt beurteilbar, zur besseren Darstellung TOE anschließen
- im Alter häufig Dilatation aller drei Sinus valsalvae

17 Bindegewebserkrankungen mit kardiovaskulärer Beteiligung

17.1 Marfan-Syndrom

Definition:	Mutation im Fibrillin-Gen (FBN1) auf Chromosom 15, häufigste Bindegewebserkrankung, Prävalenz 1:3000–5000, autosomal dominant vererbt, wichtig Familienanamnese Diagnosekriterien international festgelegt in der „Ghent-Nosologie" 1996 in Haupt- und Nebenkriterien bezogen auf Veränderungen am Skelettsystem, Augen, am kardiovaskulären System (Hauptkriterium: Dilatation der Aorta ascendens inklusive Sinus valsalvae, mit/ohne Aorteninsuffizienz, Dissektion der Aorta ascendens; Nebenkriterium: Mitralklappenprolaps mit/ohne Mitralinsuffizienz, Dilatation der A. pulmonalis vor 40. Lebensjahr ohne PS, Verkalkung des Mitralklappenanulus vor 40. Lebensjahr, Dilatation/Dissektion der Aorta descendens vor 50. Lebensjahr), Dura, Familienanamnese und genetische Befunde. Kardiovaskuläres System ist bei 90 % der Patienten betroffen.
Symptome:	sehr variabel in Abhängigkeit vom Organbefall, entwickeln sich häufig erst im Verlauf des Lebens
Auskultation:	evtl. systolische und/oder diastolische Geräusche
EKG:	keine oder unspezifische Repolarisationsstörungen, häufig supra- und ventrikuläre Rhythmusstörungen

2-D-Echo und M-Mode

- MK
  - MKP (s. Kap. 10.5, S. 97 ff), myxomatöse Segelveränderungen, Dilatation des Mitralklappenanulus
- AoK
  - Aortenklappenprolaps (s. Abb. 10.**7**, S. 79), Dilatation der Aortenwurzel (s. Abb. 17.**1**, s.a. Abb. 1.**22**, S. 8)
- TK
  - TKP (s. Kap. 10.8, S. 107)
- Aorta
  - Sinus-Valsalvae-Aneurysma (s. Kap. 16.3, S. 210 ff), Aortendilatation (s. Abb. 17.**1**, Tab. 17.**1**, s.a. Kap. 16.1, S. 205 ff), Aortenaneurysma (s. Kap. 16, S. 205 f), Aortendissektion (s. Kap. 16.2, S. 207 ff)

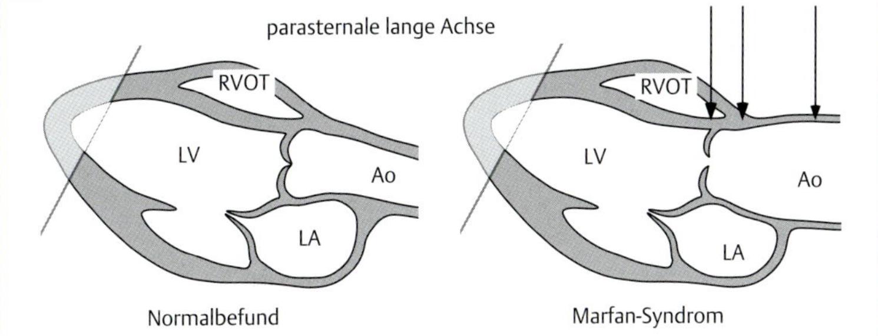

Abb. 17.1 Dilatation von Aortenklappenring, Aortenwurzel und Aorta bei Marfan-Syndrom.

- bei höhergradigen Insuffizienzen der betroffenen Klappe Dilatation der entsprechenden Herzhöhlen

Doppler

- Nachweis einer Insuffizienz der betroffenen Klappe mit PW-, CW- und Farb-Doppler, entsprechende Semiquantifizierung sinnvoll für Verlaufskontrollen
- evtl. Turbulenzen im Bereich der Sinus Valsalvae oder Aorta ascendens bei Ruptur

Tab. 17.1 **Kriterien zur operativen Intervention der Aorta.**

- Dilatation der Aorta > 45 mm
- Dilatation der Aorta > 40 mm **und** mittelgradige bis schwere AI (Graduierung s. Tab. 10.3, S. 81)

Procedere

- TOE/3-D-Echo
- CT-Thorax
- MRT
- Angiografie

Beachte

- bei Verdacht auf Marfan-Syndrom TOE durchführen zur bessern Beurteilung der Aorta im Verlauf oder CT/MRT
- evtl. kurzfristigere Kontrollen durchführen
- Insuffizienznachweis und Semiquantifizierung oft schwierig wegen exzentrischen Insuffizienz-Jets

Weitere seltene Bindegewebserkrankungen

- Danlos-Ehlers-Syndrom (MKP, MI, Dilatation von Aorta und großen Arterien, Gefäßruptur)
- Osteogenesis imperfecta (Aortendilatation)

18 Kardiale Tumore

- sehr selten, nur bei 0,06 % aller Sektionen Nachweis eines Herztumors (primäre Tumore oder Metastasen)
- benigne Herztumore
  - Myxome (31 %)
  - Lipome (11 %)
  - Fibroelastome (10 %)
  - Rhabdomyome (9 %)
  - Fibrome (4 %)
  - Hämangiome (4 %)
  - Teratome (3 %)
  - Mesotheliome (3 %)
  - andere (2 %)
- maligne Herztumore
  - Angiosarkome (9 %)
  - Rhabdomyosarkome (6 %)
  - Fibrosarkome (3 %)
  - Maligne Lymphome (2 %)
  - andere (5 %)
- Metastasen im Herzen
  - z.B. im Rahmen eines Karzinoid-Syndroms (s. Kap. 11.3, S. 147 ff)

Auf das Myxom als häufigsten Tumor wird näher eingegangen; auf eine detaillierte Beschreibung der übrigen Tumoren wird aufgrund der Seltenheit verzichtet.

18.1 Myxom

Definition:	häufigster kardialer Tumor, gutartige Geschwulst aus Schleimgewebe, häufig im LA auftretend, aber auch in den übrigen Herzhöhlen, ggf. auch mehrere Tumore, häufig mit Stiel am IAS fixiert, mobil, mit Blutfluss beweglich, kann vollständig oder teilweise mit Blutfluss in LV flottieren, Gefahr der MK- oder TK-Verlegung mit Stenosierung, auch Insuffizienz der Klappe, Gefahr der Embolisierung
Symptome:	unspezifische Symptome wie Gewichtsverlust, Fieber, Schwäche, Müdigkeit, Synkopen, je nach Lokalisation systemische oder pulmonale Embolien, selten auch plötzlicher Herztod; bei Myxom in LA häufig Imitation von Symptomen einer MS wie Dyspnoe, Husten, Hämoptysis, Lungenödem, periphere Ödeme, Brustschmerz; bei Myxom im LV häufig keine Symptome oder Arrhythmien, bei ausgeprägten Befunden häufig Obstruktion im MK-Bereich oder LVOT, Zeichen der Linksherzinsuffizienz; bei Myxom im RA und RV Zeichen der Rechtsherzinsuffizienz wie periphere Ödeme, Aszites, Hepatomegalie; in einigen Fällen Auftreten der Symptome abhängig von Lage des Patienten
Auskultation:	bei Vorhofmyxom je nach Lokalisation kein Geräusch oder auch holosystolisches Geräusch wie bei MI oder TI, diastolisches Geräusch durch Verlegung der AV-Klappen wie bei MS oder TS, bei Ventrikelmyxom systolisches Geräusch wie bei Obstruktion des Ausflusstrakts
EKG:	unspezifische Veränderungen, evtl. Vorhofflimmern, Vorhofflattern, Arrhythmien, AV-Blockierungen, Schenkelblockbilder

2-D-Echo

- Darstellung des Myxoms, häufig als mobile, gestielte Struktur, am IAS in der Nähe der Fossa ovalis anhaftend, evtl. zwischen Vorhof und Ventrikel hin und her pendelnd (s. Abb. 18.**1**)
- Lokalisation und Größenbestimmung
- Größe und Funktion der betroffenen Herzhöhle

M-Mode

- multiple Parallelechos im Bereich des anterioren MK-Segels, abgeflachter EF-Slope, normale DE-Amplitude (s. Abb. 18.**2**)
- bei linkem Vorhofmyxom evtl. vergrößerter LA

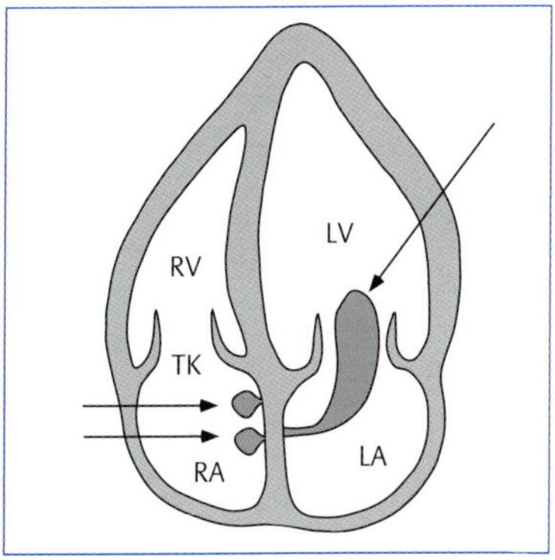

Abb. 18.**1** Langgestrecktes und in den LV flottierendes Myxom im LA, kleine Myxome im RA.

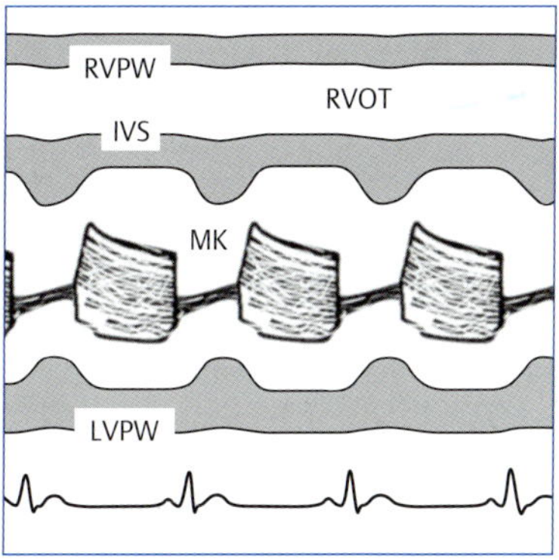

Abb. 18.**2** Multiple Parallelechos in der MK durch flottierendes Vorhofmyxom

Doppler

- Farbaussparung im Bereich des Tumors
- evtl. MK- oder TK-Obstruktion bzw. Obstruktion im LVOT oder RVOT
- ggf. Schweregradbestimmung der Klappeninsuffizienz

Procedere

- TOE und 3-D-Echo
- MRT
- sofortige operative Entfernung

Beachte

- Myxomnachweis, Lokalisation, Größenbestimmung, Grad der Obstruktion, Klappeninsuffizienz
- M-Mode-Befund ggf. wie bei MS
- bei Nachweis eines Myxoms sofortige Operation
- auch nach operativer Myxomentfernung regelmäßige echokardiografische Kontrollen wegen Rezidivgefahr

19 Kardiale Thromben

- möglich in beiden Vorhöfen, beiden Vorhofohren und beiden Ventrikeln, Aorta und Pulmonalarterien, häufiger im linken Herzen
- Differenzierung zu kardialen, nichtpathologischen Strukturen gelegentlich schwierig
- verschiedene intrakavitäre Thromben: kugelig, länglich, frei beweglich, mobil, wandständig, in der Größe variierend
- häufig auch Spontanechos als Hinweis auf reduzierten intrakavitären Fluss oder als Vorstufe zur Thrombenbildung
- bei Nachweis von Thromben oder Möglichkeit der Thrombenbildung Antikoagulation und regelmäßige echokardiografische Kontrollen
- zur Verhinderung von Thrombenbildung vor geplanter und nach erfolgter Kardioversion effektive Antikoagulation erforderlich

19.1 Thromben im linken Herzen

Vorhofthromben

- gehäuftes Auftreten bei vergrößertem LA aufgrund von MK-Vitien, dilatativer Kardiomyopathie, bei absoluter Arrhythmie bei Vorhofflimmern und bei Thrombophilie
- potenzielles Risiko für arterielle Embolien, TIA oder Hirninfarkte
- Darstellung von Thromben im apikalen 4-Kammerblick möglich (s. Abb. 19.**1**), größere Thromben evtl. auch in parasternaler langer Achse erkennbar (s. Abb. 19.**2**)
- TOE zum sicheren Nachweis von Thromben zwingend erforderlich
- Differenzierung zu Wandstrukturen oft schwierig
- 3-D-Echo zur besseren räumlichen Darstellung der Vorhofstrukturen
- evtl. MRT

Vorhofohrthromben

- nur transösophageal nachweisbar
- lediglich in LA hineinragende Thromben gelegentlich auch von transthorakal erkennbar
- wie oben gehäuftes Auftreten bei vergrößertem LA aufgrund von MK-Vitien, dilatativer Kardiomyopathie, bei absoluter Arrhythmie bei Vorhofflimmern und bei Thrombophilie
- potenzielles Risiko für arterielle Embolien und Hirninfarkte
- Differenzierung zu Pectinati-Muskeln, zur Begrenzungswand der Pulmonalvene, zu anderen Wandstrukturen oft schwierig
- 3-D-Echo zur besseren räumlichen Darstellung des Vorhofohrs
- evtl. MRT

Ventrikelthromben

- apikaler 4-Kammerblick zur Darstellung am günstigsten, Fokussierung einstellen
- im Rahmen eines akuten Myokardinfarkts, bei dilatativer Kardiomyopathie, bei KHK mit eingeschränkter LV-Funktion, selten spontan bei normaler Kontraktilität
- potenzielles Risiko für arterielle Embolien, TIA oder Hirninfarkte
- Differenzierung zu Trabekelwerk, hypertrophierter Muskulatur, Papillarmuskeln oder auch Nahfeldartefakten schwierig, Nachweis in mindestens 2 Ebenen erforderlich
- Anwendung von Linksherz-Kontrast (auf Aussparung achten) (s. Kap. 4.2, S. 35 ff)
- ggf. TOE bei suboptimaler transthorakaler Schallqualität
- 3-D-Echo zur besseren räumlichen Darstellung der Ventrikelstrukturen
- evtl. MRT
- Einzelheiten s.a. Kapitel ischämische Herzerkrankung (s. Kap. 8, S. 52 ff)

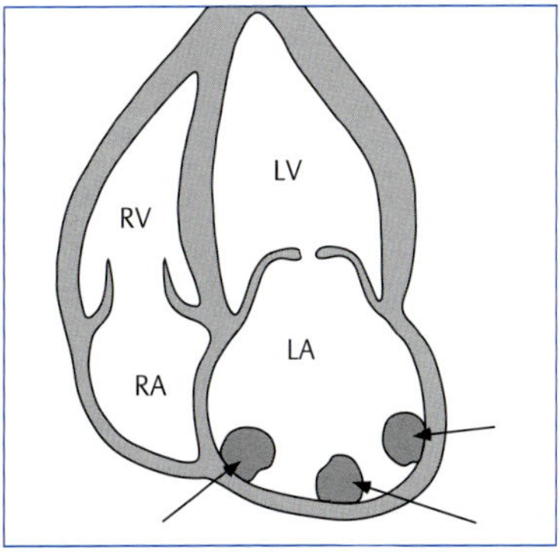

Abb. 19.**1** Multiple Vorhofthromben in großem LA bei En-Dome-Stenose der MK.

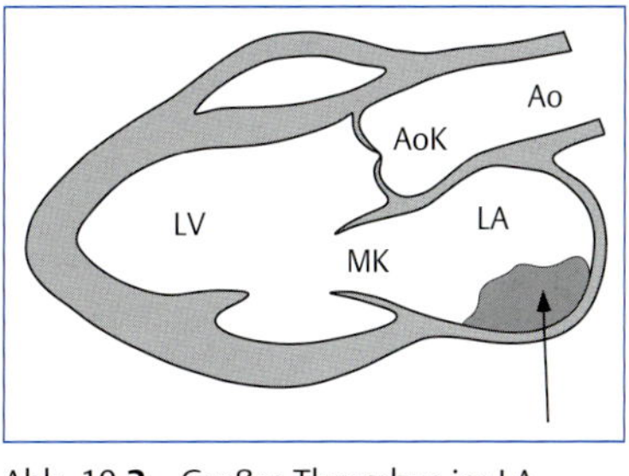

Abb. 19.**2** Großer Thrombus im LA.

19.2 Thromben im rechten Herzen

Vorhofthromben

- selten
- gelegentlich bei vergrößertem RA bei TK-Vitien, dilatativer Kardiomyopathie, bei absoluter Arrhythmie bei Vorhofflimmern, Zustand nach Schrittmacherimplantation und bei Thrombophilie
- potenzielles Risiko für pulmonale Embolien und gekreuzte Embolien bei PFO
- Darstellung von Thromben im apikalen 4-Kammerblick möglich
- TOE zum sicheren Nachweis von Thromben zwingend erforderlich
- oftmals schwierig abgrenzbar von Wandstrukturen, Chiari-Netzwerk oder Eustachischer Klappe
- 3-D-Echo zur besseren räumlichen Darstellung der Vorhofstrukturen
- evtl. MRT

Vorhofohrthromben

- wie oben gelegentlich bei vergrößertem RA bei TK-Vitien, dilatativer Kardiomyopathie, bei absoluter Arrhythmie bei Vorhofflimmern
- potenzielles Risiko für pulmonale Embolien und gekreuzte Embolien
- nur transösophageal nachweisbar
- evtl. MRT

Ventrikelthromben

- bei dilatativen Kardiomyopathien, angeborenen Rechtsherzanomalien, Rechtsherzdilatation mit eingeschränkter RV-Funktion
- potenzielles Risiko für pulmonale Embolien und gekreuzte Embolien bei PFO
- ggl. schwierig abgrenzbar vom Moderatorband
- Anwendung von Rechtsherz-Kontrast (auf Aussparung achten) (s. Kap. 4.1, S. 32 ff)
- ggf. TOE bei suboptimaler transthorakaler Schallqualität
- 3-D-Echo zur besseren räumlichen Darstellung der Ventrikelstrukturen, besonders zur Differenzierung von Trabekeln
- evtl. MRT

C Hämodynamische Parameter des Herzens

20 Funktionsprüfung des linken Herzens

20.1 Systolische Funktion

Ursachen globaler oder regionaler systolischer Funktionsstörung

- koronare Herzkrankheit (überwiegend regional, aber auch global)
- Myokarditis (überwiegend regional, aber auch global)
- Kardiomyopathie (überwiegend global)
  - dilatative
  - ischämische
  - hypertensive
  - valvuläre
  - inflammatorische
  - metabolische
  - toxische (z.B. Alkohol, nach Chemotherapie, Bestrahlung, etc.)
  - Spätstadium der hypertrophen Kardiomyopathie
  - Spätstadium der restriktiven Kardiomyopathie

2-D-Echo (Normal- und Referenzwerte s. Kap. 24.1, S. 254 ff)

- Beurteilung der globalen Kontraktilität
- Art, Ausmaß und Lokalisation regionaler Kontraktilitätsstörungen der LV-Wände (anterior, anteroseptal, septal, lateral, posterior, inferior) in allen Anlotebenen (s. Abb. 1.**27** und Abb. 1.**28**, S. 10 und 12)
- Volumen- und EF-Bestimmung nach der Flächen-Längen-Methode und der Scheibchensummationsmethode (Simpson-Methode) monoplan aus dem 4-Kammerblick oder biplan aus dem 4- und 2-Kammerblick (s. Abb. 20.**1**)
- semiquantitative Erfassung von Wandbewegungsstörungen nach dem Wandbewegungs-Score-Index (WBSI) (s. Abb. 5.**5**, S. 42 und Tab. 5.**1**, S. 43)

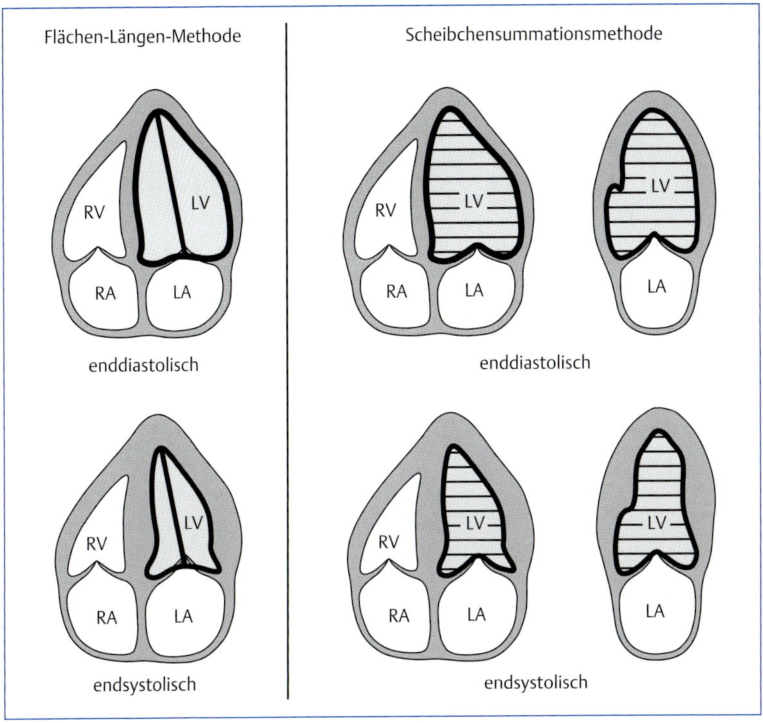

Abb. 20.**1** Manuelles Umfahren der LVED- und LVES-Konturen zur Volumen- und EF-Bestimmung nach der monoplanen Flächen-Längen- und der mono-/biplanen Scheibchensummationsmethode (modifiziert nach Simpson).

M-Mode (Normal- und Referenzwerte s. Kap. 24.2, S. 261 ff, Messpunkte s. Abb. 1.31, S. 15)

- Messung der Größe des LV (endsystolisch, enddiastolisch) (s. Abb. 1.**31**, S. 15)
- Beurteilung der Kontraktilität anteroseptal und posterior
- Messung des MSS-Abstands (s. Abb. 1.**31**, S. 15 und Abb. 8.**2**, S. 53)
- Berechnung der FS (s. Tab. 24.**18**, S. 262)
- Volumen- und EF-Bestimmung, z.B. nach Teichholz (s. Tab. 24.**17**, S. 262)

PW- und CW-Doppler
(Formeln, Normal- und Referenzwerte s. Kap 25, S. 264 ff)

- Bestimmung der Flussgeschwindigkeit im LVOT (V_{LVOT}) (s. Abb. 1.**33**, S. 17)
- Beurteilung des Aortenflusssignals (LVET, V_{max}) (s. Abb. 1.**39**, S. 19)
- Messung des Aortenflussintegrals (VTI_{AoK}), ermittelt durch Umfahren des Aortenflusssignals (s. Abb. 20.**2,** s.a. Abb. 23.**9**, S. 250)
- Bestimmung des SV und HZV (s. Abb. 20.**2**, s.a. Tab. 25.**21**, S. 274)
- Bestimmung des maximalen systolischen Druckanstiegs (dP/dt_{max}) zur Beurteilung der globalen LV-Kontraktilität bei vorhandener MI (s. Abb. 20.**3**)
  - Bestimmung des maximalen systolischen Druckanstiegs durch Messung des Zeitintervalls von 1 auf 3 m/s im MI-Jet
  - ermittelte Zeitdauer entspricht LV-Druckanstieg von 4 auf 36 mmHg
  - zunehmende Zeit bis zum Erreichen der konstanten Druckdifferenz (32 mmHg) korreliert mit abnehmender systolischer LV-Funktion

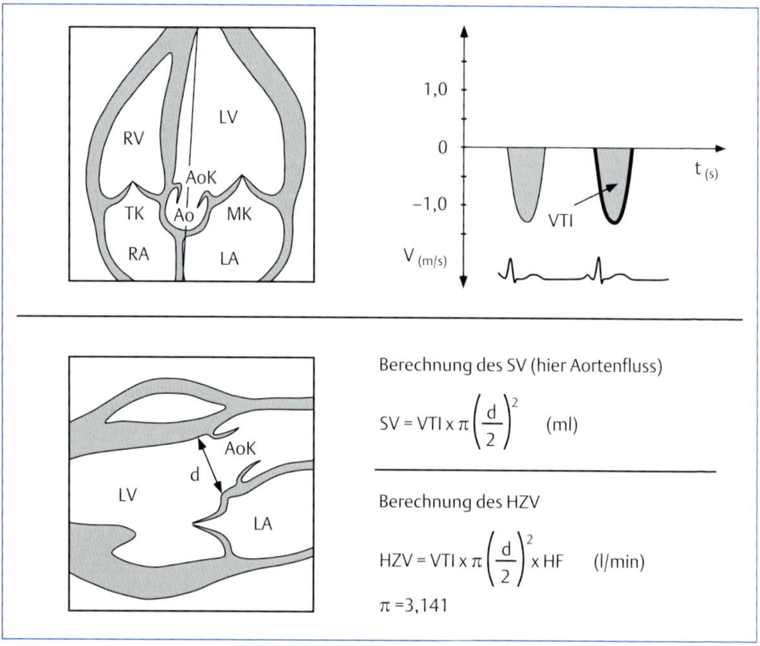

Abb. 20.**2** Berechnung von SV und HZV aus dem AoK-Fluss.

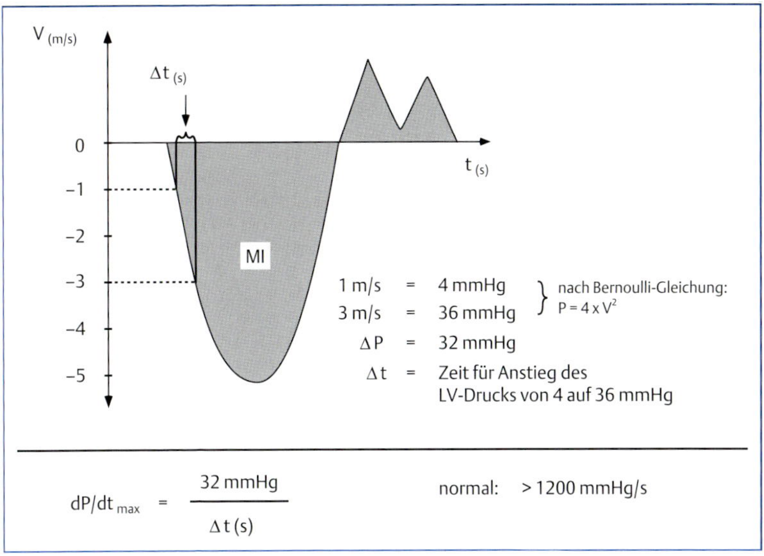

Abb. 20.**3** Bestimmung des maximalen systolischen Druckanstiegs (dP/dt_{max}).

Befunde bei eingeschränkter systolischer Funktion

- LV systolisch und diastolisch vergrößert
- globale/regionale Kontraktilitätsstörungen
- WBSI > 1
- FS erniedrigt
- MSS-Abstand vergrößert
- Volumina vergrößert
- EF erniedrigt
- V_{LVOT} erniedrigt
- AoK-V_{max} erniedrigt
- LVET verkürzt
- HZV erniedrigt
- dP/dt_{max} erniedrigt

20.2 Diastolische Funktion

- diastolischen Funktionsstörung je nach Art und Dauer der zugrunde liegenden Erkrankung unterschiedlich ausgeprägt (s. Abb. 20.**4**, Abb. 20.**5** u. Tab. 20.**2**)
- Einteilung in Schweregrade I–IV mit zunehmend schlechter Prognose (s. Abb. 20.**5**, Tab. 20.**2**)

Ursachen diastolischer Funktionsstörung

- arterielle Hypertonie mit und ohne Hypertrophie
- koronare Herzkrankheit
- dilatative Kardiomyopathie
- hypertrophe (obstruktive) Kardiomyopathie
- restriktive Kardiomyopathie
- Klappenvitien
- zunehmendes Alter

2-D-Echo (Normal- und Referenzwerte s. Kap. 24.1, S. 254 ff)

- Messung der LA-Größe (s. Abb. 1.**18**, S. 7)
- Bestimmung des LA-Volumens (s. Abb. 1.**21**, S. 8)
- Beurteilung der LV-Hypertrophie (s. Abb. 12.**2**, S. 164)
- Bestimmung der LV-Muskelmasse (s. Abb. 1.**20**, S. 7)

M-Mode (Normal- und Referenzwerte s. Kap. 24.2, S. 261 ff)

- Messung der LA-Größe (s. Abb. 1.**31**, S. 15)
- Bestimmung der LV-Muskelmasse (s. Abb. 1.**20**, S. 7)

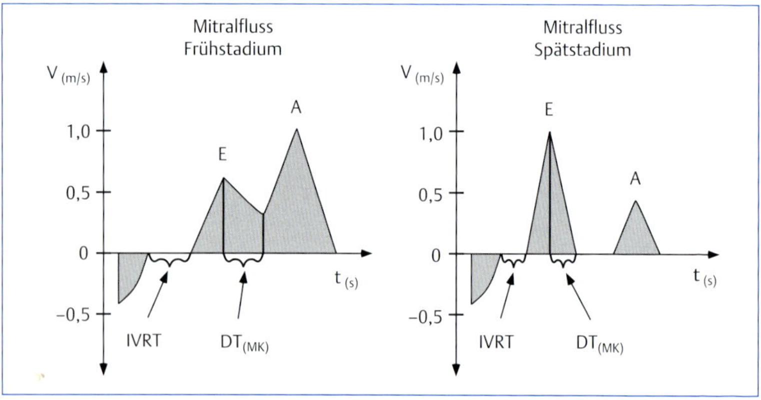

Abb. 20.**4** Früh- und Spätstadium der diastolischen Funktionsstörung.

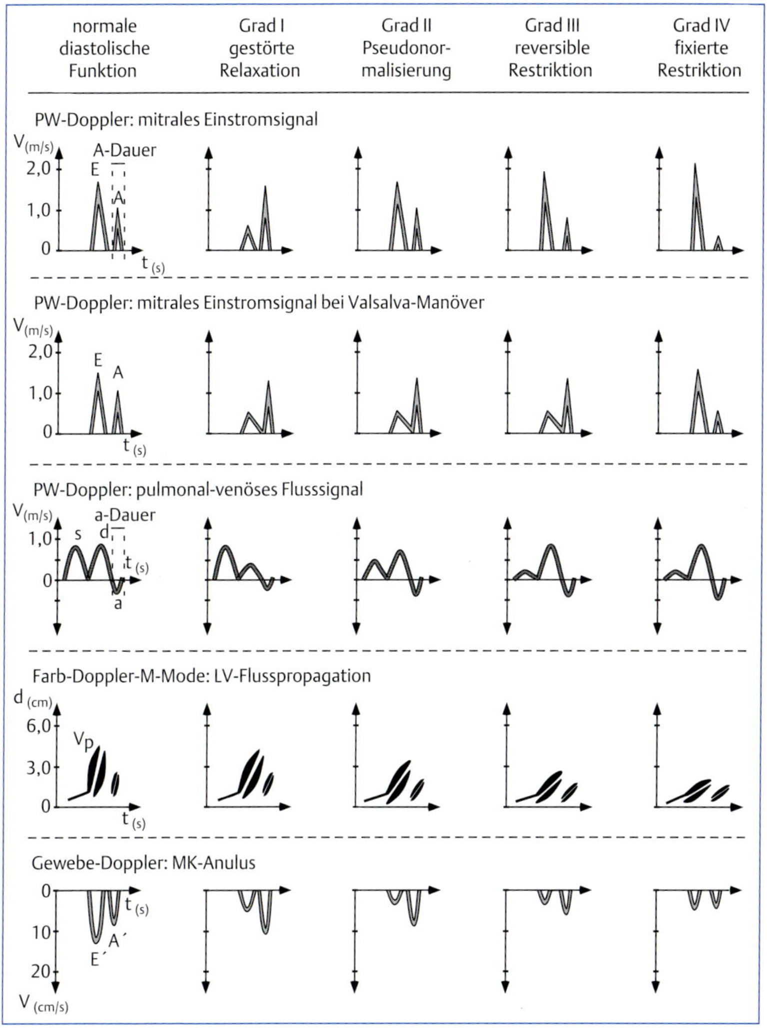

Abb. 20.**5** Echokardiografische Klassifikation der diastolischen Dysfunktion (modifiziert nach Khouri SJ et al. A practical approach to the echocardiographic evaluation of diastolic function. J Am Soc Echo 2004; 17: 290-297; Oh JK et al. The noninvasive assessment of left ventricular diastolic function with two-dimensional and Doppler echocardiography. J Am Soc Echo 1997; 10: 246-270).

Doppler (Formeln, Normal- und Referenzwerte s. Kap. 25, S. 264 ff)

- PW-Doppler:
  - Bestimmung der maximalen MK-Flussgeschwindigkeiten frühdiastolisch (E) und spätdiastolisch (A) (s. Abb. 20.**4** und Abb. 20.**5**, s.a. Abb. 1.**35**, S. 17)
  - Berechnung des E/A-Verhältnisses (E-V_{max}/A-V_{max}) (s. Abb. 20.**4** und Abb. 20.**5**, s.a. Abb. 1.**39**, S. 19)
  - Bestimmung der DT(MK) (s. Abb. 1.**39**, S. 19)
  - Bestimmung der IVRT (s. Abb. 1.**39**, S. 19)
  - Messung des PV-Flusses (V_{max} von PVs, PVd, PVa, Dauer von PVa) (s. Abb. 20.**5**, s.a. Abb. 1.**40**, S. 19)
- **Farb-Doppler**:
  - Bestimmung der MK-Flusspropagation im Farb-Doppler-M-Mode: Messung der Anstiegsgeschwindigkeit des Mitraleinstromprofils im farbkodierten M-Mode (s. Abb. 20.**5**)
- **Gewebe-Doppler** (s. Kap. 2.1, S. 20 ff und Kap. 23, S. 243 ff [CRT]):
  - Messung von E' und A' mittels gepulstem Gewebe-Doppler im MK-Anulus der septalen und lateralen Wand (s. Abb. 20.**5**, s.a. Abb. 2.**1**, S. 21)
  - Berechnung des E'/A'-Verhältnisses (E'-V_{max} /A'-V_{max})
  - Bestimmung des Füllungsindex (E/E'), aus frühdiastolischer E-Welle des MK-Blutfluss-Dopplers und frühdiastolischer E'-Welle des Gewebe-Doppler-Signals im MK-Anulus (septal oder lateral) (s. Tab. 20.**1**), korreliert mit LA-Druck bzw. LVEDP

Tab. 20.**1** **Linksventrikulärer Füllungsindex (E/E').**

	septal	lateral
normal	< 8	< 8
grenzwertig	8–15	8–12
sicher erhöht	> 15	> 12

Gilman G et al. Sonographic approach to the essential echocardiographic measurements of left ventricular diastolic function. J Am Soc Echo 2007; 20: 199-209

Beachte

- diastolische Funktionsparameter durch viele Faktoren beeinflusst (besonders Alter, systolische Funktion, LA-Druck, begleitende Vitien u.a.)
- ausgeprägte Varianz der Messwerte aller diastolischer Funktionsparameter
- auf Pseudonormalisierung des E/A-Verhältnisses achten, Valsalva-Manöver und Gewebe-Doppler anwenden
- Herzinsuffizienz allein durch diastolische Funktionsstörung möglich (erhaltene systolische Funktion)
- ungünstige Prognose bei diastolischer Funktionsstörung (Grad III u. IV) mit DT < 110 ms, pseudonormalem E/A-Verhältnis > 2,1 und E/E' septal > 15 bzw. lateral > 12

Tab. 20.**2** **Klassifikation der diastolischen Funktion.**

Parameter	normale diastolische Funktion	Grad I: gestörte Relaxation	Grad II: Pseudo-normali-sierung	Grad III: reversible Restriktion	Grad IV: fixierte Restriktion
Mitralfluss E/A	0,75–1,5	< 0,75	0,75–1,5	> 1,5	> 1,5
DT (ms)	> 140	–	> 140	< 140	< 140
ΔE/A (Valsalva-Manöver)	< 0,5	< 0,5	≥ 0,5	≥ 0,5	< 0,5
PV-Fluss	s ≥ d	s > d	s < d	s < d	s < d
Flusspropagation (cm/s)	> 45	–	< 45	< 45	< 45
MK-Anulus (E/E')*	< 10	< 10	≥ 10	≥ 10	≥ 10
LV-Compliance	↔	↔ ↓	↓ ↓	↓ ↓ ↓	↓ ↓ ↓ ↓
LA-Druck	↔	↔	↑ ↑	↑ ↑ ↑	↑ ↑ ↑ ↑

Modifiziert nach Khouri SJ et al. A practical approach to the echocardiographic evaluation of diastolic function. J Am Soc Echo 2004; 17: 290-297
*Oh JK et al. The noninvasive assessment of left ventricular diastolic function with two-dimensional and Doppler echocardiography. J Am Soc Echo 1997; 10: 246-270. * Tab. 20.**1***

20.3 Globale systolische und diastolische Funktion

Doppler

- PW-Doppler:
  - Bestimmung des Tei-Index (Doppler-Index/LV-Index/Myocardial Performance Index) (s. Abb. 20.**6** und Tab. 20.**3**)
  - Vorgehensweise
    - Positionierung des PW-Dopplers in den LVOT
    - Messung der LV-Ejektionszeit (AK-Öffnung bis AK-Schluss = LVET)
    - Messung der isovolumetrischen Kontraktionszeit (MK-Schluss bis AK-Öffnung = IVCT)
    - Messung der isovolumetrischen Relaxationszeit (AK-Schluss bis MK-Öffnung = IVRT)
- Gewebe-Doppler:
  - Bestimmung des Tei-Index auch mittels gepulstem Gewebe-Doppler möglich (s. Abb. 20.**7**)

Tab. 20.**3** **Berechnung des Tei-Index.**

Tei-Index = $\frac{(IVCT + IVRT)}{LVET}$	normal: < 0,49

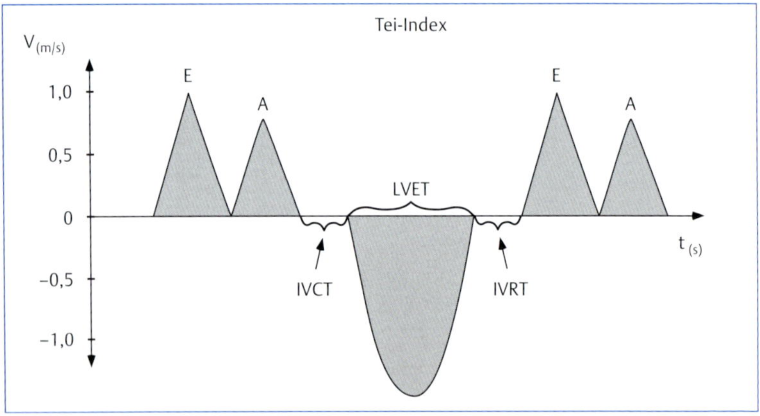

Abb. 20.**6** Bestimmung des Tei-Index zur Beurteilung der globalen LV-Funktion (Tei C et al. Noninvasive Doppler-derived myocardial performance index: correlation with simultaneous measurements of cardiac catheterization measurements. J Am Soc Echo 1997; 10: 169-178).

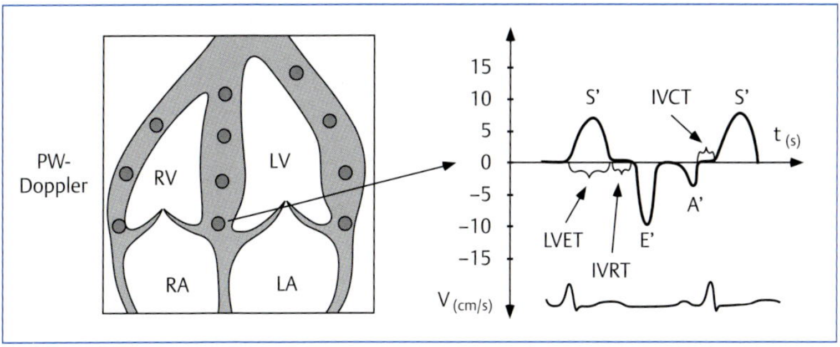

Abb. 20.**7** Bestimmung des Tei-Index mittels Gewebe-Doppler im MK-Anulus (septal.).

Beachte

- Tei-Index als Routineparameter des systolischen und diastolischen Funktion einfach und schnell bestimmbar
- bei KHK, Kardiomyopathien oder Myokardschaden anderer Ursache Tei-Index frühzeitig pathologisch verändert
- IVCT und IVRT als häufig kurze Zeitintervalle stark abhängig von der Herzfrequenz
- eingeschränkte Sensitivität des Tei-Index bei Kombination von KHK und Klappenvitien bzw. LV-Hypertrophie

21 Funktionsprüfung des rechten Herzens

Ursachen einer Funktionsstörung des rechten Herzens

- pulmonale Hypertonie bei Lungenerkrankungen (COPD, Bronchiektasen, Sarkoidose, Schlafapnoe-Syndrom, Mukoviszidose, interstitielle Lungenerkrankungen) (s. Kap. 13, S. 166 ff)
- pulmonale Hypertonie bei chronischen thrombotischen Erkrankungen
- thrombembolische Erkrankungen/akutes Cor pulmonale (Lungenembolie)
- strukturelle Erkrankungen des rechten Herzens
  - arrhythmogene rechtsventrikuläre Dysplasie (s. Kap. 11.4, S. 152 ff)
- dilatative Kardiomyopathie mit Rechtsherzbeteiligung (s. Kap. 11.1, S. 130 ff)
- hypertrophe Kardiomyopathie mit Rechtsherzbeteiligung (s. Kap. 11.2, S. 134 ff)
- angeborene Herzfehler (s. Kap. 15, S. 176 ff)
- Klappenfehler des rechten Herzens (TI, TS, PI, PS) (s. S. 100 ff)
  - u.a. beim Karzinoid-Syndrom (s. S. 144 ff), Morbus Ebstein (s. Kap. 15.5, S. 188 ff)
- KHK (s. Kap. 8, S. 52 ff)
  - inferiorer Infarkt mit Rechtsherzbeteiligung
  - Rechtsherzinfarkt
- arterielle Hypertonie (s. Kap. 12, S. 162 ff)
- Hypereosinophilie-Syndrom (s. S. 146 ff)

2-D-Echo und M-Mode (Normal- und Referenzwerte s. Kap. 24, S. 254 ff)

- Vermessung von RV, RA, RVOT, PA (s. Abb. 1.**23**, S. 9 und Abb. 1.**31**, S. 15)
- Beurteilung der TK- und PK-Bewegung im M-Mode (s. Abb. 10.**38**, S. 110)
- Beurteilung der globalen und regionalen RV-Funktion (apikaler und subkostaler 4-Kammerblick)
- Messung des TK-Rings: normal < 3 cm (Messung bei geöffneter Klappe im apikalen 4-Kammerblick und tiefer parasternaler kurzer Achse) (s. Abb. 21.**1**)
- Messung der RV-Wanddicke (subkostaler 4-Kammerblick) (s. Abb. 1.**24**, S. 9)
- Bestimmung der systolischen TK-Anulusbewegung (TAPSE = Tricuspid Anular Plane Systolic Excursion) durch Legen des M-Mode-Strahls durch den lateralen TK-Anulus (s. Abb. 21.**2** und Tab. 21.**1**)
- Berechnung der RV-Flächenänderung (RV-FAC) im apikalen 4-Kammerblick (s. Abb. 21.**3**)

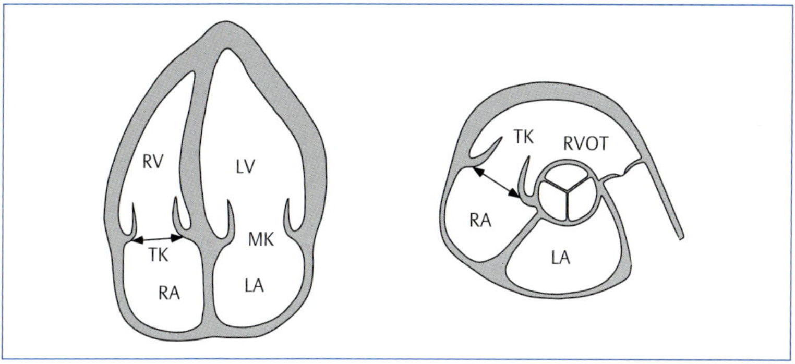

Abb. 21.**1** Messung des TK-Rings bei geöffneter Klappe im apikalen 4-Kammerblick und in der parasternalen kurzen Achse.

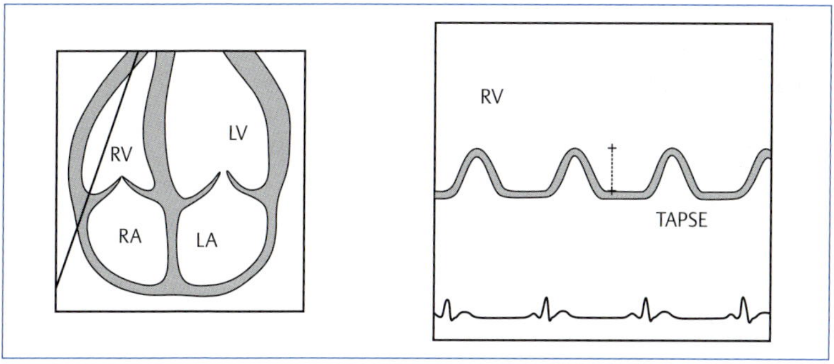

Abb. 21.**2** Messung der systolischen TK-Anulusbewegung (TAPSE).

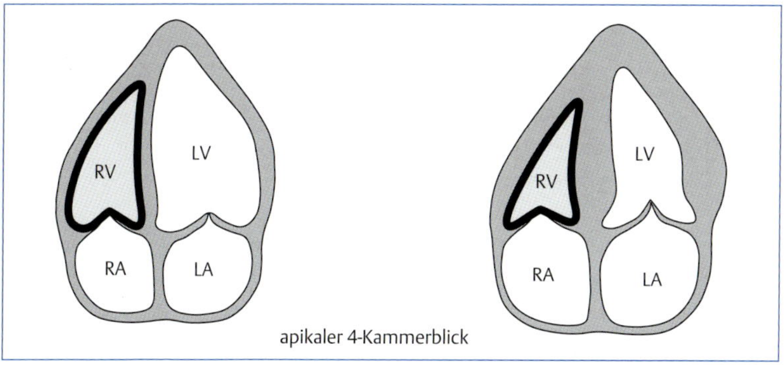

Abb. 21.**3** Bestimmung der RV-FAC durch Umfahren des RV enddiastolisch und endsystolisch.

21

Tab. 21.**1** **Referenzwerte für systolische TK-Anulusbewegung (TAPSE).**

normal	> 20 mm
grenzwertig pathologisch	16–19 mm
pathologisch	≤ 15 mm

Rudsky LG et al. Guidelines for the echocardiographic assessment of the right heart in adults. J Am Soc Echo 2010; 23: 685-713

Doppler (Normalwerte s. Kap. 25, S. 264 ff)

- Berechnung von E/A aus TK-Flussprofil (s. Abb. 1.**39**, S. 19)
- Bestimmung von PK-V_{max} (s. Abb. 1.**39**, S. 19)
- Bestimmung der Akzelerationszeit des RVOT-Flusssignals (s. Abb. 22.**3**, S. 239)
- Berechnung von PEP-RV (s. Abb. 23.**4**, S. 246)
- Bestimmung von RVOT-V_{max} (zur SV-/HZV-Bestimmung)
- Bestimmung von RVOT-VT_I (zur SV-/HZV-Bestimmung)
- Berechnung des SV und HZV über der PK
- Bestimmung des Tei-Index (RV Myocardial Performance Index), Berechnung analog zum LV Myocardial Performance Index (s. Abb. 20.**6**, S. 230)

Gewebe-Doppler

- Bestimmung von S' (TK-Anulus) (s. Abb. 2.**1**, S. 21)
- Berechnung von E'/A' (TK-Anulus) (s. Abb. 2.**1**, S. 21)

3-D-Echo

- Berechnung der EF (Normalwert: 53 % ± 6 %; Kaergaard J et al. Quantitative echocardiographic analysis of the right ventricle in healthy individuals. J Am Soc Echo 2006; 19: 1365-1372)

22 Bestimmung der pulmonalarteriellen Druckverhältnisse

Ursachen einer pulmonalen Hypertonie (modifiziert nach Kölner Konsensus Konferenz zur Pulmonalen Hypertonie 2010)

- pulmonal arterielle Hypertonie (idiopathisch, hereditär, durch Medikamente oder Toxine, bei Bindegewebserkrankungen, HIV, portaler Hypertension, angeborenen Herzfehlern, Schistosomiasis, chronisch hämolytischer Anämie, persistierend beim Neugeborenen)
- pulmonale Hypertonie infolge chronischer Linksherzerkrankung (systolische Funktionsstörung, diastolische Funktionsprüfung, Herzklappenerkrankungen)
- pulmonale Hypertonie infolge Lungenerkrankungen und/oder Hypoxie (COPD, interstitielle Lungenerkrankungen, andere Lungenerkrankungen mit gemischt restriktiv/obstruktivem Muster, Schlafapnoe-Syndrom, alveoläre Hypoventilationssyndrome, längerer Aufenthalt in großer Höhe, Fehlentwicklungen)
- chronisch thromboembolische pulmonale Hypertonie
- pulmonale Hypertonie mit unklarem oder multifaktoriellem Mechanismus
  - hämatologische Erkrankungen (myeloroliferatives Syndrom, Zustand nach Splenektomie)
  - systemische Erkrankungen (Sarkoidose, pulmonale Langerhanszell-Histiozytose, Lymphangioleiomyomatose, Neurofibromatose, Vaskulitiden)
  - metabolische Störungen (Glykogen-Speicherkrankheiten, Morbus Gaucher, Schilddrüsenerkrankungen)
  - andere (Tumorobstruktion, fibrosierende Mediastinitis, chronisches Nierenversagen mit Hämodialyse)

Bestimmung der Drucke im rechten Herzen und in den Pulmonalarterien

PA-Druck = RV-Druck, wenn keine Obstruktion im RVOT oder PS

- Bestimmung des des systolischen und mittleren RV-Drucks aus TI-Signal ($P_{RV\text{-}syst}$ und $P_{RV\text{-}mean}$) (s. Abb. 22.**1**, Tab. 22.**1** und Tab. 22.**2**)
- Bestimmung des mittleren und enddiastolischen RV-Drucks aus PI-Signal ($P_{RV\text{-}mean}$ und $P_{RV\text{-}ED}$) (s. Abb. 22.**2**, Tab. 22.**3** und Tab. 22.**5**)
- Bestimmung des mittleren RV-Drucks aus Akzelerationszeit des PK-Vorwärtsflusssignals (s. Abb. 22.**3** und Tab. 22.**4**)

Tab. 22.**1** **Berechnung des systolischen Pulmonalarteriendrucks aus TI-Signal (s. Abb. 22.1).**

nach modifizierter Bernoulli-Gleichung aus TI-Signal:

- $P_{PA\text{-}syst} = 4 \times TI\text{-}V_{max}^2 + P_{RA}$

P_{RA}-Abschätzung aus dem Füllungszustand der Halsvenen, Weite und Atemvariabilität der VCI (Tab. 22.**6**):

- $P_{PA\text{-}syst}$ Normalbereich: 15–30 mmHg

Yock PG et al. Non-invasive estimation of right ventricular systolic pressure by Doppler ultrasound in patients with tricuspid regurgitation. Circulation 1984; 70: 657

Tab. 22.**2** **Bestimmung des mittleren Pulmonalarteriendrucks aus TI-Signal (s. Abb. 22.1).**

nach modifizierter Bernoulli-Gleichung aus TI-Signal:

- $P_{PA\text{-}mean} = 4 \times TI\text{-}V_{mean}^2 + P_{RA}$

P_{RA}-Abschätzung aus dem Füllungszustand der Halsvenen, Weite und Atemvariabilität der VCI (Tab. 22.**6**):

- $P_{PA\text{-}mean}$ Normbereich: 12–16 mmHg

Masuyama T et al. Continuous-wave Doppler echocardiographic detection of pulmonary regurgitation and its application to noninvasive estimation of pulmonary artery pressure. Circulation 1986; 74: 484-492
Aduen JF et al. An alternative echocardiographic method to estimate mean pulmonary artery pressure. J Am Soc Echo 2009; 22: 814-819

Tab. 22.**3** **Bestimmung des mittleren Pulmonalarteriendrucks aus PI-Signal (s. Abb. 22.2).**

nach modifizierter Bernoulli-Gleichung aus PI-Signal:

- $P_{PA\text{-}mean} = 4 \times PI\text{-}V_{ES}^2 + P_{RA}$

P_{RA}-Abschätzung aus dem Füllungszustand der Halsvenen, Weite und Atemvariabilität der VCI (Tab. 22.**6**).

- $P_{PA\text{-}mean}$ Normbereich: 12–16 mmHg

Masuyama T et al. Continuous-wave Doppler echocardiographic detection of pulmonary regurgitation and its application to noninvasive estimation of pulmonary artery pressure. Circulation 1986; 74: 484-492
Aduen JF et al. An alternative echocardiographic method to estimate mean pulmonary artery pressure. J Am Soc Echo 2009; 22: 814-819

Tab. 22.**4** **Abschätzung des mittleren Pulmonalarteriendrucks durch Bestimmung der Akzelerationszeit (s. Abb. 22.3).**

Akzelerationszeit (ms)	mittlerer Pulmonalarteriendruck (mmHg)
> 100	< 20
< 90	20–40
< 40	> 40
$P_{PA\text{-}mean}$ Normalbereich: 12–16 mmHg	

Kitabatake A et al. Non-invasive evaluation of pulmonary hypertension by pulsed Doppler technique. Circulation 1983; 68: 302

Tab. 22.**5** **Bestimmung des enddiastolischen Pulmonalarteriendrucks aus PI-Signal (s. Abb. 22.2).**

nach modifizierter Bernoulli-Gleichung aus PI-Signal: ▪ $P_{PA\text{-}ED} = 4 \times PI\text{-}V_{ED}^2 + P_{RA}$
P_{RA}-Abschätzung aus dem Füllungszustand der Halsvenen, Weite und Atemvariabilität der VCI (Tab. 22.**6**): ▪ $P_{PA\text{-}ED}$ Normalbereich: 6–10 mmHg

Masuyama T et al. Pulmonary arterial end-diastolic pressure non-invasively estimated by continuous wave Doppler echocardiography. J Cardiogr 1986; 16: 669

Tab. 22.**6** **Methoden zur Abschätzung des RA-Drucks.**

P_{RA} abgeschätzt aus dem Füllungszustand der Halsvenen	
normal gefüllte Halsvenen	P_{RA} 5 mmHg
mäßig gestaute Halsvenen	P_{RA} 10 mmHg
deutlich gefüllte Halsvenen	P_{RA} 15 mmHg
P_{RA} abgeschätzt aus Kollabieren der VCI bei Inspiration*	
vollständiges Kollabieren	P_{RA} 5 mmHg
Kollabieren > 50 %	P_{RA} 10 mmHg
Kollabieren < 50 %	P_{RA} 15 mmHg
kein Kollabieren	P_{RA} 20 mmHg
P_{RA} abgeschätzt aus Durchmesser der VCI und Kollabieren der VCI bei Inspiration**	
VCI Diameter < 17 mm und Kollabieren 50 % bei Inspiration	P_{RA} 0–5 mmHg
VCI Diameter > 17 mm und Kollabieren ≥ 50 % bei Inspiration	P_{RA} 5–10 mmHg
VCI Diameter > 17 mm und Kollabieren < 50 % bei Inspiration	P_{RA} 10–15 mmHg
VCI Diameter > 17 mm und kein Kollabieren bei Inspiration	P_{RA} > 15 mmHg
P_{RA} abgeschätzt aus Durchmesser der VCI und Kollabieren der VCI bei Inspiration***	
VCI Diameter ≤ 21 mm und Kollabieren > 50 % bei Inspiration	P_{RA} 3 (0–5) mmHg
intermediär (s.o./s.u.)	P_{RA} 8 (5–10) mmHg
VCI Diameter > 21 mm und Kollabieren < 50 % bei Inspiration	P_{RA} 15 (10–20) mmHg

* *(Kircher BJ et al. Noninvasive estimation of right atrial pressure from the inspiratory collapse of the inferior vena cava. Am J Cardiol 1990; 66: 493-496)*
** *(Lang R et al. Recommendations for chamber quantification. J Am Soc Echo 2005; 18: 1440-1463)*
*** *(Rudski LG et al. Guidelines for the echocardiographic assessment of the right heart in adults. J Am Soc Echo 2010; 23: 685-713)*

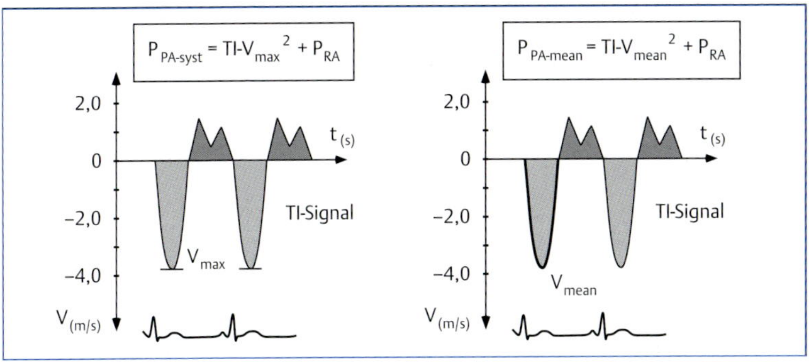

Abb. 22.1 Bestimmung des systolischen PA-Drucks aus V_{max} des TI-Signals und des mittleren PA-Drucks aus V_{mean} des TI-Signals im CW-Doppler.

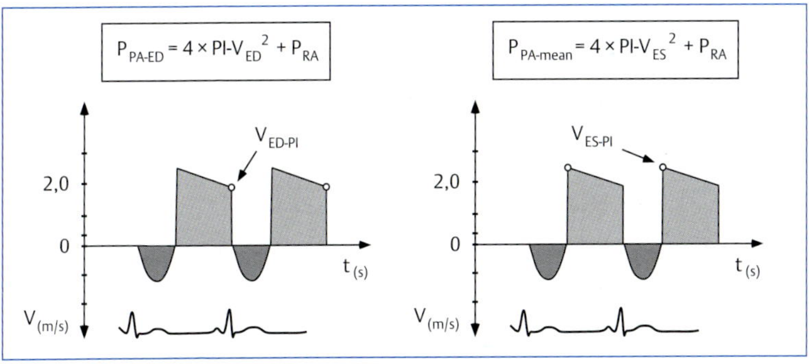

Abb. 22.2 Bestimmung des enddiastolischen PA-Drucks aus V_{ED} des PI-Signals und des mittleren PA-Drucks aus V_{ES} des PI-Signals im CW-Doppler.

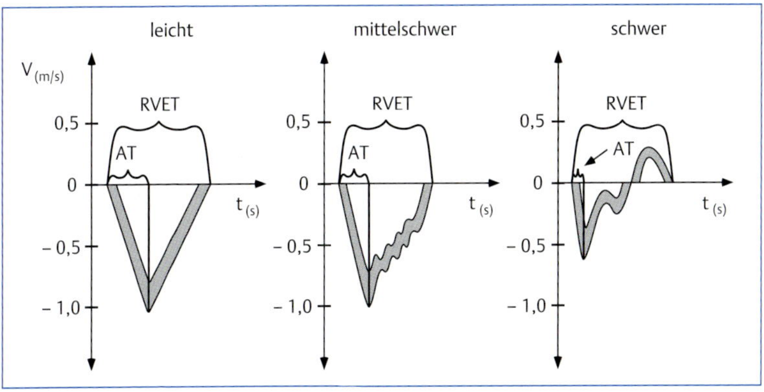

Abb. 22.3 Abschätzung des mittleren PA-Drucks aus der Akzelerationszeit im PW-Doppler.

Befunde bei erhöhtem RV-/PA–Druck

2-D-Echo (Normal- und Referenzwerte s. Kap. 24, S. 254 ff)

- RV-Dilatation
- RV-Hypertrophie
- RV-EF reduziert
- RA-Dilatation
- PA-Dilatation
- IVS-Bewegung abgeflacht bis paradox (D-Konfiguration des LV) (s. Abb. 13.**5**, S. 171)
- pathologischer Exzentritätsindex > 1 (s. Abb. 22.**4**)
- dilatierte VCI und/oder fehlende Atemvariabilität (s. Abb. 20.**5**)

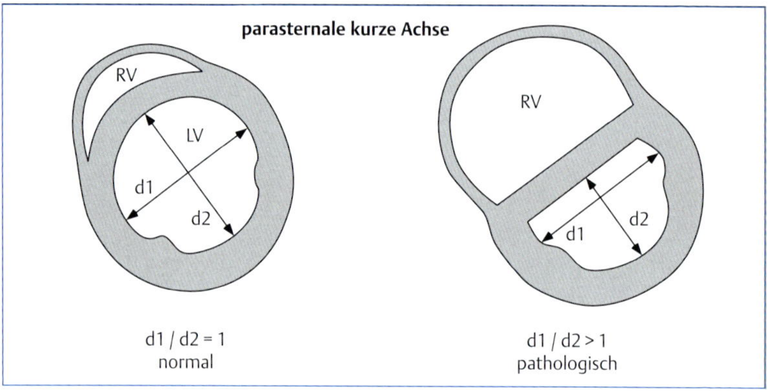

Abb. 22.**4** Bestimmung des Exzentrizitätsindex.

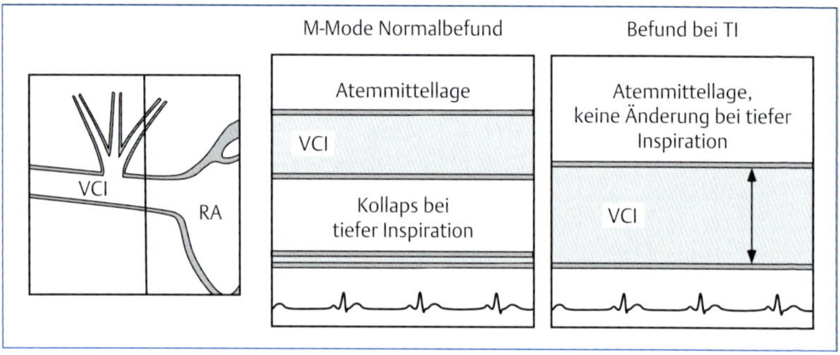

Abb. 22.**5** V. cava inferior im M-Mode: Normalbefund (links), starre und dilatierte VCI bei schwerer TI (rechts).

M-Mode (Referenzwerte s. Kap. 24, S. 254 ff)

- RVOT-Dilatation > 30 mm
- A-Welle der PK reduziert/fehlend
- mittsystolische PK-Knotung
- mittsystolischer PK-Schluss
- dilatierte VCI und/oder fehlende Atemvariabilität (s. Abb. 22.**5**)

Doppler (Referenzwerte s. Kap. 25, S. 264 ff)

- verkürzte Akzelerationszeit (< 100 ms)
- ggf. mittsystolischer Abbruch des RVOT-Flusses
- PEP-RV verlängert

Gewebe-Doppler (Referenzwerte s. Kap. 25, S. 264 ff)

- S' im TK-Anulus reduziert
- E'/A' erniedrigt
- E/E' erhöht

Befunde bei erhöhtem RA-Druck

2-D-Echo und M-Mode

- erweiterte VCI > 17 mm (s. Abb. 22.**4**)
- fehlende inspiratorische Änderung des VCI-Durchmessers
- erweiterte Lebervenen
- erweiterter Sinus coronarius
- vergrößerter RA
- Vorwölbung des IAS nach links

Doppler

- veränderter Lebervenenfluss (normaler Fluss s. Abb. 1.**41**, S. 19):
  - prominenter diastolischer Fluss
  - verminderter systolischer Fluss
  - diastolische Flussumkehr nach Vorhofkontraktion

Gewebe-Doppler

- Abschätzung des mittleren RA-Drucks aus E/E', E aus TK-Fluss, E' aus TK-Anulus- E/E' > 6 = mittlerer RA-Druck > 10 mmHg
  (Lee K et al. Echocardiographic assessment of right heart dynamic parameters. J Am Soc Echo 2007; 20: 773-782)

Beachte

- Normalwerte und Funktionsparameter (bes. EF) des rechten Herzens nur in wenigen Studien validiert und unterschiedlich in verschiedenen Zentren
- Messwerte alters- und atemabhängig
- Einsatz von Rechtherzkontrastmittel zur besseren RV-Konturerkennung und zur Verstärkung der Doppler-Signale
- verbesserte Aussage zur Funktion durch Kombination verschiedener Messparameter

23 Kardiale Resynchronisations-Therapie (CRT) – Screening und Nachsorge

23.1 CRT-Screening

2-D-Echo

- biphasische Septumbewegung (Schlenker-/Schaukelbewegung des Septums) im apikalen 4-Kammerblick
- Schaukelbewegung/Dyskinesie des Septums (Überschneidung endsystolischer und enddiastolischer Konturen) in der kurzen Achse und im apikalen 4-Kammerblick (s. Abb. 23.**1**)
- LV vergrößert (ESD > 55 mm)
- LV < 35 % nach Simpson (s. Abb. 1.**19**, S. 7)

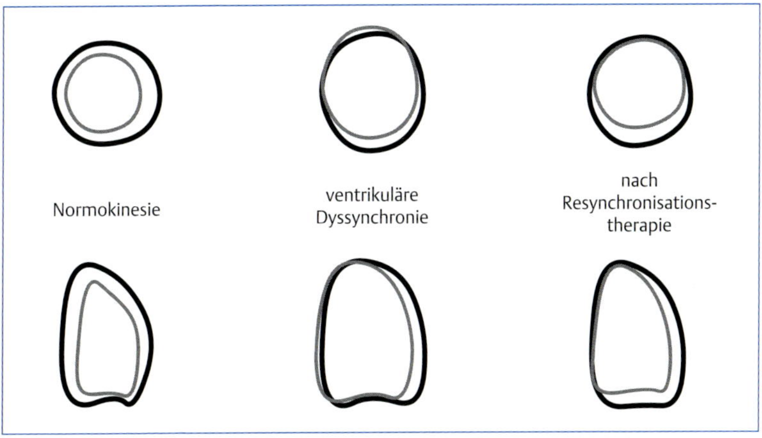

Abb. 23.**1** Änderung der enddiastolischen (– Linie) und endsystolischen (– Linie) LV-Bewegung bei Dyssynchronie und nach CRT (modifiziert nach Winter S et al.).

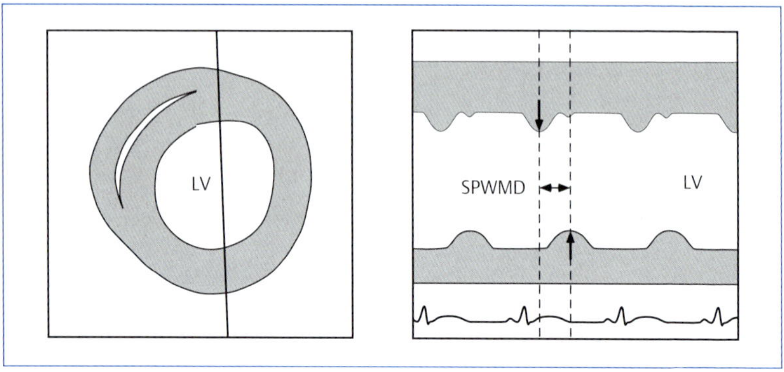

Abb. 23.**2** Messung der Zeitdifferenz zwischen maximaler Kontraktion von IVS und LVPW in der parasternalen kurzen Achse (SPWMD) im M-Mode.

M-Mode

- biphasische Septumbewegung (s. Abb. 23.**2**)
- häufig verspätete Kontraktion der posterioren Wand
- Messung der Zeitdifferenz zwischen maximaler Einwärtsbewegung des Septums und der posterioren Wand (SPWMD: Septal Posterior Wall Motion Delay) in der parasternalen langen oder kurzen Achse und damit Bestimmung des intraventrikulären mechanischen Delays (Dyssynchronie) (s. Abb. 23.**2**)

Doppler

- Farb-Doppler:
  - Nachweis bzw. Semiquantifizierung einer MI (s. Kap. 10.4, S. 90)
- PW-Doppler:
  - Evaluierung von E/A
  - Bestimmung der DT
  - Bestimmung der IVRT
  - Messung der diastolischen Füllungszeit (DFT) (s. Abb. 23.**3**)
  - Messung der Zykluslänge
  - Bestimmung des aortalen Geschwindigkeit-Zeitintegrals (VTI_{AoK})
  - Bestimmung des Tei-Index (s. Abb. 20.**6**, S. 230)
  - Bestimmung des rechtsventrikulären elektromechanischen Delays bzw. der RV-Präejektionszeit: Beginn QRS bis Beginn Pulmonalfluss (PEP-RV) (s. Abb. 23.**4**)
  - Bestimmung des linksventrikulären elektromechanischen Delays bzw. der LV-Präejektionszeit: Beginn QRS bis Beginn Aortenfluss (PEP-LV) (s. Abb. 23.**4**)
  - Berechnung des interventrikulären mechanischen Delays (IVMD) durch Differenz von PEP-LV minus PEP-RV

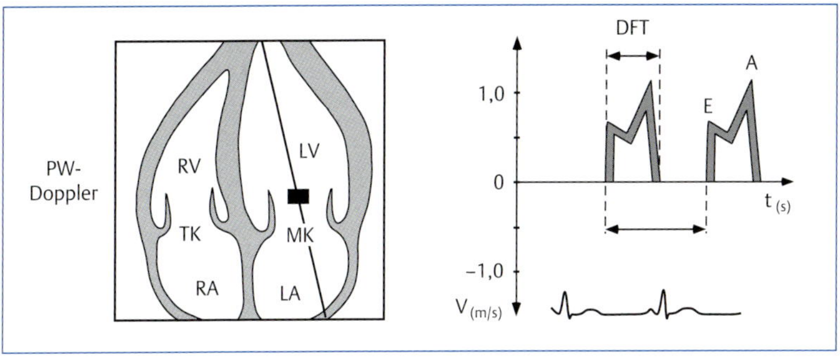

Abb. 23.**3** Messung der Diastolenlänge (diastolische Füllungszeit, DFT) und der Zykluslänge anhand des Mitralflusssignals.

- CW-Doppler:
  - Bestimmung des aortalen Geschwindigkeit-Zeitintegrals (VTI_{AoK}, stabiler als im PW-Doppler)
  - Messung des maximalen systolischen Druckanstieges (dP/dt_{max}) aus MI-Signal (linksventrikuläre Druckanstiegssteilheit normal > 1200 mmHg/s) (s. Abb. 20.**3**, S. 225)
  - ggf. Nachweis einer präsystolischen MI (s. Abb. 23.**5**)
- Gewebe-Doppler (gepulst oder farbkodiert)
  - Bestimmung von E´ im MK-Anulus septal (s. Abb. 2.**1**, S. 21)
  - Erfassung des Gewebe-Doppler-Signals in den basalen Segmenten der septalen, lateralen, inferioren und anterioren Wand (s. Abb. 23.**6**)
  - Berechnung des regionalen elektromechanischen Delays (EMD): Zeit von Beginn QRS bis zum Beginn des systolischen Wandbewegungssignals S (normal ca. 20 ms) (s. Abb. 23.**7**)
  - Berechnung des regionalen elektrosystolischen Delays (ESD): Zeit von Beginn QRS bis zum Maximum des systolischen Wandbewegungssignals S in den basalen Segmenten des LV, dabei Berechnung der maximalen Differenz zwischen den verschiedenen Segmenten, am praktikabelsten Differenz der 4 basalen Segmente im 4- und 2-Kammerblick (s. Abb. 23.**7** und Abb. 23.**8**)
  - Berechnung von E/E´ (mittels PW-Doppler und Gewebe-Doppler)
  - Erfassung von verzögerter longitudinaler Kontraktion bzw. postsystolischer Kontraktion nach Aortenklappenschluss (DCL: Delayed Longitudinal Contraction) im Strain-Imaging in den basalen Segmenten des LV im 4- und 2-Kammerblick
- 3-D-Echokardiografie
  - automatische LV-Volumenbestimmung und Berechnung eines systolischen Dyssynchronie-Index aus regionalen Volumendifferenzen im 16-Segment-Modell und parametrische Darstellung

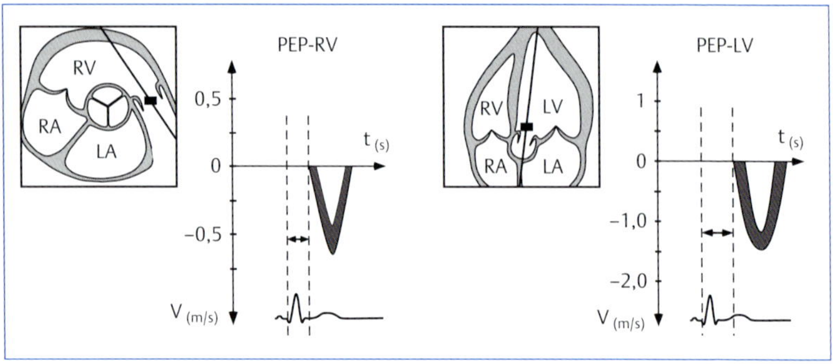

Abb. 23.**4** Messung der RV- und LV-Präejektionszeit (PEP-RV, PEP-LV) mittels PW-Doppler.

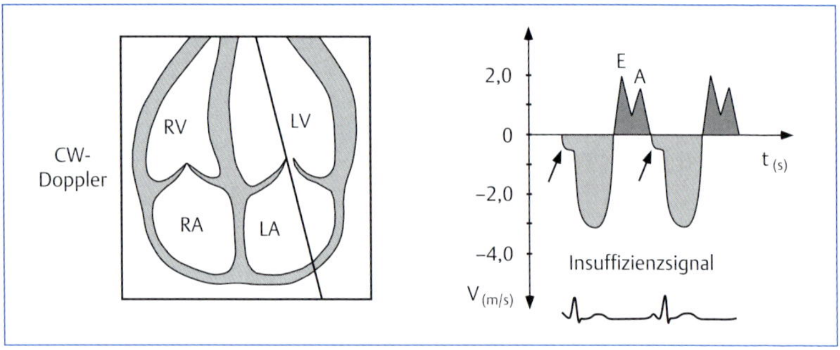

Abb. 23.**5** Präsystolische MI im CW-Doppler als Hinweis auf eine atrioventrikuläre Dyssynchronie.

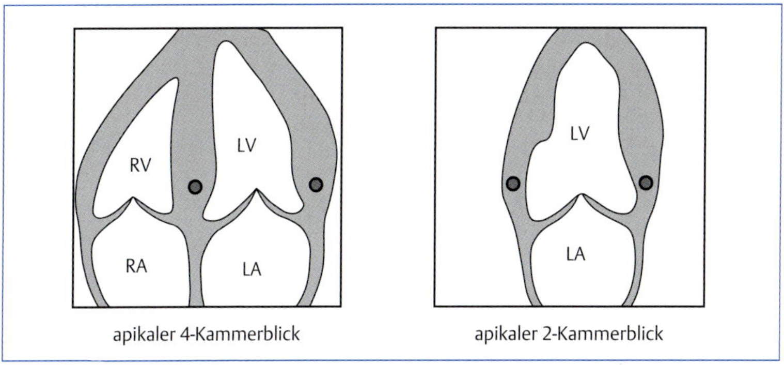

Abb. 23.**6** Gewebe-Doppler-Messpunkte im LV für EMD und ESD im apikalen 4- und 2-Kammerblick in 4 Segmenten: septal-basal, lateral-basal, inferior-basal und anterior-basal.

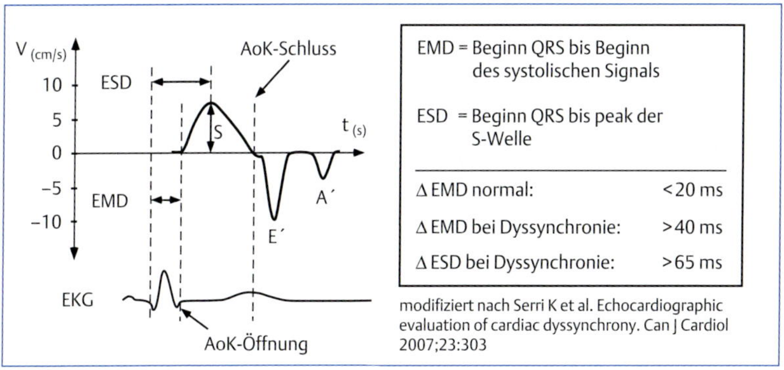

Abb. 23.**7** Messung des elektromechanischen Delays (EMD) und des elektrosystolischen Delays (ESD) mittels Gewebe-Doppler (Zeitdifferenz zwischen unterschiedlichen Segmenten).

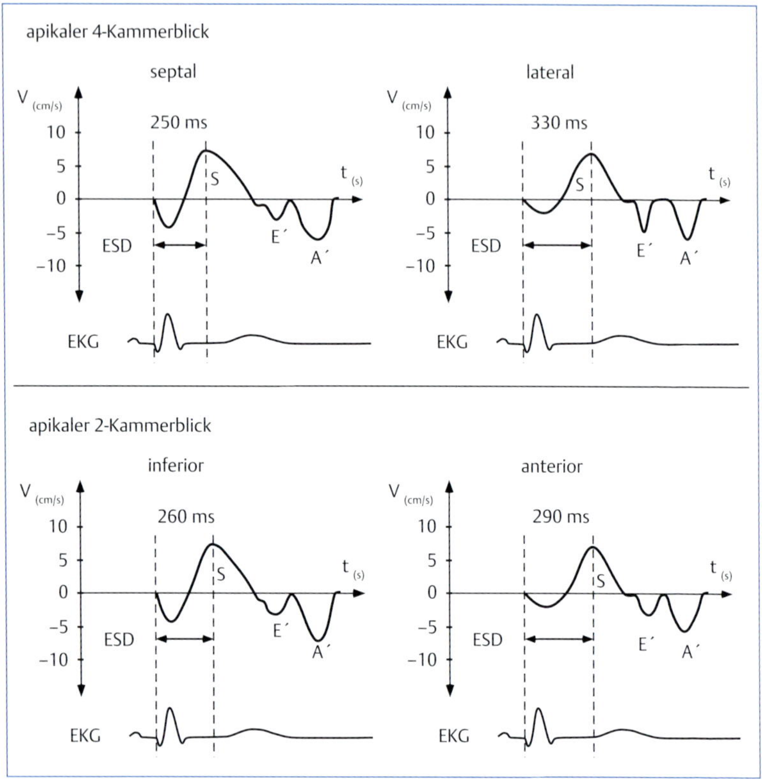

Abb. 23.**8** Messung des elektrosystolischen Delays (ESD) in den basalen LV-Segmenten mittels Gewebe-Doppler (die angegebenen Zeiten sind Beispiele für das Vorliegen einer Dyssynchronie).

Tab. 23.**1** **Kriterien zur Implantation eines biventrikulären Schrittmacher-Systems.**

Herzinsuffizienzgrad	NYHA III/IV
QRS-Breite (z.B. bei LSB)	> 120 ms
LV-EF	< 35 %
intraventrikuläre Dyssynchronie	
– SPWMD	> 130 ms
– PEP-LV	> 140 ms
interventrikuläre Dyssynchronie	
– ΔPEP (PEP-LV – PEP-RV)	> 40 ms
AV-Dyssynchronie	
– DFT/Zykluslänge	< 40 %
regionale Dyssynchronie	
– ΔEMD	> 40 ms
– ΔESD	> 65 ms

Bax J et al. Echocardiographic evaluation of cardiac resynchronisation therapy: Ready for routine clinical use? A critical appraisal. JACC 2004; 44: 1
Vitarelli A et al. Tissue Doppler Imaging in the assessment of selection and response from cardiac resynchronisation therapy. Eur J Echo 2007; 10: 1
Serri, K et al. Echocardiographic evaluation of cardiac dyssynchrony. Can J Cardiol 2007; 23: 303
Breithardt O et al. Verbesserte Identifizierung geeigneter Kandidaten für die kardiale Resynchronisationstherapie mittels transthorakaler Echokardiographie. Herz 2005; 16: 10

23

23.2 CRT-Nachsorge

- Bestimmung der Parameter, s. Screening mit und ohne CRT
- Schrittmachereinstellung:
  - VV-Zeit-Optimierung
  - AV-Zeit-Optimierung
- VV-Zeit-Optimierung vor AV-Zeit-Optimierung durchführen, da die optimale AV-Zeit vom eingestellten VV-Intervall abhängt

VV-Zeit-Optimierung

- Optimierung des interventrikulären Stimulationsintervalls (VV-Zeit) durch Änderung der Abfolge der rechts- und linksventrikulären Stimulation
- Bestimmung des maximalen aortalen Geschwindigkeits-Zeitintegrals (AoK-VTI) durch Umfahren des Flussgeschwindigkeitssignals mittels CW-Doppler (s. Abb. 20.**2**, S. 224)
- Kontinuierliche Messung des AoK-VTI bei simultaner Stimulation von RV/LV und bei unterschiedlichen Intervallen zwischen RV-LV-Stimulation von jeweils 20–30 ms in Atemmittellage (s. Abb. 23.**9**)
- alternativ Bestimmung des maximalen dP/dt bei unterschiedlichen VV-Intervallen

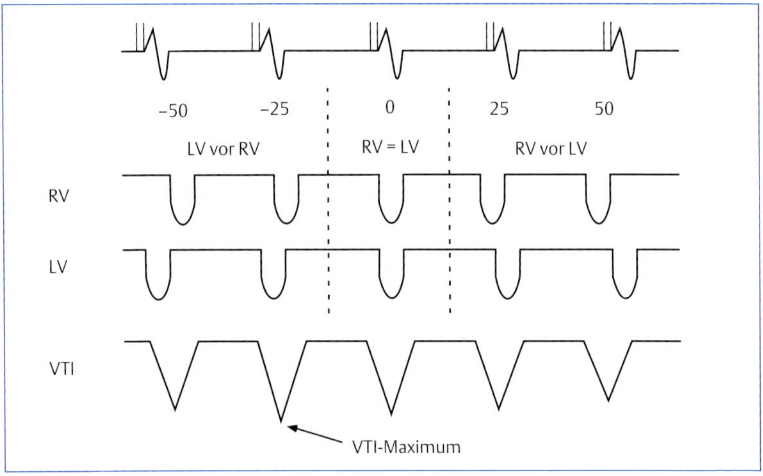

Abb. 23.**9** Optimierung des interventrikulären Stimulationsintervalls (VV-Optimierung).

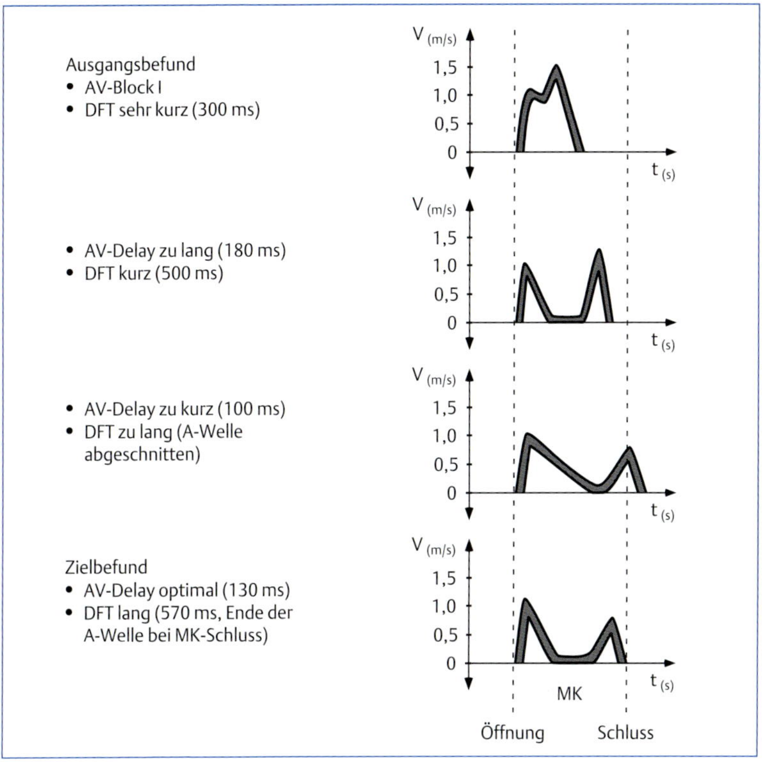

Abb. 23.**10** AV-Optimierung durch Änderung des AV-Delays. DFT: diastolische Füllungszeit.

AV-Optimierung

- Optimierung der programmierten atrioventrikulären Überleitungszeit (AV-Zeit) durch Überprüfung des transmitralen Einstromsignals
  - Beginn mit langer AV-Zeit
  - kontinuierliche Verkürzung der AV-Zeit bis die Füllungszeit (DFT) ein Maximum erreicht hat ohne Verkürzung der Dauer der A-Welle (s. Abb. 23.**10**)
- alternativ Bestimmung des maximalen VTI über der MK

Echokardiografische Veränderungen bei Respondern durch Abnahme der Dyssynchronie und Verbesserung der Hämodynamik (variabel)

- Zunahme von EF
- Abnahme von LV-Größe und LV-Volumina
- Verkleinerung des MK-Rings
- Verschwinden oder Abnahme der SPWMD im M-Mode
- Abnahme des vergrößerten MSS-Abstandes
- Zunahme von FS
- Steigerung von AoK-VTI
- Anstieg von dP/dt
- Abnahme der MI
- Verschwinden der präsystolischen MI
- Verlängerung der DFT
- E- und A-Welle besser abgrenzbar bzw. Normalisierung des E/A-Verhältnisses
- Abnahme des systolischen PA-/RV-Drucks (aus TI-V_{max})

Beachte

- Erfassung von verschiedenen echokardiografischen und Doppler-echokardiografischen Parametern einschließlich Gewebe-Doppler zur Beurteilung der Dyssynchronie vor CRT wichtig
- Parameter individuell stark variierend; schlechte Korrelation zwischen QRS-Breite und Dyssynchronie
- Erfolg der CRT stark abhängig vom Ausmaß der vorbestehenden 3Dyssynchronie
- verbesserte Identifikation von Respondern durch Anwendung und Kombination der unterschiedlichen Echokardiografie- und Doppler-Methoden einschließlich Gewebe-Doppler, v.a. bei Patienten mit gering bis moderat verbreitertem ORS-Komplex (120–150 ms)
- Echokardiografie und Doppler-Echokardiografie auch für die Nachkontrolle der CRT-Patienten wichtig
- noch kein Konsens, welche Parameter zwingend notwendig (bisher nur Expertenmeinungen)
- 3-D-Echokardiografie für CRT-Screening und Nachsorge noch in der Evaluierungsphase; bisher sehr unterschiedliche gerätespezifische Algorithmen zur Erfassung der Dyssynchronie

D Normalwerte, Referenzwerte und Formeln

24 Normal- und Referenzwerte: 2-D-Echokardiografie und M-Mode-Echokardiografie

24.1 2-D-Echokardiografie

Tab. 24.**1** **Normalwerte für LV-Größe im 2-D-Echo.**

LV-Größe	Normbereich (cm)	Mittelwert (cm)	Index (cm/m^2)
apikaler 4-Kammerblick			
LVED längs	6,9–10,3	8,6	4,1–5,7
LVED quer	3,3–6,1	4,7	2,2–3,1
LVES quer	1,9–3,7	2,8	1,3–2,0
parasternale lange Achse			
LVED	3,5–6,0	4,8	2,3–3,1
LVES	2,1–4,0	3,1	1,4–2,1
parasternale kurze Achse			
Mitralklappenebene			
LVED	3,5–6,2	4,8	2,3–3,2
LVES	2,3–4,0	3,2	1,5–2,2
Papillarmuskelebene			
LVED	3,5–5,8	4,7	2,2–3,1
LVES	2,2–4,0	3,1	1,4–2,2

Modifiziert nach: Schnittger I et al. Standardized intracardiac measurements of two-dimensional echocardiography. J Am Coll Cardiol 1983; 2: 934-938

Tab. 24.**2** **Referenzwerte für LV-Volumina im 2-D-Echo.**

LV-Volumina	Normalwerte	gering vergrößert	mäßig vergrößert	deutlich vergrößert
Frauen				
LVEDV (ml)	56–104	105–117	118–130	≥ 131
LVEDV-Index (ml/m²)	35–75	76–86	87–96	≥ 97
LVESV (ml)	19–49	50–59	60–69	≥ 70
LVESV-Index (ml/m²)	12–30	31–36	37–42	≥ 43
Männer				
LVEDV (ml)	67–155	156–178	179–201	≥ 202
LVEDV-Index (ml/m²)	35–75	76–86	87–96	≥ 97
LVESV (ml)	22–58	59–70	71–82	≥ 83
LVESV-Index (ml/m²)	12–30	31–36	37–42	≥ 43

Modifiziert nach: Lang R et al. Recommendations for chamber quantification. J Am Soc Echo 2005; 18: 1440-1463
*s.a. Tab. 24.**3** und Tab. 24.**16**, S. 262*

Tab. 24.**3** **Normalwerte des LV-Volumens im 2-D-Echo, bezogen auf Körperfläche.**

Mittelwerte in verschiedenen Anlotebenen (ml/m²)	Männer	Frauen
Enddiastolischer LV-Volumenindex		
monoplan, lange Achse (apikal)	65,7	59,3
monoplan, 4-Kammerblick (apikal)	65,5	62,0
biplan, lange Achse/4-Kammerblick (apikal)	66,8	60,7
Endsystolischer LV-Volumenindex		
monoplan, lange Achse (apikal)	27,4	23,4
monoplan, 4-Kammerblick (apikal)	27,2	27,3
biplan, lange Achse/4-Kammerblick (apikal)	26,9	25,7

Erbel R, Schweizer P. Normal values for apical two-dimensional echocardiography. Ultrasound Med Biol 1982; 8: 52

Tab. 24.**4** **Referenzwerte für LV-Ejektionsfraktion im 2-D-Echo.**

LV-Ejektionsfraktion	Normalwert	gering vermindert	mäßig vermindert	deutlich vermindert
Frauen/Männer#				
EF (%)	≥ 55	45–54	30–44	< 30
Männer/Frauen*				
EF (%)	≥ 60	50–60	40–50	< 40

#Modifiziert nach: Lang R et al. Recommendations for chamber quantification. J Am Soc Echo 2005; 18: 1440-1463
**eigene Normalwerte (Charité, Campus Benjamin Franklin)*

24

Tab. 24.**5** **Normalwerte für LV-Ejektionsfraktion im 2-D-Echo (LV-Volumina berechnet nach der Scheibchensummationsmethode nach Simpson).**

EF-Mittelwerte in verschiedenen Anlotebenen (%)	Männer	Frauen
EF monoplan, lange Achse (apikal)	58,5	60,6
EF monoplan, 4-Kammerblick (apikal)	58,7	56,8
EF biplan, lange Achse/4-Kammerblick (apikal)	59,2	58,1

Erbel R, Schweizer P. Normal values for apical two-dimensional echocardiography. Ultrasound Med Biol 1982; 8: 52
Hahn B. et al. Functional evaluation of left ventricular dynamics by use of 2-dimensional echocardiography: comparison with left ventriculography and assessment of normal 2-dimensional echocardiographical values. Z Kardiol 1982; 71: 445

Tab. 24.**6** **Referenzwerte für LV-Masse im 2-D-Echo.**

LV-Masse	Normalwerte	gering vermehrt	mäßig vermehrt	deutlich vermehrt
Frauen				
LV-Masse (g)	66–150	151–171	172–182	≥ 183
LV-Masse-Index (g/m²)	44–88	89–100	101–112	≥ 113
Männer				
LV-Masse (g)	96–200	201–227	228–254	≥ 255
LV-Masse-Index (g/m²)	50–102	103–116	117–130	≥ 131

Modifiziert nach: Lang R et al. Recommendations for chamber quantification. J Am Soc Echo 2005; 18: 1440-1463

Tab. 24.**7** **Normalwerte für LV-Masse im 2-D-Echo.**

	Männer	**Frauen**
Normalwerte der LV-Muskelmasse (LVMM) im 2-D-Echo nach der Truncated-Ellipsoid-Methode (g)		
LVMM	148 ± 26	108 ± 21
Normalwerte der LV-Muskelmasse (LVMM) im 2-D-Echo nach der Truncated-Ellipsoid-Methode, bezogen auf Körperoberfläche (g/m^2)		
LVMM	76 ± 13	66 ± 11

Helak JW, Reichek N. Quantitation of human left ventricular mass and volume by two dimensional echocardiography: In vitro anatomic validation. Circulation 1981; 63: 1398

Tab. 24.**8** **Referenzwerte für LA-Größe, LA-Fläche und LA-Volumen im 2-D-Echo.**

linker Vorhof	**Normalwerte**	**gering vergrößert**	**mäßig vergrößert**	**deutlich vergrößert**
LA-Größe				
Frauen				
LAES (cm)	2,7–3,8	3,9–4,2	4,3–4,6	≥ 4,7
LAES-Index (cm/m^2)	1,5–2,3	2,4–2,6	2,7–2,9	≥ 3,0
Männer				
LAES (cm)	3,0–4,0	4,1–4,6	4,7–5,2	≥ 5,3
LAES-Index (cm/m^2)	1,5–2,3	2,4–2,6	2,7–2,9	≥ 3,0
LA-Fläche (Frauen und Männer)				
LA-Fläche (cm^2)	≤ 20	20–30	30–40	> 40
LA-Volumen				
Frauen				
LA-Volumen (ml)	22–52	53–62	63–72	≥ 73
LA-Volumen-Index (ml/m^2)	22 ± 6	29–33	34–39	≥ 40
Männer				
LA-Volumen (ml)	18–58	59–68	69–78	≥ 79
LA-Volumen-Index (ml/m^2)	22 ± 6	29–33	34–39	≥ 40

Modifiziert nach: Lang R et al. Recommendations for chamber quantification. J Am Soc Echo 2005; 18: 1440-1463

Tab. 24.**9** **Normalwerte für AoK-Ring, Aortenwurzel und Aorta im 2-D-Echo.**

AoK-Ring, Aortenwurzel, Aorta	Durchmesser (mm)
Aortenklappenring	20–26
Aortenwurzel	26–35
Aorta ascendens	22–35
Aortenbogen	20–30
Aorta descendens thoracalis	16–26
Aorta descendens abdominalis	13–23

Tab. 24.**10** **Referenzwerte für RV-, RVOT- und PA-Dimensionen im 2-D-Echo.**

RV, RVOT, PA	Normalwerte	gering pathologisch	mäßig pathologisch	deutlich pathologisch
RV-Größe (apikaler 4-Kammerblick)				
quer basal (cm)	2,0–2,8	2,9–3,3	3,4–3,8	≥ 3,9
quer mittig (cm)	2,7–3,3	3,4–3,7	3,8–4,1	≥ 4,2
längs (cm)	7,–7,9	8,0–8,5	8,6–9,1	≥ 9,2
RVOT-Durchmesser (parasternale kurze Achse)				
oberhalb der AoK (cm)	2,5–2,9	3,0–3,2	3,3–3,5	≥ 3,6
oberhalb der PK (cm)	1,7–2,3	2,4–2,7	2,8–3,1	≥ 3,2
PA-Durchmesser (parasternale kurze Achse)				
unterhalb der PK	1,7–2,3	2,4–2,7	2,8–3,1	≥ 3,2

Modifiziert nach: Lang R et al. Recommendations for chamber quantification. J Am Soc Echo 2005; 18: 1440-1463

Tab. 24.**11** **Referenzwerte für RV-Fläche im 2-D-Echo.**

RV-Fläche	Normalwerte	gering vergrößert	mäßig vergrößert	deutlich vergrößert
diastolische Fläche (cm^2)	11–28	29–32	33–37	≥ 38
systolische Fläche (cm^2)	7,5–16	17–19	20–22	≥ 23
Flächenänderung (%)	32–60	25–31	18–24	≤ 17

Modifiziert nach: Lang R et al. Recommendations for chamber quantification. J Am Soc Echo 2005; 18: 1440-1463

Tab. 24.**12** **Referenzwerte für RA-Größe im 2-D-Echo.**

RA-Größe	Normalwerte	gering vergrößert	mäßig vergrößert	deutlich vergrößert
quer (cm)	2,9–4,5	4,6–4,9	5,0–5,4	≥ 5,5
quer-Index (cm/m^2)	1,7–2,5	2,6–2,8	2,9–3,1	≥ 3,2

Modifiziert nach: Lang R et al. Recommendations for chamber quantification. J Am Soc Echo 2005; 18: 1440-1463

Tab. 24.**13** **Alters- und Geschlechtsabhängigkeit der globalen longitudinalen systolischen 2-D-Strain (2DS) und 2-D-Strain rate (2DSR).**

Mittelwert (und Standardabweichung)	< 40 Jahre	40–60 Jahre	> 60 Jahre	gesamt
Frauen				
2DS (%)	−17,9 (2,1)	−17,6 (2,1)	−15,9 (2,4)	−17,4 (2,3)
2DSR (s^{-1})	−1,09 (0,12)	−1,06 (0,13)	−0,97 (0,14)	−1,05 (0,13)
Männer				
2DS (%)	−16,8 (2,0)	−15,8 (2,2)	−15,4 (2,4)	−15,9 (2,3)
2DSR (s^{-1})	−1,06 (0,13)	−1,01 (0,12)	−0,97 (0,14)	−1,01 (0,13)

Dalen H et al. Segmental and global longitudinal strain and strain rate based on echocardiography of 1266 healthy individuals: the HUNT study in Norway. Eur J Echo 2010; 11: 176-183

Tab. 24.**14** **Segmentale longitudinale systolische 2-D-Strain (2DS) und 2-D-Strain rate (2DSR).**

	apikal		**mittel**	
Mittelwert und (Standardabweichung)	**2DS (%)**	**2DSR (s^{-1})**	**2DS (%)**	**2DSR (s^{-1})**
inferoseptal	−17,8 (3,9)	−1,08 (0,24)	−17,9 (3,5)	−1,10 (0,2)
anterolateral	−14,6 (4,0)	−1,03 (0,29)	−16,4 (3,5)	−0,94 (0,22)
inferior	−17,6 (4,3)	−1,08 (0,23)	−17,3 (3,7)	−1,08 (0,27)
anterior	−14,3 (4,7)	−0,98 (0,30)	−17,4 (3,6)	−1,01 (0,31)
inferolateral	−15,5 (4,3)	−1,06 (0,28)	−17,0 (3,8)	−1,05 (0,29)
anteroseptal	−16,1 (3,9)	−0,95 (0,26)	−17,1 (3,5)	−1,05 (0,28)
gesamt	−16,4 (4,3)	−1,04 (0,26)	−17,3 (3,6)	−1,05 (0,26)
	basal		**gesamt**	
Mittelwert und (Standardabweichung)	**2DS (%)**	**2DSR (s^{-1})**	**2DS (%)**	**2DSR (s^{-1})**
inferoseptal	−14,6 (3,9)	−0,85 (0,21)	−16,8 (4,0)	−1,01 (0,25)
anterolateral	−19,2 (3,7)	−1,22 (0,27)	−16,6 (4,1)	−1,05 (0,28)
inferior	−15,9 (3,9)	−0,91 (0,24)	−17,0 (4,0)	−1,03 (0,26)
anterior	−17,7 (4,1)	−1,07 (0,24)	−16,8 (4,3)	−1,02 (0,28)
inferolateral	−17,0 (4,0)	−1,10 (0,25)	−16,5 (4,1)	−1,07 (0,27)
anteroseptal	−13,9 (4,5)	−0,95 (0,23)	−16,0 (4,1)	−0,99 (0,27)
gesamt	−16,2 (4,3)	−0,99 (0,27)	−16,7 (4,1)	−1,03 (0,27)

Dalen H et al. Segmental and global longitudinal strain and strain rate based on echocardiography of 1266 healthy individuals: the HUNT study in Norway. Eur J Echo 2010; 11: 176-183

24.2 M-Mode

Tab. 24.**15** **Ausgewählte Normalwerte im M-Mode (Leading-Edge-Methode).**

M-Mode-Parameter	Normalwerte	Mittelwert
AoEDD (cm)	2,1–4,4	2,7
LAESD (cm)	1,8–3,9	2,9
RVEDD (cm)	0,9–2,6	1,9
RVESD (cm)	1,5–2,2	1,8
LVASW (cm)	0,6–1,1	0,9
LVPWEDD (cm)	0,6–1,1	0,9
IVS/LVPW-Verhältnis	< 1,3:1	–
LVEDD (cm)	3,9–5,3	4,7
LVESD (cm)	2,7–3,7	3,5
FS (%)	25–45	–
MSS-Abstand (cm)	0,5–1,0	> 0,6
AoK-Öffnungsamplitude (cm)	1,5–2,2	> 1,6
EF (%)	55–90	62

Modifiziert nach: Biamino G, Lange L. Echokardiographie. Höchst, Frankfurt 1983

Tab. 24.**16** **Referenzwerte für LV- und LA-Größe im M-Mode.**

M-Mode-Parameter	Normalwerte	gering vergrößert	mäßig vergrößert	deutlich vergrößert
LV-Durchmesser				
Frauen				
LVEDD (cm)	3,9–5,3	5,4–5,7	5,8–6,1	≥ 6,2
LVEDD-Index (cm/m^2)	2,4–3,2	3,3–3,4	3,5–3,7	≥ 3,8
Männer				
LVEDD (cm)	4,2–5,9	6,0–6,3	6,4–6,8	≥ 6,9
LVEDD-Index (cm/m^2)	2,2–3,1	3,2–3,4	3,5–3,6	≥ 3,7
LA-Durchmesser				
Frauen				
LAESD (cm)	2,7–3,8	3,9–4,2	4,3–4,6	≥ 4,7
LAESD-Index (cm/m^2)	1,5–2,3	2,4–2,6	2,7–2,9	≥ 3,0
Männer				
LAESD (cm)	3,0–4,0	4,1–4,6	4,7–5,2	≥ 5,3
LAESD-Index (cm/m^2)	1,5–2,3	2,4–2,6	2,7–2,9	≥ 3,0

Modifiziert nach: Lang R et al. Recommendations for chamber quantification. J Am Soc Echo 2005; 18: 1440-1463

Tab. 24.**17** **Normalwerte des LV-Volumens im M-Mode (nach Teichholz).**

- LVEDV: 96 ml
- LVESV: 37 ml

Folland E et al. Assessment of left ventricular ejection fraction and volumes by real-time two-dimensional echocardiography. Circulation 1979; 60: 760

Tab. 24.**18** **Normbereich der regionalen Verkürzungsfraktion (fractional shortening, FS) im M-Mode.**

FS: 25–45 %

Modifiziert nach: Biamino G, Lange L. Echokardiographie. Höchst, Frankfurt 1983

Tab. 24.**19** **Referenzwerte für die LV-Muskelmasse (LVMM) und Wanddicke im M-Mode.**

	normal	gering vermehrt	mäßig vermehrt	deutlich vermehrt
Frauen				
LV-Masse (g)	67–162	163–186	187–210	> 210
LV-Index (g/m^2)	43–95	96–108	109–121	> 121
Wanddicke septal (cm)	0,6–0,9	1,0–1,2	1,3–1,5	> 1,5
Wanddicke posterior (cm)	0,6–0,9	1,0–1,2	1,3–1,5	> 1,5
Männer				
LV-Masse (g)	88–224	225–258	259–292	> 292
LV-Index (g/m^2)	49–115	116–131	132–148	> 148
Wanddicke septal (cm)	0,6–1,0	1,1–1,3	1,4–1,6	> 1,6
Wanddicke posterior (cm)	0,6–1,0	1,1–1,3	1,4–1,6	> 1,6

Modifiziert nach: Lang R et al. Recommendations for chamber quantification. J Am Soc Echo 2005; 18: 1440-1463

Tab. 24.**20** **Normalwerte der LV-Muskelmasse (LVMM) im M-Mode (nach Penn-Cube).**

	Männer	Frauen
Normalwerte der LV-Muskelmasse (LVMM) im M-Mode		
LVMM (g)	176 ± 45	121 ± 40
Normalwerte der LV-Muskelmasse (LVMM) im M-Mode, bezogen auf Körperoberfläche		
LVMM (g/m^2)	96 ± 16	80 ± 15

Devereux RB et al. Standardisation of M-mode echocardiographic left ventricular anatomic measurements. J Am Coll Cardiol 1984; 4: 1222

25 Normalwerte und Formeln: Doppler- und Gewebe-Doppler-Echokardiografie

Tab. 25.**1** **Normalwerte für maximale Blutflussgeschwindigkeiten.**

Herzklappen und Aorta	**V_{max} (m/s)**		
	Hatle	**Kisslo**	**Labovitz**
MK	0,9 (0,6–1,3)	0,9 (0,6–1,4)	0,4–1,3
TK	0,5 (0,3–1,3)	0,6 (0,4–0,8)	0,3–1,0
PK	0,7 (0,6–1,3	0,7 (0,5–0,9)	0,5–1,5
AoK	1,3 (1,0–1,7)	1,4 (0,9–1,8)	0,5–1,8
ascAo	–	–	0,5–1,5
descAo	–	–	0,5–1,5

Hatle L. Doppler Ultrasound in Cardiology. Philadelphia: Lea & Febiger; 1985
Kisslo J et al. Basic Doppler Echocardiography. New York: Churchill Livingstone; 1988
Labovitz A. Doppler Echocardiography. Philadelphia: Lea & Febiger; 1988

Tab. 25.**2** **Normalwerte für die Aorta und Pulmonalarterie.**

Parameter	**Aorta**	**Pulmonalarterie**
V_{max} (m/s)	0,92 (0,72–1,20)	0,63 (0,44–0,78)
ET (ms)	294 (265–325)	331 (280–380)
AT (ms)	98 (83–118)	159 (160–185)
Akzeleration (m/s²)	9,40 (7,35–13,18)	3,96 (2,70–5,15)
Dezeleration (m/s²)	4,73 (3,90–6,30)	3,56 (2,57–4,60)

Gardin J et al. Evaluation of blood flow velocity in the ascending aorta and main pulmonary artery of normal subjects by Doppler echocardiography. Am Heart J 1984; 107: 310

Tab. 25.**3** **Altersabhängige Normalwerte für LV-Füllungsparameter.**

LV-Füllungsparameter	**< 50 Jahren**	**ab 50 Jahren**
Mitralklappe		
E (m/s)	0,72 ± 0,14	0,62 ± 14
A (m/s)	0,40 ± 0,10	0,59 ± 0,14
E/A	1,9 ± 0,6	1,1 ± 0,3
DT (ms)	179 ± 20	210 ± 36
IVRT (ms)	76 ± 11	90 ± 17
Pulmonalvenen		
PV_s (m/s)	0,48 ± 0,09	0,71 ± 0,09
PV_d (m/s)	0,5 ± 0,1	0,38 ± 0,09
PV_a (m/s)	0,19 ± 0,04	0,23 ± 0,14

Klein A, Cohen G. Doppler echocardiographic assessment of constrictive pericarditis, cardiac amyloidosis, and cardiac tamponade. Cleve Clin J Med 1992; 59: 281

Tab. 25.**4** **Differenzierte altersabhängige Normalwerte für einige LV-Füllungsparameter.**

	16–20 Jahre	**21–40 Jahre**	**41–60 Jahre**	**> 60 Jahre**
E/A	1,88	1,53	1,28	0,96
DT (ms)	142	166	181	200
E′ septal (cm/s)	14,9	15,5	12,2	10,4
E′ lateral (cm/s)	20,6	19,8	16,1	12,9

Nagueh S et al. Recommendations for the evaluation of left ventricular diastolic function by echocardiography. Eur J Echo 2009; 10: 165-193

25

Tab. 25.**5** **Altersabhängige diastolische Myokardgeschwindigkeiten im MK-Anulus und entsprechendes E'/A'-Verhältnis.**

Mittelwerte ± SD (und 95 % Konfidenzintervall)	16–20 Jahre	21–40 Jahre	41–60 Jahre	> 60 Jahre
E' septal (cm/s)	14,9 ± 2,4 (10,1–19,7)	15,5 ± 2,7 (10,1–20,9)	12,2 ± 2,3 (7,6–16,8)	10,4 ± 2,1 (6,2–14,6)
E'/A' septal	2,4	1,6 ± 0,5 (0,6–2,6)	1,1 ± 0,3 (0,5–1,7)	0,85 ± 0,2 (0,45–1,25)
E' lateral (cm/s)	20,6 ± 3,8 (13,0–28,2)	19,8 ± 2,9 (14,0–25,6)	16,1 ± 2,3 (11,5–20,7)	12,9 ± 3,5 (5,9–19,9)
E'/A' lateral	3,1	1,9 ± 10,6 (0,7–3,1)	1,5 ± 0,5 (0,5–2,5)	0,9 ± 0,4 (0,1–1,7)

Nagueh S et al. Recommendations for the evaluation of left ventricular diastolic function by echocardiography. Eur J Echo 2009; 10: 165-193

Tab. 25.**6** **Altersabhängige Normalwerte für RV-Füllungsparameter.**

RV-Füllungsparameter	< 50 Jahren	ab 50 Jahren
Trikuspidalklappe		
E (m/s)	0,51 ± 0,07	0,41 ± 0,08
A (m/s)	0,27 ± 0,08	0,33 ± 0,08
E/A	2,0 ± 0,5	1,34 ± 0,40
DT (ms)	188 ± 22	198 ± 23
IVRT (ms)	76 ± 11	90 ± 17
V. cava inferior		
VCI_{syst} (m/s)	0,41 ± 0,09	0,42 ± 0,12
VCI_{diast} (m/s)	0,22 ± 0,05	0,22 ± 0,05
VCI_{atrial} (m/s)	0,13 ± 0,03	0,16 ± 0,03

Klein A, Cohen G. Doppler echocardiographic assessment of constrictive pericarditis, cardiac amyloidosis, and cardiac tamponade. Cleve Clin J Med 1992; 59: 281

Tab. 25.**7** **Quantifizierung von Klappenstenosen: Druckgradient.**

Maximaler Druckgradient: Berechnung nach modifizierter Bernoulli-Gleichung (s. Abb. 10.**20**, S. 86)
$\Delta P_{max} = 4 \times (V_{max}^2)$ (mmHg)
Mittlerer Druckgradient: Berechnung nach modifizierter Bernoulli-Gleichung (s. Abb. 10.**20**, S. 86)
$\Delta P_{mean} = 4 \times (V_{mean}^2)$ (mmHg) ermittelt durch Umfahren des CW-Signals
Maximaler Druckgradient: Berechnung nach erweiterter Bernoulli-Gleichung bei erhöhter Flussgeschwindigkeit vor der Stenose (V1 > 1 m/s)
$\Delta P_{max} = 4 \times (V_{max}^2 - V_1^2)$ (mmHg)
V_1: Flussgeschwindigkeit vor der Stenose V_{max}: Flussgeschwindigkeit in der Stenose

Tab. 25.**8** **Quantifizierung von Aorten- und Pulmonalklappenstenosen: Klappenöffnungsfläche.**

Klappenöffnungsfläche: Berechnung nach der Kontinuitätsgleichung (s. Abb. 10.**4**, S. 75)
$KÖF = \left(\frac{d}{2}\right)^2 \times \frac{V_1}{V_{max}} (cm^2)$
d: max. Durchmesser der Ao-Wurzel, der PA, des TK- oder MK-Rings V_1: Flussgeschwindigkeit vor der Stenose V_{max}: Flussgeschwindigkeit in der Stenose
Normalwerte für Aorten- und Pulmonalklappenöffnungsflächen
AoK/PK: 3–4 cm^2

Schweregradeinteilung der Klappenstenosen

- AS s. Tab. 10.**1**, S. 76
- MS s. Tab. 10.**5**, S. 87
- TS s. Tab. 10.**13**, S. 101
- PS s. Tab. 10.**17**, S. 111

Tab. 25.**9** **Semiquantifizierung der Aortenstenose.**

Aortenklappenöffnungsfläche: Abschätzung aus dem Verhältnis zwischen Flussgeschwindigkeit im LVOT und in der Stenose
$\frac{V_{LVOT}}{V_{max}} > 0{,}35 = AÖF > 2{,}5 cm^2$ (normal)
$\frac{V_{LVOT}}{V_{max}} < 0{,}25 \approx AÖF < 1 cm^2$

Tab. 25.**10** **Quantifizierung von AV-Klappenstenosen (nach Hatle).**

AV-Klappenöffnungsfläche: Berechnung aus der Druckhalbwertszeit des MK- oder TK-Signals im CW-/PW-Doppler nach Hatle (s. Abb. 10.**21**, S. 86)
$KÖF = \frac{220}{PHT} (cm^2)$
$PHT = \frac{V_{max}}{\sqrt{2}} (ms)$
Normalwerte für Mitral- und Trikuspidalklappenöffnungsflächen
MK/TK: 4–6 cm^2

Hatle L et al. Noninvasive assessment of pressure drop in mitral stenosis by Doppler ultrasound. B Heart J 1978; 40: 131-140

Schweregradeinteilung der Klappenstenosen

- AS s. Tab. 10.**1**, S. 76
- MS s. Tab. 10.**5**, S. 87
- TS s. Tab. 10.**13**, S. 101
- PS s. Tab. 10.**17**, S. 111

Tab. 25.**11** **Quantifizierung der Mitralklappeninsuffizienz (nach PISA).**

Effektive Regurgitationsfläche (ERO): Berechnung nach der PISA-Methode im Farb-Doppler
$ERO = 2r_{max}^2 \times \frac{V_{Alias}}{V_{max-MI}} (cm^2)$ $ERO = 6{,}28r^2 \times \frac{V_{Alias}}{V_{max-MI}} (cm^2)$
MI-Regurgitationsvolumen (MIRV): Berechnung nach der PISA-Methode im Farb-Doppler
MIRV = ERO × VTI_{MI} (ml) $MIRV = 2 \times r_{max}^2 \times \frac{V_{Alias}}{V_{max-MI}} \times VTI_{MI} (ml)$
r_{max}: maximaler Durchmesser im Farbumschlag (Aliasing) des MI-Flusssignals im Farb-Doppler V_{Alias}: Aliasing-Geschwindigkeit im Farb-Doppler (Nyquist-Geschwindigkeitsgrenze, im PW-Doppler-Modus abzulesen) VTI_{MI}: Geschwindigkeits-Zeit-Integral des MI-Flusssignals aus dem CW-Doppler V_{max}: maximale Flussgeschwindigkeit des MI-Flusssignals aus dem CW-Doppler
Schweregradeinteilung der MI
s. Tab. 10.**8**, S. 92

Modifiziert nach Xie et al. Quantification of mitral regurgitant volume by the color Doppler proximal isovelocity surface area method: A clinical study. J Am Soc Echo 1995; 8: 48-54

Tab. 25.**12** **Quantifizierung der Aorten- und Mitralklappeninsuffizienz: Berechnung der Regurgitationsfraktion.**

Regurgitationsfraktion bei AI/MI: Berechnung aus aortalem und mitralem Schlagvolumen im PW-Doppler
Regurgitationsfraktion $(AoK) = \frac{SV_{Aok} - SV_{MK}}{SV_{AoK}} (\%)$ Regurgitationsfraktion $(MK) = \frac{SV_{MK} - SV_{AoK}}{SV_{MK}} (\%)$
Schweregradeinteilung der AI
s. Tab. 10.**3**, S. 81

25

Tab. 25.13 Berechnung der Aorten- und Mitralklappenprothesen-Öffnungsfläche.

AKE-Öffnungsfläche

$$AKE - ÖF = \frac{LVOT_{Fläche} \times VTI_{LVOT}}{VTI_{AKE}}$$

$$= \frac{ARD^2_{AKE} \times 0{,}785 \times VTI_{LVOT}}{VTI_{AKE}} (cm^2)$$

MKE-Öffnungsfläche

$$MKE - ÖF = \frac{LVOT_{Fläche} \times VTI_{LVOT}}{VTI_{MKE}}$$

$$= \frac{LVOT^2_{Durchmesser} \times 0{,}785 \times VTI_{LVOT}}{VTI_{MKE}} (cm^2)$$

VTI_{LVOT}: Geschwindigkeits-Zeitintegral des LVOT-Signals
VTI_{AKE}: Geschwindigkeits-Zeitintegral des AKE-Signals
VTI_{MKE}: Geschwindigkeits-Zeitintegral des MKE-Signals
ARD_{AKE}: Durchmesser des äußeren Nahtrings der AKE (nach Angaben des Herstellers)

AKE: Dumesnil JG et al. Validation and applications of indexed aortic prosthetic valve areas calculated by Doppler echocardiography. J Am Coll Cardiol 1990; 16: 637-643. MKE: Dumesnil JG et al. Validation and applications of mitral prosthetic valvular areas calculated by Doppler echocardiography. J Am Coll Cardiol 1990; 65: 1443-448

Tab. 25.14 Berechnung des systolischen Pulmonalarteriendrucks aus TI-Signal (s. Abb. 22.1, S. 239).

nach modifizierter Bernoulli-Gleichung aus TI-Signal
(PA- = RV-Druck, wenn keine Obstruktion im RVOT oder PS):
- $P_{PA\text{-}syst} = 4 \times TI\text{-}V_{max^2} + P_{RA}$

P_{RA}-Abschätzung aus dem Füllungszustand der Halsvenen, Weite und Atemvariabilität der VCI (Tab. 25.**20**):
- $P_{PA\text{-}syst}$ Normalbereich: 15–30 mmHg

Yock PG et al. Non-invasive estimation of right ventricular systolic pressure by Doppler ultrasound in patients with tricuspid regurgitation. Circulation 1984; 70: 657

Tab. 25.**15** **Berechnung des systolischen Pulmonalarteriendrucks bei VSD.**

nach modifizierter Bernoulli-Gleichung aus TI-Signal (PA- = RV-Druck, wenn keine Obstruktion im RVOT oder PS): ▪ $P_{PA\text{-}syst} = RR_{systemisch} - 4 \times VSD\text{-}V_{max}^2$ (mmHg)

Yock PG et al. Non-invasive estimation of right ventricular systolic pressure by Doppler ultrasound in patients with tricuspid regurgitation. Circulation 1984; 70: 657

Tab. 25.**16** **Bestimmung des mittleren Pulmonalarteriendrucks aus TI-Signal (s. Abb. 22.1, S. 239).**

nach modifizierter Bernoulli-Gleichung aus TI-Signal (PA- = RV-Druck, wenn keine Obstruktion im RVOT oder PS): ▪ $P_{PA\text{-}mean} = 4 \times TI\text{-}V_{mean}^2 + P_{RA}$
P_{RA}-Abschätzung aus dem Füllungszustand der Halsvenen, Weite und Atemvariabilität der VCI (s. Tab. 25.**20**): ▪ $P_{PA\text{-}mean}$ Normbereich: 12–16 mmHg

Masuyama T et al. Continuous-wave Doppler echocardiographic detection of pulmonary regurgitation and its application to noninvasive estimation of pulmonary artery pressure. Circulation 1986; 74: 484-492
Aduen JF et al. An alternative echocardiographic method to estimate mean pulmonary artery pressure. J Am Soc Echo 2009; 22: 814-819

Tab. 25.**17** **Bestimmung des mittleren Pulmonalarteriendrucks aus PI-Signal (s. Abb. 22.2, S. 239).**

nach modifizierter Bernoulli-Gleichung aus PI-Signal (PA- = RV-Druck, wenn keine Obstruktion im RVOT oder PS): ▪ $P_{PA\text{-}mean} = 4 \times PI\text{-}V_{ES}^2 + P_{RA}$
P_{RA}-Abschätzung aus dem Füllungszustand der Halsvenen, Weite und Atemvariabilität der VCI (s. Tab. 25.**20**): ▪ $P_{PA\text{-}mean}$ Normbereich: 12–16 mmHg

Masuyama T et al. Continuous-wave Doppler echocardiographic detection of pulmonary regurgitation and its application to noninvasive estimation of pulmonary artery pressure. Circulation 1986; 74: 484-492
Aduen JF et al. An alternative echocardiographic method to estimate mean pulmonary artery pressure. J Am Soc Echo 2009; 22: 814-819

Tab. 25.**18** **Abschätzung des mittleren Pulmonalarteriendrucks durch Bestimmung der Akzelerationszeit (s. Abb. 22.3, S. 239).**

Akzelerationszeit (ms)	mittlerer Pulmonalarteriendruck (mmHg)
> 100	< 20
< 90	20–40
< 40	> 40

- $P_{PA\text{-}mean}$ Normalbereich: 12–16 mmHg

Kitabatake A et al. Non-invasive evaluation of pulmonary hypertension by pulsed Doppler technique. Circulation 1983; 68: 302

25

Tab. 25.**19** **Bestimmung des enddiastolischen Pulmonalarteriendrucks aus PI-Signal (s. Abb. 22.2, S. 239).**

nach modifizierter Bernoulli-Gleichung aus PI-Signal
(PA- = RV-Druck, wenn keine Obstruktion im RVOT oder PS):

- $P_{PA\text{-}ED} = 4 \times PI\text{-}V_{ED}^2 + P_{RA}$

P_{RA}-Abschätzung aus dem Füllungszustand der Halsvenen, Weite und Atemvariabilität der VCI (s. Tab. 25.**20**):

Masuyama T et al. Pulmonary arterial end-diastolic pressure non-invasively estimated by continuous wave Doppler echocardiography. J Cardiogr 1986; 16: 669

Tab. 25.**20** **Methoden zur Abschätzung des RA-Drucks.**

P_{RA} abgeschätzt aus dem Füllungszustand der Halsvenen	
normal gefüllte Halsvenen	P_{RA} 5 mmHg
mäßig gestaute Halsvenen	P_{RA} 10 mmHg
deutlich gefüllte Halsvenen	P_{RA} 15 mmHg
P_{RA} abgeschätzt aus Kollabieren der VCI bei Inspiration*	
vollständiges Kollabieren	P_{RA} 5 mmHg
Kollabieren > 50 %	P_{RA} 10 mmHg
Kollabieren < 50 %	P_{RA} 15 mmHg
kein Kollabieren	P_{RA} 20 mmHg
P_{RA} abgeschätzt aus Durchmesser der VCI und Kollabieren der VCI bei Inspiration**	
VCI Diameter < 17 mm und Kollabieren 50 % bei Inspiration	P_{RA} 0–5 mmHg
VCI Diameter > 17 mm und Kollabieren ≥ 50 % bei Inspiration	P_{RA} 5–10 mmHg
VCI Diameter > 17 mm und Kollabieren < 50 % bei Inspiration	P_{RA} 10–15 mmHg
VCI Diameter > 17 mm und kein Kollabieren bei Inspiration	P_{RA} > 15 mmHg
P_{RA} abgeschätzt aus Durchmesser der VCI und Kollabieren der VCI bei Inspiration***	
VCI Diameter ≤ 21 mm und Kollabieren > 50 % bei Inspiration	P_{RA} 3 (0–5) mmHg
intermediär (s.o./s.u.)	P_{RA} 8 (5–10) mmHg
VCI Diameter > 21 mm und Kollabieren < 50 % bei Inspiration	P_{RA} 15 (10–20) mmHg

* *(Kircher BJ et al. Noninvasive estimation of right atrial pressure from the inspiratory collapse of the inferior vena cava. Am J Cardiol 1990; 66: 493-496)*
** *(Lang R et al. Recommendations for chamber quantification. J Am Soc Echo 2005; 18: 1440-1463)*
*** *(Rudski LG et al. Guidelines for the echocardiographic assessment of the right heart in adults. J Am Soc Echo 2010; 23: 685-713)*

Tab. 25.**21** **Berechnung des Schlagvolumens (SV) und des Herzzeitvolumens (HZV).**

Berechnung des Schlagvolumens
SV = VTI × Fläche (ml)
Berechnung des Herzzeitvolumens
HZV = Fläche × VTI × HF (l/min)
VTI: Geschwindigkeits-Zeit-Integral über AoK, MK, TK oder PK Fäche $= \pi \left(\frac{d}{2}\right)^2$ d: maximaler Durchmesser des AoK-, MK- oder TK-Rings, der Ao-Wurzel oder der PA
Normbereiche des Herzzeitvolumens (l/min) in Abhängigkeit von der Messmethode
▪ HZV: 7,03 (4,3–11,7); Messung des AoK-Rings im M-Mode ▪ HZV: 6,24 (3,2–10,2); Messung des AoK-Rings im 2-D-Echo ▪ HZV: 7,89 (5,4–12,7); Messung des MK-Rings im 2-D-Echo ▪ HZV: 6,17 (3,7–8,9); Messung der MK-Segelseparation im 2-D-Echo ▪ HZV: 6,99 (4,0–10,2) als Referenz Thermodilutionsmethode

Dittmann H et al. Vergleich Doppler-echokardiographischer Methoden zur Herzminutenvolumenbestimmung. Z Kardiol 1987; 76: 433

25

Tab. 25.**22** **Abschätzung von Shuntgrößen.**

Bestimmung des prozentualen Shuntverhältnisses Qp/Qs
$Qp/Qs = \frac{SV_{pulmonal}}{SV_{systemisch}}$
Bestimmung des prozentualen Shuntverhältnisses Qp/Qs bei Ventrikelseptumdefekt
$Qp/Qs_{(VSD)} = \frac{SV_{PKoderMK}}{SV_{Aok}}$
Bestimmung des prozentualen Shuntverhältnisses Qp/Qs bei Vorhofseptumdefekt
$Qp/Qs_{(ASD)} = \frac{SV_{PK}}{SV_{MKoderAoK}}$
Bestimmung des prozentualen Shuntverhältnisses Qp/Qs bei offenem Ductus Botalli
$Qp/Qs_{(DB)} = \frac{SV_{MKoderAoK}}{SV_{TK}}$
SV = VTI × Fläche (ml) VTI = Geschwindigkeits-Zeit-Integral über AoK, MK, TK oder PK Fäche = $\pi\left(\frac{d}{2}\right)^2$ d = max. Durchmesser des AoK-, MK- oder TK-Rings, der Ao-Wurzel oder der PA
Abschätzung von Shuntgrößen auf Vorhof- und Ventrikelebene
▪ Qp = $SO_{2\ art} - SO_{2\ ven}$ ▪ Qs = $SO_{2\ art} - SO_{2\ PA}$
▪ Qp/Qs = 1: kein Shunt oder bidirektionaler Shunt gleicher Größe ▪ Qp/Qs = 2: Links-Rechts-Shunt, Shuntanteil an pulmonalem Blutfluss von 50 % ▪ Qp/Qs = < 1 Rechts-Links-Shunt ▪ Qp/Qs = 0,7: Rechts-Links-Shunt, pulmonaler Blutfluss 30 % unter systemischem Blutfluss, Shuntanteil 30 %

Tab. 25.**23** **Normalwerte systolischer segmentaler Myokardgeschwindigkeiten (Mittelwerte in cm/s ± SD).**

	4-Kammerblick		**2-Kammerblick**		**apikale lange Achse**	
	septal	**lateral**	**inferior**	**anterior**	**anteroseptal**	**posterior**
apikal	2,46 (1,10)	3,84 (1,37)	3,09 (1,45)	2,91 (1,57)	1,70 (1,34)	3,93 (1,44)
mittig	4,08 (1,27)	6,29 (1,53)	5,08 (1,14)	5,32 (1,77)	4,06 (1,96)	6,51 (1,87)
basal	6,68 (1,13)	7,59 (1,40)	7,10 (1,34)	7,43 (1,82)	6,30 (2,08)	7,76 (1,85)
	parasternale lange Achse					
	mittanteroseptal		**mittposterior**		**basal-anteroseptal**	**basal-posterior**
	–3,21 (1,66)		3,75 (1,12)		3,23 (2,26)	4,88 (1,16)
	kurze Achse					
	septal	**antero-septal**	**anterior**	**lateral**	**posterior**	**inferior**
MK-Ebene	–3,31 (1,99)	–1,92 (2,32)	2,66 (1,89)	4,25 (1,34)	4,78 (1,53)	4,93 (1,45)
PM-Ebene	–3,25 (2,02)	–1,92 (2,32)	–2,64 (1,85)	4,16 (1,24)	4,65 (1,51)	4,85 (1,37)

negative Geschwindigkeiten durch Myokardbewegung weg vom Schallkopf

Wilkenshoff U et al. Regional mean systolic velocity estimation by real-time color Doppler myocardial imaging: a new technique for quantifying regional systolic function. J Am Soc Echo 1998; 11: 683-692

Tab. 25.**24** **Normalwerte diastolischer segmentaler Myokardgeschwindigkeiten von früher (E′) und später (A′) Diastole und entsprechendes E'/A'-Verhältnis.**

Mittelwerte in cm/s (SD)	**4-Kammerblick**		**2-Kammerblick**	
	septal	**lateral**	**inferior**	**anterior**
apikal				
E′ (cm/s)	−4,03 (1,02)	−5,71 (1,13)	−5,38 (1,42)	−5,26 (1,13)
A′ (cm/s)	−1,59 (0,49)	−1,92 (0,48)	−2,33 (0,99)	−1,98 (1,61)
E′/A′	−2,75 (0,96)	−3,09 (0,83)	−2,63 (0,97)	−2,86 (0,86)
mittig				
E′ (cm/s)	−7,09 (1,36)	−8,80 (1,21)	−9,02 (1,32)	−8,05 (1,23)
A′ (cm/s)	−3,20 (1,22)	−2,85 (0,78)	−3,38 (0,08)	−3,02 (0,89)
E′/A′	−2,43 (0,75)	−3,25 (0,79)	−2,82 (0,78)	2,85 (0,84)
basal				
E′ (cm/s)	−10,47 (1,26)	−12,03 (1,50)	−11,92 (1,57)	−10,81 (1,51)
A′ (cm/s)	−4,70 (1,23)	−3,68 (1,07)	−4,38 (0,94)	−4,22 (1,12)
E′/A′	−2,34 (0,61)	−3,51 (1,05)	−2,86 (0,76)	−2,73 (0,74)
	parasternale lange Achse			
	mittanteroseptal	**mittposterior**	**basalanteroseptal**	**basalposterior**
E′ (cm/s)	+4,09 (1,04)	−5,34 (0,88)	−4,97 (1,01)	−8,28 (1,30)
A′ (cm/s)	+2,01 (0,64)	−2,31 (0,55)	−1,79 (0,68)	−2,92 (0,88)
E′/A′	+2,19 (0,66)	−2,42 (0,61)	−3,09 (1,06)	−3,01 (0,75)
negative Geschwindigkeiten durch Myokardbewegung weg vom Schallkopf				

Wilkenshoff U et al. Age dependent changes in regional diastolic function evaluated by color Doppler myocardial imaging. A comparison with pulsed Doppler indices of global function. J Am Soc Echo 2001; 14: 959-969

26 Formeln: 2-D-Echokardiografie und M-Mode-Echokardiografie

Tab. 26.**1** **Berechnung des LV-Volumens (LVV) aus dem 2-D-Echo (Referenzwerte s. Tab. 24.2, S. 255).**

Berechnung nach der Scheibchensummationsmethode nach Simpson aus dem 2-D-Echo (s. Abb. 20.**1**, S. 223)

monoplan: $$LVV = \frac{}{4} \times h \times \sum_{1}^{n} \times d^2 (ml)$$

biplan: $$LVV = \frac{}{4} \times h \times \sum_{1}^{n} \times d_1 \times d_2 (ml)$$

d: Scheibchendurchmesser
n: Scheibchenanzahl
h: Scheibchenhöhe

Berechnung nach der Flächen-Längen-Methode aus dem 2-D-Echo (s. Abb. 20.**1**, S. 223)

monoplan: $$LVV = \frac{}{6} \times d^2 \times L = \frac{8}{3} \times \frac{A^2}{L} (ml)$$

biplan: $$LVV = \frac{}{6} \times d_1 \times d_2 \times L = \frac{8}{3} \times \frac{A_2 \times A_2}{L} (ml)$$

d: Durchmesser
A: Fläche senkrecht zur langen Achse
L: lange Achse (biplan längere der beiden langen Achsen)

Tab. 26.**2** **Berechnung der Ejektionsfraktion (EF) aus dem 2-D-Echo und M-Mode.**

EF: Berechnung aus dem 2-D-Echo und M-Mode (Normalwerte s. Tab. 24.**4**, S. 256)

$$EF = \frac{(LVEDV - LVESV)}{LVEDV} \times 100 (\%)$$

Tab. 26.**3** **Berechnung der linksventrikulären Muskelmasse (LVMM) aus dem 2-D-Echo (Normal- und Referenzwerte s. Tab. 24.6, S. 256 und Tab. 24.7, S. 257).**

Berechnung nach der Truncated-Ellipsoid-Methode aus dem 2-D-Echo

$$LVMM = 1{,}05 \times \left(\frac{2}{3}(a + t) + d - \frac{d^3}{3 \times (a + t)^2}\right) - b^2 \times \left(\frac{2}{3}a + d - \frac{d^3}{3 \times a^2}\right)(g)$$

Berechnung nach der Flächen-Längen-Methode (2-D-Echo)

$$LVMM = 1{,}05 \times \frac{5}{6}A_1 \times (a + d + t) - \frac{5}{6}A_2 \times (a + d)(g)$$

A_1: planimetrierte endokardiale Fläche
A_2: planimetrierte epikardiale Fläche
a: Abstand vom weitesten Querdurchmesser bis zur Herzspitze im apikalen 4-Kammerblick
d: Abstand vom weitesten Querdurchmesser bis zum Mitralring im apikalen 4-Kammerblick
b: maximaler Radius $\left(\frac{d}{2}\right)$ in der parasternalen kurzen Achse (Papillarmuskelebene; auch zu berechnen aus der planimetrierten endokardialen Fläche – unter Ausschluss der Papillarmuskeln – als $\frac{\sqrt{A_2}}{\pi}$
t: Myokarddicke (auch zu berechnen aus den planimetrierten epi- und endokardialen Flächen als $\frac{\sqrt{A_1}}{\pi} - b$

Tab. 26.**4** **Berechnung des LA-Volumens (LAV) aus dem 2-D-Echo (Flächen-Längen-Methode) (Referenzwerte s. Tab. 24.8, S. 257, s.a. Abb. 1.21, S. 8).**

$$LAV = \frac{8}{3} \times \frac{A_1 \times A_2}{d}(ml)$$

A_1: LA-Fläche im 4-Kammerblick
A_2: LA-Fläche im 2-Kammerblick
d: kürzester LA-Durchmesser im 4- oder 2-Kammerblick (apiko-basal)

oder analog der Berechnung des linksatrialen Volumens nach der Scheibchensummationsmethode biplan nach Simpson

Modifiziert nach Lang R et al. Recommendations for chamber quantification. J Am Soc Echo 2005; 18: 1440-1463

Tab. 26.5 **Berechnung des LV-Volumens aus dem M-Mode (nach Teichholz) (Normalwerte Tab. 24.17, S. 262).**

$$LVEDV = \frac{7{,}0}{(2{,}4 + LVEDD)} \times LVEDD^3 (ml)$$

$$LVESV = \frac{7{,}0}{(2{,}4 + LVESD)} \times LVESD^3 (ml)$$

Tab. 26.6 **Berechnung der regionalen Verkürzungsfraktion (fractional shortening, FS) aus dem M-Mode (Normbereich Tab. 24.18, S. 262).**

$$FS = \frac{(LVEDD - LVESD)}{LVEDD} \times 100(\%)$$

Tab. 26.7 **Berechnung der LV-Muskelmasse (LVMM) aus dem M-Mode (Normal- und Referenzwerte Tab. 24.19 und Tab. 24.20, S. 263).**

Berechnung nach der Penn-Cube-Methode aus dem M-Mode
$LVMM = 1{,}04 \times (LVEDD + LVPW + IVS)^3 - LVEDD^3 - 13{,}6 (g)$

Sachverzeichnis

A

G

H

I

J

K

L

M

N

O

S

T

V

W